Arbeitskraft, Patient, Objekt

Kultur der Medizin
Geschichte – Theorie – Ethik

Herausgegeben von Andreas Frewer

Band 32
Editorische Mitbetreuung:
Andreas Frewer und Volker Roelcke

Dr. *Flora Graefe* arbeitet als Ärztin in Berlin.

Flora Graefe

Arbeitskraft, Patient, Objekt

Zwangsarbeiter in der Gießener Universitätsmedizin zwischen 1939 und 1945

Campus Verlag
Frankfurt/New York

Die Publikation wurde gefördert durch die »Auszeichnung für Arbeiten zur Geschichte der Justus-Liebig-Universität Gießen« für das Jahr 2010 und durch die »Prof. Dr. Walter Artelt und Prof. Dr. Edith Heischkel-Artelt-Stiftung« in Frankfurt/Main.

Bibliografische Information der Deutschen Nationalbibliothek
Die Deutsche Nationalbibliothek verzeichnet diese Publikation in der Deutschen Nationalbibliografie; detaillierte bibliografische Daten sind im Internet unter http://dnb.d-nb.de abrufbar.
ISBN 978-3-593-39394-0

Umschlaggestaltung: Campus Verlag, Frankfurt am Main
Gedruckt auf Papier aus zertifizierten Rohstoffen (FSC/PEFC).
Printed in Germany

Besuchen Sie uns im Internet: www.campus.de

Inhalt

1 Einleitung

Während des Zweiten Weltkrieges wurden Millionen von ausländischen Arbeitskräften eingesetzt, um deutsche Betriebe aufrechtzuerhalten. Personen aus den von Deutschland besetzten Staaten arbeiteten meist nicht freiwillig für die Deutschen, und vor allem Personen aus Osteuropa waren dabei häufig unmenschlichen Bedingungen ausgesetzt. Für diese ausländischen Arbeiter entstand später der Begriff »Zwangsarbeiter«. Wie es diesen Zwangsarbeitern in Deutschland erging, hing einerseits von ihrer spezifischen Zuordnung zu einer Bevölkerungsgruppe und den damit verbundenen rechtlichen Bestimmungen ab und andererseits von den Menschen, die ihr tägliches Leben bestimmten.

Die vorliegende Arbeit untersucht Zwangsarbeit und Zwangsarbeiter im Zusammenhang mit dem Universitätsklinikum Gießen. Dabei können unterschiedliche Bereiche beleuchtet werden: das Universitätsklinikum als Arbeitseinsatzort, als Aufnahme- und Behandlungsort für erkrankte Zwangsarbeiter und als universitäre Einrichtung, die an Zwangsarbeitern möglicherweise (missbräuchlich) forschte und lehrte. Da zu diesem Themenkomplex für Gießen bisher keine Recherchen stattfanden, galt es, zunächst einige grundsätzliche Fragen zu beantworten. Waren Zwangsarbeiter am Universitätsklinikum tätig und gab es Zwangsarbeiter als Patienten? Wenn ja, wo, wie viele und welcher Herkunft? Lassen sich Einzelschicksale rekonstruieren? Gibt es Hinweise auf die Umstände des Arbeitseinsatzes und wie ist das Personal des Klinikums mit erkrankten Zwangsarbeitern umgegangen? Gab es dabei Unterschiede zu der Behandlung von deutschen Patienten? Einige Fragen ergaben sich erst während der Arbeit und andere konnten nicht vollständig beantwortet werden, da kein Quellenmaterial vorlag. Die Beantwortung der Frage nach Forschung und Lehre an Zwangsarbeitern gestaltete sich aufgrund der spärlichen Quellenlage als sehr schwierig und konnte nur teilweise geleistet werden.

In der abschließenden Diskussion werden die Ergebnisse zum Einsatz von Zwangsarbeitern und zu Zwangsarbeitern als Patienten zusammengefasst und in den Kontext der Forschungsergebnisse zu anderen Universitätskliniken in Deutschland gestellt.

Dem vorhandenen Quellenmaterial entsprechend mussten bestimmte Herangehensweisen entwickelt werden, die ausführlich im Kapitel zur Methodik und zum Teil in den einzelnen Ergebnis-Kapiteln dargestellt werden. Zunächst gibt aber der Forschungsstand eine kurze Einführung in die Thematik. Für eine detaillierte Darstellung zur allgemeinen Situation der Zwangsarbeiter wird dort auf weiterführende Quellen verwiesen.[1]

1 Für eine umfassende Darstellung der Geschichte der Medizinischen Fakultät Gießen im Nationalsozialismus sei verwiesen auf Oehler-Klein (2007a) und Jakobi/Chroust/Hamann (1989). Zur Veterinärmedizinischen Fakultät siehe des Weiteren Orlob (2003). Die Veterinärmedizin war im relevanten Zeitraum nicht mehr an die Medizinische Fakultät angeschlossen und wurde deswegen in der vorliegenden Arbeit nicht untersucht.

2 Forschungsstand[2]

Die historische Forschung über Zwangsarbeit im Deutschen Reich während des Zweiten Weltkrieges hat sich erst seit etwa 20 Jahren systematisch entwickelt.[3] 1985 erschien Herberts Untersuchung *Fremdarbeiter. Politik und Praxis des »Ausländer-Einsatzes« in der Kriegswirtschaft des Dritten Reiches,*[4] die inzwischen zum Standardwerk der einschlägigen Literatur geworden ist.[5]

Seit Mitte der 90er Jahre erlauben deutsche Großunternehmen im wachsenden Ausmaß einzelnen Historikern den Zugang zu den Firmenarchiven, um in ihrem Auftrag die Geschichte des Einsatzes von Zwangsarbeitern während des »Dritten Reiches« zu erforschen.[6] Dies und die Entschädigungsdebatte, die neben der Bundesrepublik Deutschland als Rechtsnachfolger des Deutschen Reichs vor allem deutsche Industrieunternehmen betrifft,[7] hat dazu geführt, dass im öffentlichen Bewusstsein die Begriffe »Zwangsarbeit/Zwangsarbeiter« vor allem mit Unternehmen der (kriegsrelevanten) Industrie assoziiert werden.[8] Ein erheblicher Teil der Betroffenen wurde aber auch in der Landwirtschaft und in anderen Bereichen beschäftigt.[9]

Von wenigen Ausnahmen abgesehen, ist der Themenkomplex Zwangsarbeit und Medizin erst seit einigen Jahren auch in den Blickpunkt der medizinhistorischen Forschung gerückt.[10] Im Folgenden wird zunächst auf

---

2 Dieses Kapitel wurde bereits teilweise und in leicht veränderter Form publiziert in Graefe/Roelcke (2007).

3 Spoerer (2001), 9–20.

4 Herbert (1985).

5 Inzwischen ebenfalls als Standardwerk zu Zwangsarbeit im Allgemeinen ist das bereits zitierte Werk von Spoerer (2001) zu nennen.

6 Herbert (2001), 23.

7 Spoerer (2001), 233–251.

8 Herbert (2001), 23.

9 Spoerer (2001), insbesondere 225–226.

10 Frewer/Siedbürger (2004b), 11 und Siedbürger/Frewer (2006b), 11. Zu den Erscheinungen jüngerer Zeit zu diesem Themenkomplex sind insbesondere die Sammelbände

die Begriffe »Zwangsarbeit/Zwangsarbeiter« eingegangen, deren inhaltliche Abgrenzung wesentlich für den Aufbau und das Verständnis der vorliegenden Arbeit ist. Im Anschluss soll in einem knappen Überblick der Forschungsstand zu dem Themenkomplex Zwangsarbeit und Medizin dargestellt werden. Der Überblick ist in die drei Bereiche »Einsatz von Zwangsarbeitern in medizinischen Institutionen«, »Zwangsarbeiter als Patienten« und »Zwangsarbeiter als ›Objekte‹ medizinischer Forschung und Lehre« gegliedert, ebenso der Ergebnisteil. Zuletzt wird kurz der Forschungsstand zu Zwangsarbeitern in der Stadt Gießen dargestellt.

2.1 Begriffliche Abgrenzung

Für die Untersuchungen der vorliegenden Arbeit ist es unabdingbar, den Begriff der »Zwangsarbeit« im »Dritten Reich« möglichst klar zu definieren. Spoerer nennt hierzu zwei Hauptcharakteristika: Zwangsarbeit war durch die rechtlich institutionalisierte Unauflöslichkeit des Arbeitsverhältnisses für eine nicht absehbare Zeit und die geringen Möglichkeiten, nennenswerten Einfluss auf die Umstände des Arbeitseinsatzes zu nehmen, gekennzeichnet.[11] Die Gruppe der Personen, die hierunter fielen, lässt sich weiter differenzieren. Dabei war eine Hierarchie maßgeblich, die sich nach rassistischen bzw. ethnischen und politischen Kriterien staffelte. Deutsche standen in dieser Hierarchie ganz oben, gleich gefolgt von »germanischen« Volksangehörigen, wie zum Beispiel Flamen und Dänen. Ganz unten in der Hierarchie waren Polen, Russen und zuletzt Juden angesiedelt.[12] Spoerer entwickelte hierzu eine Kategorisierung, die für die vorliegende Arbeit herangezogen werden soll. Ausländer, die oben in der Hierarchie standen, gehörten meist zu den Freiwilligen und sind nicht durch die oben genannten Charakteristika gekennzeichnet. Zu ihnen sind Angehörige der Staaten Bulgarien, Italien bis 1943, Kroatien, Rumänien, Slowakei, Ungarn,

---

Frewer/Siedbürger (2004a), Siedbürger/Frewer (2006a) und Frewer/Bremberger/Siedbürger (2009) zu nennen. In einem aktuellen Übersichtsaufsatz zu Medizin und Nationalsozialismus greift Roelcke auch das Themengebiet Zwangsarbeit auf. Vgl. dazu Roelcke (2010). Zu den wenigen früheren Publikationen gehört vor allem die Arbeit von Decker (1991). Darüber hinaus sei auf die Ausführungen eines Artikels zu Fachliteratur und Forschungsperspektiven von Gottschalk/Frewer/Zimmermann (2002) verwiesen.

11 Spoerer (2001), 15.

12 Herbert (2001), 17.

Spanien und Dänemark zu rechnen. Außerdem gehören Arbeiter aus West- und Südosteuropa zu ihnen, die in den ersten Kriegsjahren freiwillig nach Deutschland kamen.

Zwangsarbeiter können in drei Gruppen unterteilt werden, in denen aufsteigend die Beeinflussungsmöglichkeiten ihrer Existenzbedingungen sinken und die Sterblichkeit zunimmt:

1. Zivilarbeiter aus den besetzten Gebieten außerhalb von Polen und der Sowjetunion, darunter auch Italiener ab 1943, Balten und »Polen ukrainischen Volkstums«, sofern Personen aus diesen Gruppen nicht zu den Freiwilligen gehörten, sowie Kriegsgefangene, sofern sie nicht zu den folgenden Gruppen zählten.
2. Zivilarbeiter aus Polen und der Sowjetunion, die unter die »Polen- und Ostarbeitererlasse« fielen, sowie polnisch-nichtjüdische und italienische Kriegsgefangene.
3. Polnisch-jüdische und sowjetische Kriegsgefangene, Häftlinge aus Konzentrationslagern und Arbeitserziehungslagern sowie »Arbeitsjuden« aus Zwangsarbeiterlagern und Ghettos.[13]

Unabhängig vom ursprünglichen Zustandekommen hatten die meisten Arbeitsverhältnisse ab Mitte 1942 Zwangscharakter. Für polnische landwirtschaftliche Saisonarbeiter galt dies bereits ab November 1940. Ausgenommen waren wiederum die Länder Bulgarien, Italien bis 1943, Kroatien, Rumänien, Slowakei, Ungarn, Spanien und Dänemark.[14]

Im März 1944 erließ der Generalbevollmächtigte für den Arbeitseinsatz (GBA), Fritz Sauckel, eine allgemeine Urlaubssperre für Arbeiter aus den nichtverbündeten Staaten. Spoerer kommt zu dem Schluss, dass spätestens zu diesem Zeitpunkt auch die zunächst freiwillig nach Deutschland gekommenen ausländischen Arbeiter aus den besetzten Gebieten zu Zwangsarbeitern wurden.[15]

Zusammenfassend wird im Folgenden eine Person dann im Status als Zwangsarbeiter gesehen, wenn sie zur oben genannten Gruppe 2 oder 3 gehörte. In der Gruppe 1 ist eine pauschale Festlegung wegen der Freiwilligen in den ersten Kriegsjahren und dem an sich schwer zu fassenden

13 Spoerer (2001), 16 ff. und telefonisches Gespräch mit Spoerer am 29. September 2009. Über die Gruppe der Balten und »Polen ukrainischen Volkstums« liegen bisher wenige Erkenntnisse vor.

14 Ebd., 146.

15 Ebd., 167.

Begriff der »Zwangsarbeit« schwierig. Wenn in der Betrachtung des Einzelfalls keine eindeutige Aussage zu machen ist, wird ein Zivilarbeiter auch hier zu den Zwangsarbeitern gerechnet, wenn er sich über März 1944 hinaus in Deutschland aufhielt.[16]

Um das Themengebiet einzugrenzen, wird die Gruppe der Zwangsarbeitenden, zu denen Deutsche, Österreicher und »Volksdeutsche« gehörten, hier nicht behandelt. Der Grenzfall einer staatenlosen Jugoslawin wird in Abschnitt 5.1 separat dargestellt; weiter werden eine staatenlose Polin und eine Jugoslawin in Abschnitt 6.2.1 erwähnt.[17]

2.2 Ein Überblick zu Zwangsarbeit und Medizin

2.2.1 Einsatz von Zwangsarbeitern in medizinischen Institutionen

Der Einsatz von Zwangsarbeitern im Gesundheitswesen konnte an einer Vielzahl von Stellen stattfinden. Die Ergebnisse der bisherigen Forschung belegen, dass die Strukturen der Beschäftigung in Krankenhäusern, ob als universitäre, konfessionelle oder andere Einrichtungen, und in den unterschiedlichen Regionen regelmäßig recht ähnlich waren.[18] Eine mögliche Tätigkeit, vor allem für Frauen aus Polen und anderen besetzten osteuropäischen Staaten, waren Putz-, Wasch- und Küchendienste.[19] Männliche Arbeitskräfte wurden bevorzugt für Bauarbeiten, in technischen Diensten, bei der Heizung, im Maschinen- und Kesselhaus sowie in der einigen Krankenhäusern angegliederten Land- und Forstwirtschaft eingesetzt.[20]

Für die im Pflegedienst beschäftigten Ausländer muss zwischen der medizinischen Versorgung deutscher und der Versorgung ausländischer Patienten unterschieden werden. Nach den Vorgaben des Regimes durfte nur deutsches oder »artverwandtes« Personal die Pflege deutscher Patien-

16 Für einen erweiterten Diskurs zum Begriff »Zwangsarbeit« im Nationalsozialismus siehe Pagenstecher (2010).

17 Auch Staatenlose und Serben sind im Zusammenhang mit Zwangsarbeit bisher wenig erforscht.

18 Vgl. die hierzu relevanten Beiträge in Frewer/Siedbürger (2004a), Siedbürger/Frewer (2006a) sowie Frewer/Bremberger/Siedbürger (2009).

19 Berger (2001), 302; Winkler (2004), 177 ff.; Frewer/Bruns/Janßen (2006), 84; Bremberger/Frewer (2009), 181.

20 Oberling (2004), 126 f.; Winkler (2004), 183; Frewer/Bruns/Janßen (2006), 84; Bremberger/Frewer (2009), 181.

ten übernehmen. So wurden hier zum Beispiel holländische und französische Medizinstudenten beschäftigt.[21] Während Berger für die Region Schleswig-Holstein beschreibt, dass eine Pflege deutscher Patienten durch Polen und »Ostarbeiter« vermutlich nicht vorgekommen sei,[22] bemerkt Winkler, dass bedingt durch den Arbeitskräftemangel zum Ende des Krieges in diakonischen Einrichtungen auch osteuropäisches Pflegepersonal für deutsche Patienten eingesetzt wurde.[23]

Die Pflege der Polen und »Ostarbeiter« sollte durch Personen der gleichen »Volksgruppe« geschehen. Zwar versuchte man Arbeitskräfte zu beschaffen, die bereits in ihren Heimatländern in dem gleichen Beruf tätig gewesen waren, allerdings ist die Verwendung junger, ungeschulter Arbeiterinnen als Pflegekräfte vielfach belegt.[24]

Beim Einsatz von ausländischen Ärzten galten ebenfalls rassistisch motivierte Beschränkungen. Wurden sie für die Betreuung von Deutschen eingesetzt, spielte wegen des unmittelbaren Kontaktes zu den Patienten die Prüfung der politischen Gesinnung eine wichtige Rolle. Belegt ist die Versorgung deutscher Patienten durch französische, holländische und tschechische Ärzte. Tschechische Ärzte scheinen aber eine absolute Notlösung gewesen zu sein, da sie in den Quellen vor allem im Kontext von Beschwerdebriefen auftauchen. Der Ärztemangel war so groß, dass sogar Studenten der Medizin und Pharmazie mit falschen Versprechungen ins Land gelockt wurden, die sich dann mit einer Dienstverpflichtung konfrontiert sahen.[25]

Auch die ärztliche Versorgung von Polen und »Ostarbeitern« sollte von Personen aus der gleichen »Volksgruppe« übernommen werden. Dies waren die sogenannten »Ostärzte«. Allerdings standen auch hier kaum genügend Arbeitskräfte zur Verfügung, so dass eine ärztliche Betreuung zum Teil gar nicht gegeben war oder ausländische Pfleger und Pflegerinnen als »Ärzte« angestellt wurden. Da den »Ostärzten« aber meist kaum ausreichend Versorgungsmaterialien zur Verfügung standen, war die Hilfe, die sie leisten konnten, äußerst gering.[26]

21 Berger (2001), 305; Winkler (2004), 190 ff.; Bremberger/Frewer (2009), 202–204.

22 Berger (2001), 314.

23 Winkler (2004) 192 ff.

24 Berger (2001), 308 ff.; Winkler (2004), 187 ff.

25 Berger (2001), 306 f. und 314; Winkler (2004), 191 f.; Frewer/Bruns/Janßen (2006), 86 ff.

26 Winkler (2004), 186 f.; Berger (2001), 308 ff.

Neben den Krankenhäusern bestanden noch andere Bereiche des Gesundheitswesens, in denen Zwangsarbeiter eingesetzt wurden, zum Beispiel bei der Versorgung in den Krankenlagern der Betriebe, in Krankensammel- und in Säuglingslagern.[27]

Schließlich sei die Beschäftigung von erkrankten Zwangsarbeitern erwähnt. In den Tuberkulose-Krankenhäusern des Provinzialverbandes Westfalen wurden gezielt Zwangsarbeiter eingesetzt, die selbst bereits an Tuberkulose erkrankt waren. Für das Krankenhaus Stillenberg ist belegt, dass eine Behandlung der dort beschäftigten und erkrankten »Ostarbeiterinnen« offensichtlich nicht erfolgte und die Verschlechterung ihres Zustandes bis hin zum Tod offenbar in Kauf genommen wurde.[28] Diese Vorgehensweise scheint auf ähnlichen Erwägungen zu beruhen wie der spätere Beschluss Sauckels, der vorsah, tuberkulosekranke Zwangsarbeiter in den Tötungsanstalten für Geisteskranke zu vernichten.

2.2.2 Zwangsarbeiter als Patienten

Wie die deutschen Arbeitnehmer, so unterstanden auch ausländische Arbeiter einer Krankenversicherungspflicht und hatten somit formal Anspruch auf Leistungen im Krankheitsfall. Allerdings erhielten Polen und »Ostarbeiter« keine Lebensmittelzulagen; außerdem waren bis 1944 »Ostarbeiter« von diesen Regelungen ausgenommen und genossen lediglich Krankenversorgungsschutz.[29] Da die zum Teil in Razzien gesammelten und verschleppten Arbeitskräfte in ihren Heimatländern von den zuständigen deutschen Arbeitsämtern ärztlich nur oberflächlich untersucht wurden, befanden sich viele Kranke und Arbeitsunfähige unter den Deportierten.[30] Gemäß der Handlungsrationalität des Regimes entstand so eine »Ökonomie«, wonach schwer oder chronisch erkrankte Arbeitskräfte ohne medizinische Behandlung in ihre Heimatländer zurück transportiert und neue Arbeiter herangeschafft wurden. Formal betrug die Zeit, die den erkrankten ausländischen Arbeitern eingeräumt wurde, um vor ihrer Abschiebung zu genesen, im Oktober 1940 zwei Wochen und verlängerte sich bis 1942 auf acht Wochen, um die Arbeitskapazität der Betroffenen vollends auszuschöpfen. Simulation einer Krankheit, um den zum Teil unmenschlichen

27 Berger (2001), 310 f.; Vögel (2004), 328.
28 Oberling (2004), 129 ff.
29 Decker (1991), 103; Köhler (2001), 168; Spoerer (2001), 139 f.
30 Decker (1991), 102; Köhler (2001), 165 ff.

Bedingungen in Deutschland zu entkommen, war kaum möglich. Jeder sich krank meldende Arbeiter wurde prinzipiell unter den Verdacht der Simulation gestellt, und auch in den Rücktransporten wurde nochmals selektiert, um Arbeiter wieder zurück nach Deutschland zu schicken.[31]

Die fehlende Befriedigung existenzieller Bedürfnisse schuf den Nährboden für das Entstehen der verschiedensten Erkrankungen unter den Zwangsarbeitern. Unterernährung und schlechte Kleidung führten besonders im Winter zu schweren Erfrierungen und Infektionen.[32] Für »Ostarbeiter« waren Mitte des Krieges Tuberkulose und allgemeine Körper-, Herz- und Kreislaufschwäche die häufigsten Todesursachen.[33] Für das Regime ging es bei der Behandlung erkrankter Zwangsarbeiter in erster Linie nicht um die Wiederherstellung der Gesundheit, sondern um die Wiederherstellung der Arbeitskraft. Der Gesunderhaltung oder Krankheitsvorbeugung wurde keine größere Aufmerksamkeit geschenkt.[34]

Die Entscheidung über das Kranksein eines Zwangsarbeiters oblag zunächst und oftmals allein seinem Vorgesetzten im Betrieb oder auf dem Lande dem Bauern, bei dem der Zwangsarbeiter beschäftigt war. Von diesem Vorgesetzten oder von dem Bauern hing dann der weitere Arztbesuch ab.[35] Die ambulante Krankenversorgung der Zwangsarbeiter unterschied sich abhängig vom Ort ihres Einsatzes. Auf dem Lande besuchten sie die Sprechstunde des niedergelassenen Arztes, in den Lagern der größeren Betriebe befand sich häufig ein Lagerarzt. Entschied der niedergelassene Arzt oder der Lagerarzt, dass eine stationäre Behandlung vonnöten sei, so überwies er den Arbeiter in das nächstgelegene Krankenhaus.[36] Die Pflicht, einen ausländischen Arbeiter in eine Klinik aufzunehmen, bestand aber nur dann, wenn sich andernfalls eine Infektionskrankheit auszubreiten drohte. Bei allen anderen Fällen unterlag die Behandlung der Zwangsarbeiter einer Kann-Bestimmung. Im Einzelfall entschieden letztlich die zuständigen Krankenkassen, die insbesondere die Behandlung von »Ostarbeitern« oftmals ablehnten.[37]

Nach den offiziellen Vorgaben sollten Polen und »Ostarbeiter« in den Krankenhäusern von deutschen Patienten getrennt untergebracht werden.

31 Decker (1991), 104; Köhler (2001), 185 ff.; Siedbürger/Frewer (2006b), 8 f.

32 Köhler (2001), 169 ff.; Spoerer (2001), 116 ff.

33 Spoerer (2001), 227.

34 Decker (1991), 104; Heusler (1996), 379 ff.; Köhler (2001), 191 f.

35 Decker (1991), 104; Köhler (2001), 179.

36 Köhler (2001), 176–181.

37 Spoerer (2001), 140.

Im Laufe des Krieges wurden deswegen vielerorts sogenannte Ausländerbaracken eingerichtet. Trotzdem war eine Trennung der Patienten nicht immer möglich, und es kam wiederholt zu Beschwerden von Parteimitgliedern und Behörden.[38]

Insgesamt lässt sich mit fortschreitender Dauer des Krieges von einer Eskalation der administrativen Maßnahmen gegenüber kranken Zwangsarbeitenden sprechen.[39] Die Rückführungsregelung bestand offiziell bis Mai 1943. Zu diesem Zeitpunkt machte sich kriegsbedingt der Arbeitskräftemangel besonders bemerkbar. Als Konsequenz wurden per Erlass des Generalbevollmächtigten vom 21. Mai 1943 die Rücktransporte gestoppt und weniger Zwangsarbeiter krankgeschrieben. Infolge mangelnder Behandlung wuchs die Zahl der Toten. Unheilbar kranke Zwangsarbeiter wurden in spezielle Krankensammellager gebracht, in denen sie meist ohne medizinische Betreuung und aufgrund einer nur äußerst dürftigen Grundversorgung verstarben.[40] Ein Beispiel hierfür ist das »Sammel-, Geburten- und Krankenlager« Pfaffenwald.[41] 1944 beschloss der Generalbevollmächtigte, die Beseitigung unheilbar erkrankter Zwangsarbeiter dadurch zu beschleunigen, dass sie in Tötungsanstalten für Geisteskranke aufgenommen und dort wie deutsche Patienten getötet werden sollten. Dies betraf zum Beispiel psychisch auffällige oder seit Monaten tuberkulöse Polen und »Ostarbeiter«, die in die Anstalt Hadamar gebracht wurden. Die organisatorische Durchführung entsprechender Verlegungen lag bei der Reichsarbeitsgemeinschaft Heil- und Pflegeanstalten, die als Tarnorganisation einen Teil der T4-»Euthanasie«-Zentraldienststelle darstellte, ein Beispiel für die Weiterexistenz und -arbeit dieser Dienststelle.[42]

2.2.3 Zwangsarbeiter als »Objekte« medizinischer Forschung und Lehre

Als letzter Themenbereich soll hier der Forschungsstand zur »Verwendung« von Zwangsarbeitenden als Versuchs- und Lehrobjekte in der Medizin betrachtet werden. Menschenversuche an sozial marginalen Gruppen,

---

38 Köhler (2001), 182; Frewer/Bruns/Janßen (2006), 93 ff.

39 Lilienthal (2004).

40 Hamann (1987); Decker (1991), 104 ff.; Spoerer (2001) 138–142.

41 Hohlmann (1984).

42 Hamann (1987); Decker (1991), 106; Spoerer (2001), 141f.; Lilienthal (2004); Lilienthal (2006). Weiterführend und grundlegend zur nationalsozialistischen Medizinethik siehe auch Frewer (2000).

zum Beispiel Patienten in psychiatrischen Anstalten, Kriegsgefangene und KZ-Häftlinge, sind ausführlich belegt.[43] In welchem Ausmaß darüber hinaus zwangsverpflichtete Ausländer hiervon betroffen waren, ist noch weitgehend unerforscht.[44] Vögel stieß in ihren Untersuchungen über das Braunschweiger Säuglingslager auf Hinweise, dass die Neugeborenen von Polinnen und »Ostarbeiterinnen« nicht nur Opfer systematischer Vernachlässigung wurden, die zum Tode führten, sondern möglicherweise auch Opfer von Sulfonamid-Experimenten waren.[45] Die Untersuchung von Speck über die Verhältnisse an der Universitätsklinik Freiburg belegt, dass man hier verstorbene Zwangsarbeiter und Kinder von Zwangsarbeitern für Lehre und Forschung in der Anatomie verwendete.[46] In Hannover erklärten Ärzte, dass bestimmte Behandlungsmethoden zunächst bei Ausländern zu erproben seien.[47] Auch Bremberger und Frewer widmeten sich diesem Thema. In den Universitätskliniken in Berlin fanden ausländische Arbeiter Aufnahme unter der Prämisse, dass sie der Aufrechterhaltung des Lehrbetriebes dienen konnten. Außerdem führen die Autoren eine Reihe von medizinischen Dissertationen auf, die während und kurz nach dem Zweiten Weltkrieg in Deutschland und Österreich entstanden und die Gesundheit von Zwangsarbeitern thematisieren.[48]

Im Zusammenhang mit der Aufrechterhaltung des Lehrbetriebes sind außerdem die »Hausschwangeren« zu erwähnen, die den Krankenhäusern und Hebammenschulen als Anschauungs- und Studienobjekte dienten. »Hausschwangere« wurden einige Wochen vor ihrer Entbindung in die Klinik aufgenommen, hatten leichtere Tätigkeiten in der Hauswirtschaft zu übernehmen und vor allem jederzeit für die Ausbildung von Studenten und Hebammenschülerinnen zur Verfügung zu stehen. Schwangere Polinnen und »Ostarbeiterinnen« profitierten von dem Klinikaufenthalt in mancher Hinsicht erheblich, da die Versorgung und die hygienischen Bedingungen

---

43 U. a. Aly (1985b); Baader (1986); Roelcke/Hohendorf/Rotzoll (1994); Ebbinghaus/Roth (2001); Mitscherlich/Mielke (2001); Roth (2001); Klee (2002); Sachse (2003). Obwohl zu diesen Gruppen nach obiger Definition zum Teil ausländische Zwangsarbeiter gehörten, wird in der vorliegenden Arbeit auf dieses Themengebiet wegen seiner großen Fülle nicht mehr eingegangen.

44 Gottschalk/Frewer/Zimmermann (2002).

45 Vögel (2004), 330 ff.

46 Speck (2004), 248 ff. Unklarheiten in den Akten der Verstorbenen und nicht genannte Todesursachen lassen es möglich erscheinen, dass noch andere Forschungen an den Betroffenen betrieben wurden.

47 Anschütz/Heike (2006), 64.

48 Bremberger/Frewer (2009), 174 f.

in den Krankenhäusern deutlich günstiger waren als in den sogenannten Gebärbaracken. Dies war allerdings nicht der Grund zur Einstellung als »Hausschwangere«. Entscheidend waren die ökonomischen Gesichtspunkte der vollständigen Wiederherstellung der Arbeitskraft und die Nutzung der Schwangeren zu Lehr- und Weiterbildungszwecken.[49]

2.3 Bisherige Erkenntnisse zu Zwangsarbeitern in der Stadt Gießen

Die allgemeinen Kenntnisse über Zwangsarbeit während des Zweiten Weltkrieges wurden in den Grundzügen auch für Gießen und die umliegende Region bestätigt. Die einzige Untersuchung, die sich dieser Materie ausführlich widmet, ist die Arbeit von Breitbach und Prillwitz zu den Kriegsgefangenen- und Zwangsarbeiterlagern in Gießen.[50] Diese Bestandsaufnahme basiert hauptsächlich auf Akten des Stadtarchivs Gießen sowie auf einigen Interviews mit Zeitzeugen. Die Autoren kommen zu dem Schluss, dass sich in Gießen bereits recht früh ein Arbeitskräftemangel bemerkbar gemacht hatte, der zu einer Beschäftigung von Zwangsarbeitern in einem erheblichen Ausmaß führte.

49 Heusler (1996), 358–372; Frewer/Schmidt/Wolters (2004); Oberling (2004), 144 f.; Bayer (2009).

50 Breitbach/Prillwitz (1992).

3 Quellen

3.1 Stadtarchiv Gießen

Das Stadtarchiv ist eine öffentliche Einrichtung der Universitätsstadt Gießen, welche die nicht mehr verwendeten Unterlagen der Stadtverwaltung bewahrt und erschließt. Im Zusammenhang mit der nationalen und internationalen Diskussion um die Entschädigung von ehemaligen Zwangsarbeitern und anderen Opfern des Nationalsozialismus Ende der 90er Jahre, aus der im Jahre 2000 das Gesetz zur Gründung der Stiftung »Erinnerung, Verantwortung und Zukunft«[51] hervorging, wurde Quellenmaterial erschlossen und ausgewertet.[52] Unterlagen der Ausländersuchaktion der Alliierten aus der Nachkriegszeit (Befehl Nr. 163)[53] liegen nur noch in Restbeständen vor. Die Auswertung der Steuerkartei des Stadtarchivs, die der Überwachung der ausgegebenen Steuerkarten diente, war zur Identifizierung von potenziellen Zwangsarbeitern wesentlich zielführender. Aus der Steuerkartei konnte die Zahl der Ausländer ermittelt werden, die sich in der Zeit von Herbst 1939 bis Frühjahr 1945 in Gießen aufhielten und einer Beschäftigung nachgingen. Der Leiter des Stadtarchivs, Ludwig Brake, gibt hier eine bereinigte[54] Zahl von 3.021 Personen an. Aus der Steuerkartei gehen Name, gegebenenfalls Mädchenname, Geburtsdatum, Geburtsort, Herkunftsland, Aufenthaltsdaten in Gießen, gemeldete Adresse, manchmal

---

51 http://www.stiftung-evz.de/ueber-uns/10-jahre-stiftung-evz/entstehung/, 12.01.2011.

52 Für diese und folgende Informationen über die Arbeit des Stadtarchivs Gießen danke ich Dr. Ludwig Brake, Leiter des Stadtarchivs.

53 Die entsprechende Überlieferung der Amerikaner ist vollständig erhalten und befindet sich in den Beständen des Internationalen Suchdienstes in Bad Arolsen. Siehe Abschnitt 3.3 und insbesondere Anm. 93.

54 Ohne Studenten, SS-Angehörige und Teile der Italiener. Für diese Personengruppen wurde davon ausgegangen, dass es sich nicht um Zwangsarbeiter handelte.

der Arbeitgeber und der Aufenthaltsort nach Gießen hervor.[55] Zum Teil finden sich Zusätze wie »Ostarbeiter« oder »SS-Angehöriger«. Die Vorgehensweise zur Verwendung in der vorliegenden Arbeit wird in diesem Kapitel in den folgenden Abschnitten sowie in Abschnitt 5.1 dargestellt.

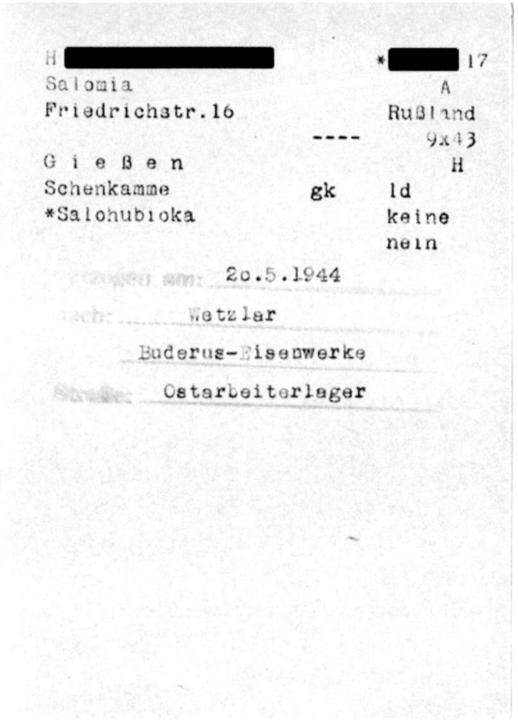
H [redacted] *[redacted] 17
Salomia A
Friedrichstr.16 Rußland
---- 9x43
G i e ß e n H
Schenkamme gk ld
*Salohubioka keine
nein
am: 20.5.1944
Wetzlar
Buderus-Eisenwerke
Ostarbeiterlager

Abb. 1: Karteikarte Salomia H., Steuerkartei

Quelle: Stadtarchiv Gießen

Durch die Mitarbeiter des Stadtarchivs wurden außerdem systematisch Akten gesichtet, die sich in irgendeiner Form auf Ausländer bezogen. Hierzu gehören die Unterlagen der Polizeidirektion (Pass- und Melde-

55 Siehe Abb. 1. Die aus ca. 250.000 Karteikärtchen bestehende Steuerkartei wurde inzwischen von Mitarbeitern des Stadtarchivs gesichtet und das Wesentliche zu allen Ausländern in Form einer Excel-Tabelle dargestellt. So konnte sie grundlegende Informationen für die vorliegende Arbeit liefern. Für die Weitergabe der Tabelle möchte ich Ludwig Brake an dieser Stelle danken. In diesem Kapitel wird sie nur als Ausländerdatei bezeichnet

wesen) und einige wenige andere Akten.[56] Für die Universitätsklinik Gießen fanden sich hierbei Hinweise zum Einsatz von Kriegsgefangenen.[57] Darüber hinaus wurden zahlreiche Hinweise zu beschäftigten Ausländern in ganz Gießen gefunden, auf die hier wegen der großen Datenmenge nicht mehr eingegangen werden kann. Eine erneute Recherche in diesen Akten zu am Universitätsklinikum beschäftigten Zwangsarbeitern erschien nach Rücksprache mit Ludwig Brake nicht sinnvoll.

3.2 Universitätsarchiv Gießen

Der Bestand des Universitätsarchivs (UA) gliedert sich in die Akten der zentralen Verwaltung und die Akten der einzelnen Fakultäten bzw. der ab 1970 bestehenden Fachbereiche und zentralen Einrichtungen. Eine umfassende Suche zur Frage des Einsatzes von Zwangsarbeitern und Kriegsgefangenen an der Universität Gießen während des Zweiten Weltkrieges wurde 1999 von der Leiterin des Universitätsarchivs, Dr. Eva-Maria Felschow, bereits durchgeführt. Anlass gab auch hier die Diskussion über die Entschädigung ehemaliger Zwangsarbeiter.[58] Im Zuge dieser Diskussion wurde durch den Kanzler der Universität Gießen, Dr. Michael Breitbach, eine Klärung der Rolle der Universität in die Wege geleitet.[59] Die relevanten und von Felschow überprüften Unterlagen des Universitätsarchivs sind die Akten der zentralen Verwaltung aus dem Zeitraum vor 1945. Zusätzlich untersuchte sie die Altregistratur der zentralen Universitätsverwaltung. Dabei musste festgestellt werden, dass die vorhandenen Unterlagen zu dieser Fragestellung nur lückenhaft sind und deswegen keine grundlegende Aufarbeitung ermöglichen. Informationen über die Ausländersuchaktion der Alliierten (Befehl Nr. 163)[60] fanden sich nicht. Die einzigen Funde, welche die Medizinische Fakultät betreffen, sind ein Brief in Bezugnahme auf den Tschechen Milos P.[61] und mehrere Schriftwechsel von Professor

56 Stadtarchiv Gießen, N 242, N 274, N 279, N 280, N 284, N 345, N 1344, N 2074, N 3647.

57 Stadtarchiv Gießen, N 279 und N 280. Siehe auch Abschnitt 5.3.

58 Siehe Abschnitt 3.1.

59 Für diese Informationen danke ich Eva-Maria Felschow.

60 Siehe Abschnitt 3.3 und insbesondere Anm. 93.

61 UA Gießen, Rektoratsakten Nr. 37, Bd. 1, Bl. 49. Siehe auch Abschnitt 5.1.7.

Heinrich-Wilhelm Kranz,[62] Rektor der Ludwig-Universität Gießen und Direktor des Instituts für Erb- und Rassenforschung der Medizinischen Fakultät, bezüglich »Erb- und Rassenuntersuchungen an farbigen Kriegsgefangenen«.[63] Darüber hinaus fanden sich Hinweise auf Zwangs- bzw. Fremdarbeiter in anderen Bereichen der Universität, die hier der Vollständigkeit halber genannt werden sollen.[64] Die Veterinärkliniken bekundeten in den Jahren 1940 und 1941 die Notwendigkeit des Einsatzes von Kriegsgefangenen[65] und beantragten 1944 die Einstellung der zwei russischen Flüchtlingstierärzte Michael M. und Professor Ro.[66] Auf dem Versuchsgut Rauischholzhausen waren in das Zivilarbeiterverhältnis überführte polnische Kriegsgefangene[67] sowie seit 1930 bis nach dem Krieg die polnische Familie N. tätig.[68] Das Institut für Bodenkunde beantragte 1944 die Einstellung des Litauers Michail K. sowie des Ukrainers Eugen S. als wissenschaftliche Assistenten.[69] Beide arbeiteten schon seit einiger Zeit in dem Institut.[70] Am Institut für Pflanzenbau und Pflanzenzüchtung war 1944[71] der Niederländer Ke. beschäftigt.[72]

Ein weiterer Hinweis auf ausländische Arbeitskräfte ergibt sich aus einer Umfrage des Arbeitsamtes Gießen im Sommer 1945. Dieses führte die Umfrage auf Veranlassung der amerikanischen Militärregierung durch. Dabei sollte die Anzahl der an der Universität beschäftigten Arbeiter und Angestellten für die Zeit von 1939 bis Februar/März 1945 erfasst werden. Eine in dem Fragebogen auszufüllende Spalte war auch die Anzahl der beschäftigten ausländischen Arbeitskräfte an bestimmten Stichtagen von 1942 bis 1945. Bedauerlicherweise fehlen neben den Angaben der veterinärmedizinischen Kliniken und Institute auch die der humanmedizinischen. Für die Versuchsgüter Unterer Hardthof und Rauischholzhausen,

62 Zu Prof. Kranz vgl. Roelcke (2007).

63 UA Gießen, PrA Nr. 2060, Bl. 33, Zitat aus Brief von Prof. Kranz an Prof. Roedemeyer vom 30. August 1940. Siehe auch Kapitel 7.

64 Da diese Informationen nicht die Fragestellung der vorliegenden Arbeit betreffen, wird im Folgenden nicht auf den genauen Inhalt der Unterlagen eingegangen.

65 UA Gießen, PrA Nr. 289, Bll. 173–176.

66 Ebd., Bl. 121.

67 Ein Zeitraum geht aus der Quelle nicht hervor.

68 UA Gießen, PrA Nr. 2357, Bl. 126.

69 UA Gießen, PrA Nr. 2546, Bl. 80.

70 Ebd., ein genauer Zeitraum geht aus der Quelle nicht hervor.

71 Das Datum darf nur als ungefährer Anhaltspunkt gelten, ein genauer Zeitraum geht aus der Quelle nicht hervor.

72 UA Gießen, PrA Nr. 2546, Bl. 79.

Oberer Hardthof, das Institut für Pflanzenbau und Pflanzenzüchtung, das Physikalische Institut und die Universitätsbibliothek lässt sich anhand dieser Fragebögen die Beschäftigung von Ausländern nachweisen. Namen und Rechtsstatus der Personen gehen daraus nicht hervor.[73]

Nach dieser bereits umfassend vorgenommenen Suche erschien nach Rücksprache mit Eva-Maria Felschow eine erneute Durchsicht des gesamten Bestandes nicht sinnvoll. Zur Ergänzung wurden allerdings noch die Namenslisten von zwei Ablieferungen von Personalakten von Universitätsbediensteten[74] durchgesehen. Dies geschah nach folgendem Suchmuster: Zeitraum (über den Zweiten Weltkrieg), dann an einer Einrichtung der Universitätskliniken angestellt oder, wenn kein Beschäftigungsort aus der Liste hervorging, eine typische Tätigkeit wie »Hilfsarbeiter« oder »Gartenarbeiter« und, wenn bei den Kliniken tätig, dann ein ausländischer Name. Hierdurch konnte nur der russische Hilfsarbeiter Gregori M. ermittelt werden, der vermutlich 1943 bei den Veterinärkliniken tätig war.[75]

Da über die Steuerkartei des Stadtarchivs inzwischen jedoch verschiedene Namen von Zwangsarbeitern herausgefunden wurden,[76] konnte nochmals ein Namensabgleich durchgeführt werden. Hierzu wurden sämtliche in Abschnitt 5.1 aufgeführten Personen auf ihr Vorkommen in verschiedenen Namenslisten hin überprüft. In einer Aufstellung über das gesamte Personal der klinischen Universitätsanstalten in Gießen einschließlich der Ausweichstellen vom 28. September 1946 und vom 1. Mai 1947 tauchten die Namen Peter H., Gregor K. und Rusica M.[77] auf. Mit der Namensliste der ersten Personalaktenübergabe wurde die gesamte Ausländerdatei des Stadtarchivs Gießen,[78] insgesamt 4.243[79] Namen, verglichen. Da sich hier keinerlei Übereinstimmungen fanden, wurden zur Ökonomisierung nur noch die Namen von Personen in Abschnitt 5.1 und von Personen der gesamten Ausländerdatei, die durch ihre Berufsbezeich-

73 UA Gießen, Rektoratsakten Nr. 90 (nicht paginiert).

74 An das Archiv abgegeben im September 1990 und im August 1996.

75 UA Gießen, Personalaktenübergabe August 1996, Karton 137, Akte Gregori M. Aus den Unterlagen geht hervor, dass Gregori M. am 24. Mai 1943 bei der polizeilichen Meldebehörde als Mieter bei der Verwaltung der Veterinärkliniken und -Institute angemeldet und als Hilfsarbeiter bezeichnet wurde.

76 Siehe Abschnitt 5.1.

77 UA Gießen, PrA Nr. 2166 (nicht paginiert). Zu diesen Personen siehe Abschnitte 5.1.3 und 5.1.6.

78 Siehe Abschnitt 3.1.

79 An dieser Stelle nicht bereinigt, siehe Anm. 54.

nung in Frage kamen, zum Beispiel »Pfleger« oder »Arzt«, mit der Namensliste der zweiten Personalaktenübergabe verglichen. Auch hier fanden sich keine Namen wieder. Diese Personenauswahl wurde auch mit Findmitteln zum Aktenbestand der zentralen Universitätsverwaltung vor 1945 (PrA) verglichen. Diese Suche blieb ebenfalls ergebnislos.

Nachdem in der Ausländerdatei bei einer französischen Hausgehilfin als Arbeitgeber Professor Friedrich Bernhard,[80] der Direktor der Chirurgischen Klinik, auffiel, wurde dies als Suchmuster für weitere Beschäftigte bei Klinikangestellten genommen. Bei allen Personen, die als Hausmädchen, Hausgehilfinnen oder Hausangestellte gemeldet waren und eine Privatperson als Arbeitgeber bzw. der Zusatz »b. …« vermerkt war, wurde diese Privatperson mit den beiden Namenslisten der Ablieferungen von Personalakten und mit oben genannten Findmitteln abgeglichen. Hierbei konnten zusätzlich zwei Ärzte ermittelt werden, die russische Hausgehilfinnen beschäftigten.[81]

Die Medizinstudenten[82] wurden ebenfalls mit den zwei Namenslisten der Personalaktenübergaben und den oben genannten Findmitteln verglichen. Diese Suche blieb ergebnislos. Des Weiteren fand eine Recherche in den Immatrikulationskarten (1933–1945) und Immatrikulationsakten statt. Ausführlicher wird dies in Abschnitt 5.4 dargestellt.

Ein weiterer Bestand des Universitätsarchivs sind Krankenakten und Krankenbücher einzelner Kliniken. Auf Nachfrage bei den Kliniken wurde angegeben, dass solche Dokumente, wenn sie nicht an das Universitätsarchiv abgeliefert wurden, zum Teil während des Zweiten Weltkrieges verloren gingen oder im Laufe der Zeit aus Platzgründen vernichtet wurden. Die an das Universitätsarchiv abgegebenen Dokumente lagern in einem Ausweichmagazin, der Alten Universitätsbibliothek. Um sich dem Thema »Zwangsarbeiter als Patienten« zu nähern, schien nur die Recherche bei den Krankenakten der Psychiatrischen und Nervenklinik sinnvoll. Diese Akten sind über den gesamten Kriegszeitraum vorhanden, es ist von einer weitgehenden[83] Vollständigkeit des Bestandes auszugehen und sie

80 Zu Prof. Bernhard vgl. Mosch (1995).

81 Siehe Abschnitt 5.5.

82 Siehe Abschnitt 5.4.

83 Die Originalakte einer Patientin, Julia Valentina K., befindet sich nicht mehr im Bestand des Universitätsarchivs Gießen. Die Akte wurde der Anstalt Hadamar bei dortiger Aufnahme der Patientin zugesandt und liegt heute im Archiv des Landeswohlfahrtsverbands (LWV) Hessen, Gedenkstätte Hadamar vor. Es ist also möglich, dass auch weitere Patientenakten auf solchem Wege der Psychiatrischen und Nervenklinik verloren gingen.

enthalten, im Gegensatz zu Aufnahmebüchern und Journalen anderer Kliniken, detaillierte Informationen zu den Patienten und ihrem stationären Aufenthalt.

Die Krankenakten der Psychiatrischen und Nervenklinik sind nach dem Jahr des Beginns des letzten stationären Aufenthaltes des Patienten sowie innerhalb eines Jahrgangs nach Alphabet geordnet. Sie befinden sich in Archivkartons, die für den gesamten Bestand durchgängig nummeriert sind und auf denen der Abschnitt des Alphabets angegeben ist.

Zur Recherche nach Ausländern wurde jede Akte von den Jahrgängen 1939 bis 1945 überprüft. Ausführlicher wird dies in Abschnitt 6.2.1 dargestellt.[84]

3.3 Internationaler Suchdienst des Roten Kreuzes in Bad Arolsen

Der Internationale Suchdienst (ITS)[85] ist eine Institution, die sich in den Dienst der Opfer der Naziverfolgung und deren Angehöriger stellt. Dazu werden Dokumente zu ihrem Schicksal in den Archiven des ITS gesammelt, bewahrt, geordnet und ausgewertet. Der ITS bearbeitet Suchanfragen, deren Ziel es ist, Einzelschicksale zu klären, Familien zusammenzuführen und Nachweise für verschiedene Entschädigungsfonds zu erbringen. Seit 2007 sind die Bestände des ITS der historischen Forschung zugänglich.[86]

Die Wurzeln des ITS reichen bis auf eine 1943 zum Suchbüro umfunktionierte Abteilung für internationale Angelegenheiten des Britischen Roten Kreuzes in London zurück. In der Nachkriegszeit war er verschiedenen Organisationen, unter anderem der UNRRA[87] und der IRO,[88] unterstellt und in dieser Zeit vor allem für die Versorgung, Rückführung und Auswanderung während des Krieges verschleppter Personen zuständig. Seit

84 Zu Aufbau und Inhalt der Krankenakten siehe Abschnitt 3.4.

85 International Tracing Service/Internationaler Suchdienst.

86 http://www.its-arolsen.org/de/ueber_its/index.html, 25.11.2009; vgl. dazu allgemein: Biedermann (2003).

87 United Nations Relief and Rehabilitation Administration/Hilfs- und Wiederaufbauorganisation der Vereinten Nationen.

88 International Refugee Organization/Internationale Flüchtlingsorganisation.

1955 arbeitet der ITS unter Aufsicht eines internationalen Ausschusses, heute bestehend aus elf Mitgliedsstaaten, und unter der Leitung und Verwaltung des Internationalen Komitees vom Roten Kreuz (IKRK).[89]

Die Bestände des ITS-Archivs lassen sich im Wesentlichen in Konzentrationslager-Dokumente, Kriegszeit-Dokumente und Nachkriegszeit-Dokumente gliedern.[90] Eine andere Einteilung kann in Listenmaterial und Einzeldokumente[91] erfolgen. Das als Quelle für diese Arbeit am häufigsten vorkommende Listenmaterial gehört zu den Kriegszeit-Dokumenten. Dieser Bestand umfasst in der unmittelbaren Nachkriegszeit erstellte und geografisch geordnete Listen über »Militär- und Zivilpersonen der Vereinten Nationen und alle anderen Ausländer, deutsche Juden und staatenlose Personen«,[92] die sich nach dem 2. September 1939 in den Westzonen Deutschlands aufhielten.[93] Als Beispiel und in dieser Arbeit vorkommende Listen seien genannt:

B-Listen: Ausländer, die zur Zeit der Erfassung in einem angegebenen Kreis ortsanwesend waren, erfasst von Verwaltungsbehörden des Kreises.

---

89 http://www.its-arolsen.org/de/ueber_its/geschichte/index.html, Geschichte des ITS, 25.11.2009; Biedermann (2003), 10–16.

90 Dies ist eine Einteilung, die sich vor allem nach den Erfordernissen der Suchdienstarbeit richtet. Vgl. dazu Biedermann (2003), 27–37. Hinzu kommen als kleinere Teilbestände die Unterlagen des Kindersucharchivs, der Schriftverkehr mit Antragstellern in der Korrespondenzablage, sachthematische Unterlagen und die Zentrale Namenkartei (siehe unten). Vgl. dazu ebd., 61–64; http://www.its-arolsen.org/de/das_archiv/bestaende/gliederung_der_teilbestaende/index.html, 26.11.2009.

91 An dieser Stelle sei ausdrücklich darauf hingewiesen, dass der hier verwendete Begriff »Einzeldokument« nicht mit der Verwendung beim ITS gleichzusetzen ist. Für diese Arbeit und zum vereinfachten Verständnis wurde der Begriff neu definiert und wird im Folgenden erläutert.

92 http://www.its-arolsen.org/de/das_archiv/bestaende/gliederung_der_teilbestaende/index.html, Zuordnung der Dokumente, Kriegszeit, 25.11.2009.

93 Die Oberbefehlshaber der amerikanischen, britischen und französischen Besatzungsmächte erteilten im Dezember 1945 und Januar 1946 den deutschen Behörden den Befehl Nr. 163, alle oben genannten Personen rückwirkend zu erfassen. Vgl. dazu ebd.; Biedermann (2003), 34.

Nationalität: Polen

Liste F zur Ausländerzählung.

	Name	Vorname	Kriegsgef.- Arbeits-oder and.Personen	Gemeinde	Zeit des Aufenthaltes i.der Gemeinde von..bis	Bemerkungen
1.	[redacted]	Anton	Hilfsarbeiter	Gießen	2.11.43 1. 1.46	
2.	[redacted]	Franziska	Arbeiterin	Gießen	7.12.43 1. 6.44	
3.	[redacted]	Lorenz	Arbeiter	Gießen	20. 5.43 1. 1.46	
4.	[redacted]	Ludwika	Hilfsarbeiterin	Gießen	30.11.43 1. 6.44	
5.	[redacted]	Jadwiga	Hausangestellte	Gießen	3.11.42 15. 7.43	
6.	[redacted]	Karol	Arbeiter	Gießen	1.11.40 1. 1.46	
7.	[redacted]	Iwan	Metzger	Gießen	13. 2.43 9. 5.45	
8.	[redacted]	Sofia	Hausgehilfin	Gießen	9.11.43 1. 1.46	
9.	[redacted]	Stefani	Hausgehilfin	Gießen	8. 4.44 1. 1.46	
10.	[redacted]	Zygmont	Arbeiter	Gießen	4.12.40 21. 2.42	
11.	[redacted]	Jadwiga	o.Beruf	Gießen	29. 4.42 30. 4.42	
12.	[redacted]	Jan	Schmied	Gießen	29. 4.42 30. 4.42	
13.	[redacted]	Franciska	o.Beruf	Gießen	29. 4.42 30. 4.42	
14.	[redacted]	Petro	Hilfsarbeiter	Gießen	7. 8.42 1. 1.46	
15.	[redacted]	Antonie	Hausangestellte	Gießen	9.12.42 1. 1.46	
16.	[redacted]	Sofie	Küchenmädchen	Gießen	9.12.42 18. 7.44	
17.	[redacted]	Katharine	Hilfsarbeiterin	Gießen	30.11.43 1. 6.44	
18.	[redacted]	Mya	Landw.Arbeiterin	Gießen	8.11.41 28.11.41	
19.	[redacted]	Kasimir	Arbeiter	Gießen	3. 1.41 1. 1.46	
20.	[redacted]	Hedwig	Arbeiterin	Gießen	7.12.43 1. 6.44	
21.	[redacted]	Josepha	Hausangestellte	Gießen	17. 3.43 1. 1.46	
22.	[redacted]	Bronislaw	Arbeiter	Gießen	3. 1.41 1. 1.46	
23.	[redacted]	Czeslaus	Arbeiter	Gießen	7. 8.41 1. 1.46	

/2

Abb. 2: F-Liste

Quelle: ITS

F-Listen: Ausländer, die sich während des Krieges in einem angegebenen Kreis aufgehalten haben, erfasst von Verwaltungsbehörden des Kreises oder zum Beispiel von Arbeitgebern.[94]

H-Listen: Ärztliche und gesundheitliche Aufzeichnungen über Ausländer, erfasst zum Beispiel von Krankenhäusern.

J-Listen: Gerichtliche und behördliche Aufzeichnungen über Ausländer, erfasst zum Beispiel von Haftanstalten.

K-Listen: Unterlagen zu Ausländern bei Kranken- und Rentenversicherungsträgern und Arbeitsämtern, erfasst von den entsprechenden Stellen.

Die Zuordnung zu Buchstaben erfolgte nur in Hessen. In der amerikanischen Zone in Bayern wurden die Listen durchnummeriert. So entspricht zum Beispiel eine F-Liste in Bayern der Form 7 und eine H-Liste der Form 9.[95]

Als Einzeldokumente werden in dieser Arbeit Unterlagen bezeichnet, die sich nur auf eine Person beziehen. Dies kann zum Beispiel eine Geburtsurkunde oder ein an die IRO gestellter Hilfsantrag sein.

Die Bestände des ITS, inklusive der Suchanfragen, sind über Findmittel, Hinweiskarten und Anfragekarten, zugänglich. Diese Karten, die meist Name, Geburtsdatum, Geburtsort und Nationalität einer in einem Dokument vorkommenden Person und den Ablageort des Dokuments erfassen, sind nach einem speziellen alphabetisch-phonetischen System nach Name, Vorname und Geburtsdatum sortiert und stellen die Zentrale Namenkartei dar.[96] Diese und ein Großteil der Dokumente sind inzwischen digitalisiert und über eine Datenbank einsehbar. Über ein Computerprogramm, in das Name und Geburtsdatum eingegeben werden, ist die schnelle Suche nach Hinweis- oder Anfragekarten zu Personen möglich.

Für die vorliegende Arbeit wurden zwei Suchwege genutzt. Der erste Suchweg lief über die Eingabe aller vorläufig identifizierten Personen, die in Kapitel 5 genannt werden, in das Programm der Zentralen Namenkartei. Hierbei stellte sich sehr schnell heraus, dass die Namen der Personen vor allem in Kriegszeit-Listenmaterial (siehe oben) auftauchen. Da diese Listen

---

94 Siehe Abb. 2.

95 In anderen Bundesländern und Zonen erfolgte wiederum eine gänzlich andere Erfassung. Dieses Listenmaterial wurde durch den ITS nachträglich den einzelnen Formen zugeordnet.

96 http://www.its-arolsen.org/de/das_archiv/bestaende/gliederung_der_teilbestaende/index.html, Zentrale Namenkartei, 25.11.2009.

jedoch nur sehr wenig Informationen zu den einzelnen Personen liefern, wurde auf eine Darstellung zu jeder Person verzichtet. Exemplarisch sind jedoch bei dem Ukrainer Wasyl B. und dem Tschechen Milos P., zu denen am meisten Hinweiskarten vorliegen, alle[97] zu ihnen gefundenen Informationen in die vorliegende Arbeit eingeflossen. Einzeldokumente zu allen Personen wurden in jedem Fall überprüft und die Informationen verwendet, sofern sie eine Tätigkeit am Universitätsklinikum Gießen betreffen.[98]

Der zweite Suchweg bestand in der Durchsicht aller H-Listen des Stadtkreises Gießen. Diese Durchsicht wurde vorgenommen, da bei dem ersten Suchweg zwei H-Listen auftauchten, die sich als Personallisten der Heilstätte Seltersberg und der Lupusheilstätte identifizieren ließen.[99] Da keine weiteren Personallisten gefunden wurden, muss angenommen werden, dass diese als H-Listen »getarnten« Personallisten eine Ausnahme darstellen.

97 Zu zwei Hinweiskarten von Wasyl B. (Dokument ID der Hinweiskarten 15527885 und 15527893) konnte das Dokument nicht gefunden werden.

98 Dies betrifft Salomia H. und Pauline P. Siehe Abschnitte 5.1.1 und 5.1.6.

99 Siehe hierzu auch Anm. 149 und 152 sowie Abb. 3 und 4. Dass es sich bei diesen H-Listen um Personallisten handelt, darf mit sehr großer Wahrscheinlichkeit angenommen werden. Über der Liste der Heilstätte Seltersberg findet sich die Anmerkung »Personal«, der angegebene Zeitraum hat als Beginn das gleiche Datum wie die Anmeldung in Gießen, vermerkt in der Steuerkartei des Stadtarchivs, der Zeitraum ist mit viermal einem drei viertel Jahr und einmal zweieinhalb Jahren für einen stationären Aufenthalt in dieser Zeit und für Ausländer (siehe Abschnitt 2.2.2) viel zu lang, und alle fünf Personen auf der Liste werden einen Tag nach Einzug der US-Amerikanischen Armee am 28. März 1945 in ein Lager in Gießen entlassen. Auf der Liste der Lupusheilstätte ist u.a. die Polin Wladyslawa C. vermerkt, deren Beschäftigung durch ihre Krankenakte der Psychiatrischen und Nervenklinik (siehe Abschnitt 6.2.3) nachvollzogen werden kann. Für eine H-Liste ungewöhnlich, ist außerdem der Beruf der Personen vermerkt, und für Beginn und Dauer des angegebenen Zeitraumes gilt Gleiches wie bei der Liste der Heilstätte Seltersberg.

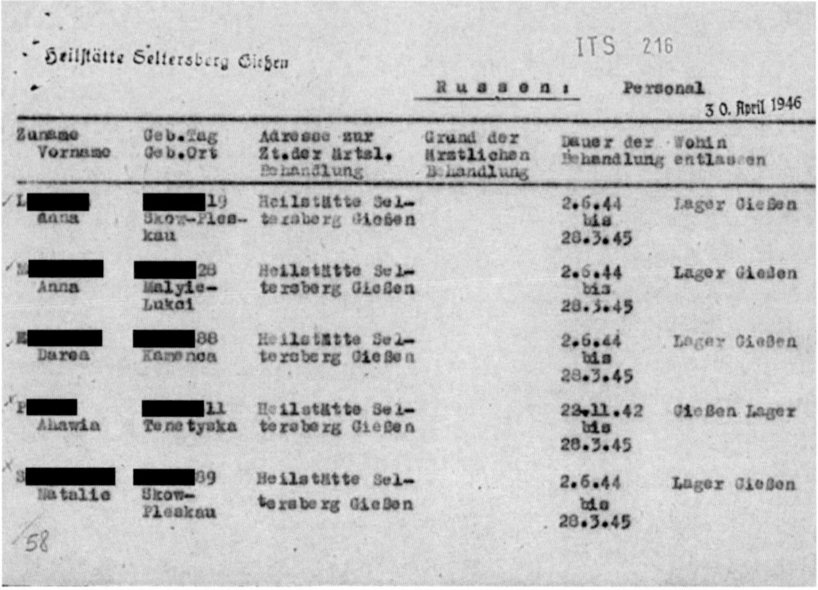

Heilstätte Seltersberg Gießen

ITS 216

Russen: Personal

30. April 1946

Zuname Vorname	Geb.Tag Geb.Ort	Adresse zur Zt.der ärztl. Behandlung	Grund der ärztlichen Behandlung	Dauer der Behandlung	Wohin entlassen
[redacted] Anna	[redacted] Skow-Pleskau	Heilstätte Seltersberg Gießen		2.6.44 bis 28.3.45	Lager Gießen
[redacted] Anna	[redacted] Malyie-Lukoi	Heilstätte Seltersberg Gießen		2.6.44 bis 28.3.45	Lager Gießen
[redacted] Darea	[redacted] Kamenoa	Heilstätte Seltersberg Gießen		2.6.44 bis 28.3.45	Lager Gießen
[redacted] Ahawia	[redacted] Tenetyska	Heilstätte Seltersberg Gießen		22.11.42 bis 28.3.45	Gießen Lager
[redacted] Natalie	[redacted] Skow-Pleskau	Heilstätte Seltersberg Gießen		2.6.44 bis 28.3.45	Lager Gießen

/58

Abb. 3: Personalliste Heilstätte Seltersberg

Quelle: ITS

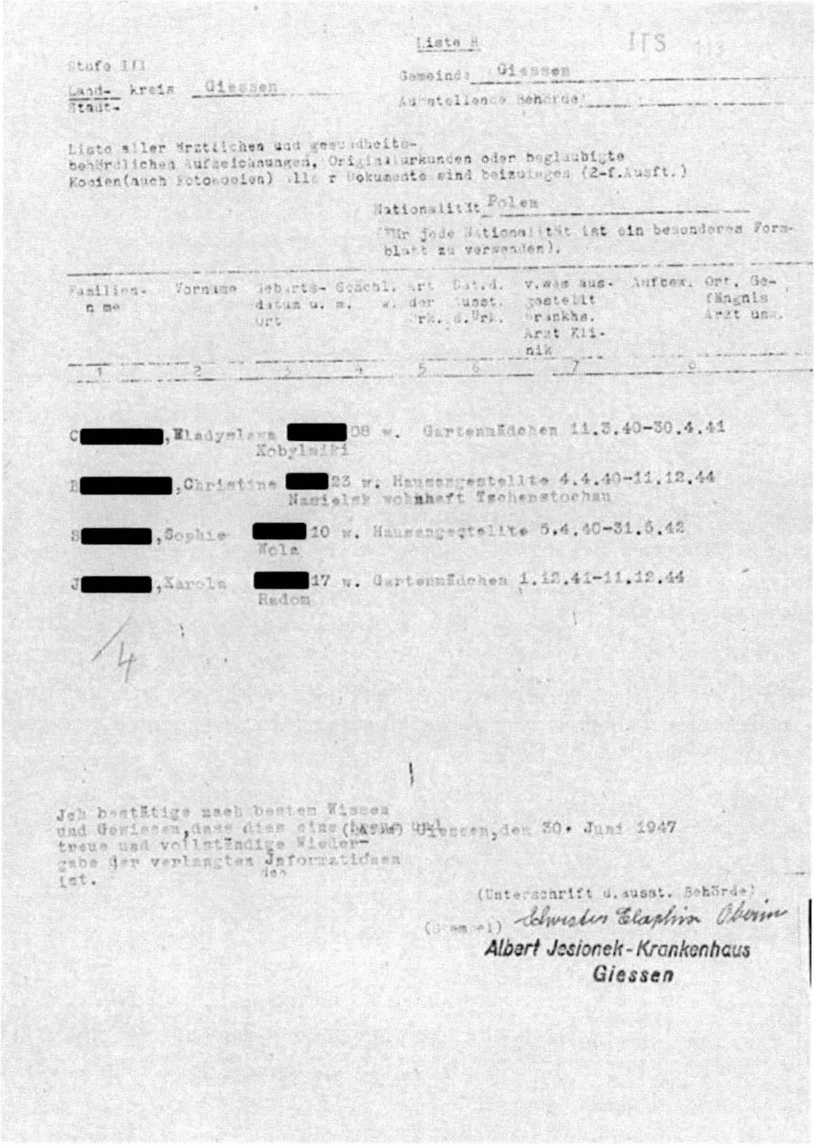

Liste A

ITS

Stufe III

Land- kreis Giessen
Stadt-

Gemeinde: Giessen

Ausstellende Behörde:

Liste aller ärztlichen und gesundheits-
behördlichen Aufzeichnungen, Originalurkunden oder beglaubigte
Kopien (auch Fotokopien) aller Dokumente sind beizulegen (2-f.Ausft.)

Nationalität Polen

(Für jede Nationalität ist ein besonderes Formblatt zu verwenden).

Familienname	Vorname	Geburtsdatum u. Ort	Geschl. m. w.	Art der Urk.	Dat. d. ausst. d. Urk.	v. wem ausgestellt Krankhs. Arzt Klinik	Aufbew. Ort, Gefängnis Arzt usw.
1	2	3	4	5	6	7	8
C[redacted]	Wladyslawa	[redacted]08 Kobylniki	w.	Gartenmädchen 11.3.40-30.4.41			
B[redacted]	Christine	[redacted]23 Nasielsk wohnhaft Tschenstochau	w.	Hausangestellte 4.4.40-11.12.44			
S[redacted]	Sophie	[redacted]10 Wola	w.	Hausangestellte 5.4.40-31.5.42			
J[redacted]	Karola	[redacted]17 Radom	w.	Gartenmädchen 1.12.41-11.12.44			

/4

Ich bestätige nach bestem Wissen
und Gewissen, dass dies eine (genaue und)
treue und vollständige Wieder-
gabe der verlangten Informationen
ist.

(Datum) Giessen, den 30. Juni 1947

(Unterschrift d. ausst. Behörde)

(Stempel) Schwester Elaphin Oberin

Albert Jesionek-Krankenhaus
Giessen

Abb. 4: Personalliste Lupusheilstätte

Quelle: ITS

3.4 Aufbau und Inhalt der Krankenakten von ausländischen Patienten der Psychiatrischen und Nervenklinik

Untersucht wurden weiterhin die im Universitätsarchiv Gießen vorhandenen Akten von 39 ausländischen Patienten, die in Kapitel 6 dargestellt werden. Die Dokumente befinden sich in speziell für die Nervenklinik angefertigten Pappheftern der Firma Leitz und anderer Firmen.[100] Für Frauen wurden rote Mappen verwendet, für Männer blaue oder grüne Mappen. Oben links ist meist längs handschriftlich der Name und Vorname des Patienten notiert. Vorbedruckt sind sie von oben nach unten mit dem Namen der Klinik: »Nervenklinik der Ludwigs-Universität Gießen«, »Psychiatrische und Nervenklinik der Ludwigs-Universität Gießen« oder »Psychiatrische und Nervenklinik Gießen«. Dann folgt das Kürzel Ä.H.B., für ärztliche Heilbehandlung stehend, dahinter die ersten drei Ziffern der Jahreszahl, die vierte Ziffer handschriftlich und nach einem Schrägstrich handschriftlich eine dreistellige Nummer, die nicht aufsteigend dem fortschreitenden Jahr entspricht und deren Vergabe sich auch sonst nicht erschlossen hat. Zum Teil fehlen diese Nummern auf den Mappen.

Noch im oberen Drittel befindet sich dann der Schriftzug »Ärztliche Akten«. Darunter: »Betreffend:« und dahinter handschriftlich Name und Vorname des Patienten und meist auch der Ort, aus dem der Patient stammt. Dies kann der Wohnort in der Heimat des Patienten sein, zum Beispiel in Polen, oder der derzeitige Wohnort, zum Beispiel Gießen. Hinter einem ausländischen Wohnort ist manchmal auch das entsprechende Land angegeben, zum Beispiel Ukraine.

Im unteren Drittel der Mappe ist »Aufgenommen:« und dahinter »Entlassen:« vorgedruckt. Handschriftlich sind dort jeweils die Daten eingetragen. Darunter befinden sich weitere Möglichkeiten, Ein- und Austritt für zwei stationäre Aufenthalte zu notieren. Ganz unten mittig steht »Verstorben am:« auf dem Hefter. Keiner der untersuchten Patienten verstarb während seines stationären Aufenthaltes in der Nervenklinik, infolgedessen blieb dieses Feld leer.

Die Hefter befinden sich zum Teil in einem schlechten Zustand, da Vorder- und Rückseite auseinanderfallen, Ränder bröckeln oder ein Wasserschaden besteht. Im Gegensatz dazu ist der Inhalt der Mappen kaum angegriffen.

---

100 Siehe hierzu und zu Folgendem Abb. 5.

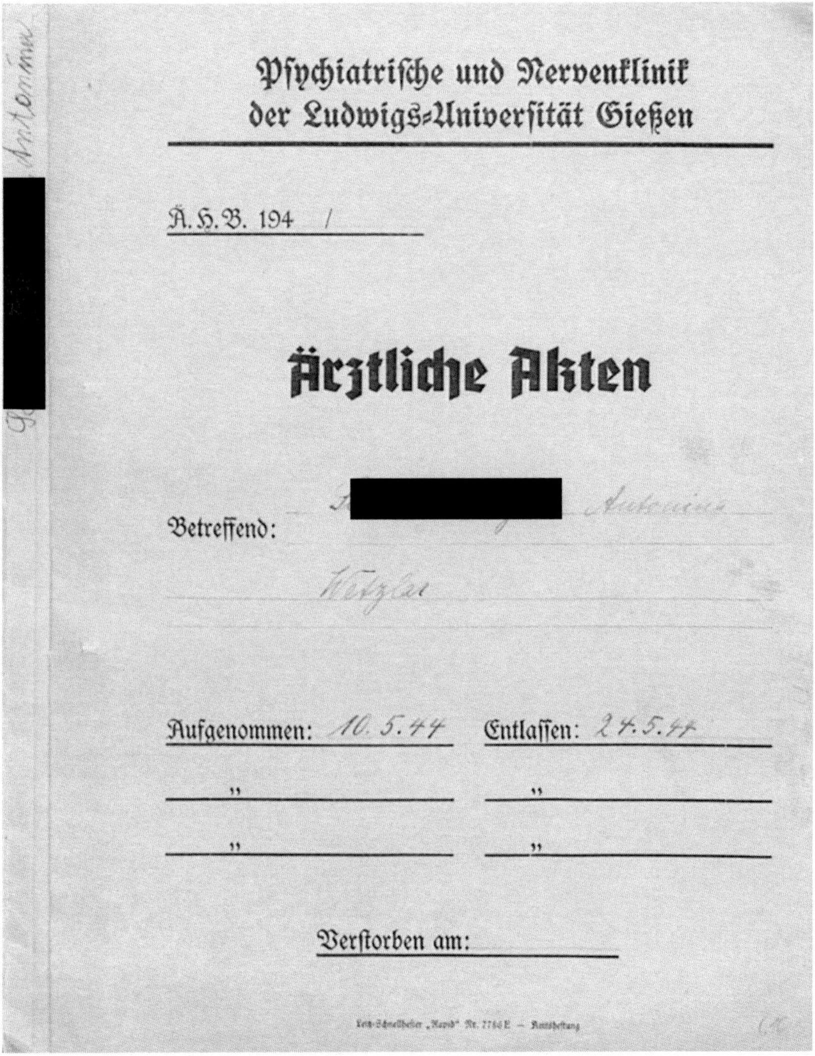

[redacted]

Psychiatrische und Nervenklinik
der Ludwigs-Universität Gießen

K.H.B. 194 /

Ärztliche Akten

Betreffend: [redacted]

Wetzlar

Aufgenommen: 10. 5. 44 Entlassen: 24. 5. 44

"

"

Verstorben am:

Abb. 5: Krankenaktenhefter der Psychiatrischen und Nervenklinik

Quelle: UA Gießen

Das erste Blatt in den Patientenakten ist jeweils ein vermutlich von einer zentralen Aufnahmestelle ausgefülltes Muster.[101]

101 Siehe Abb. 6.

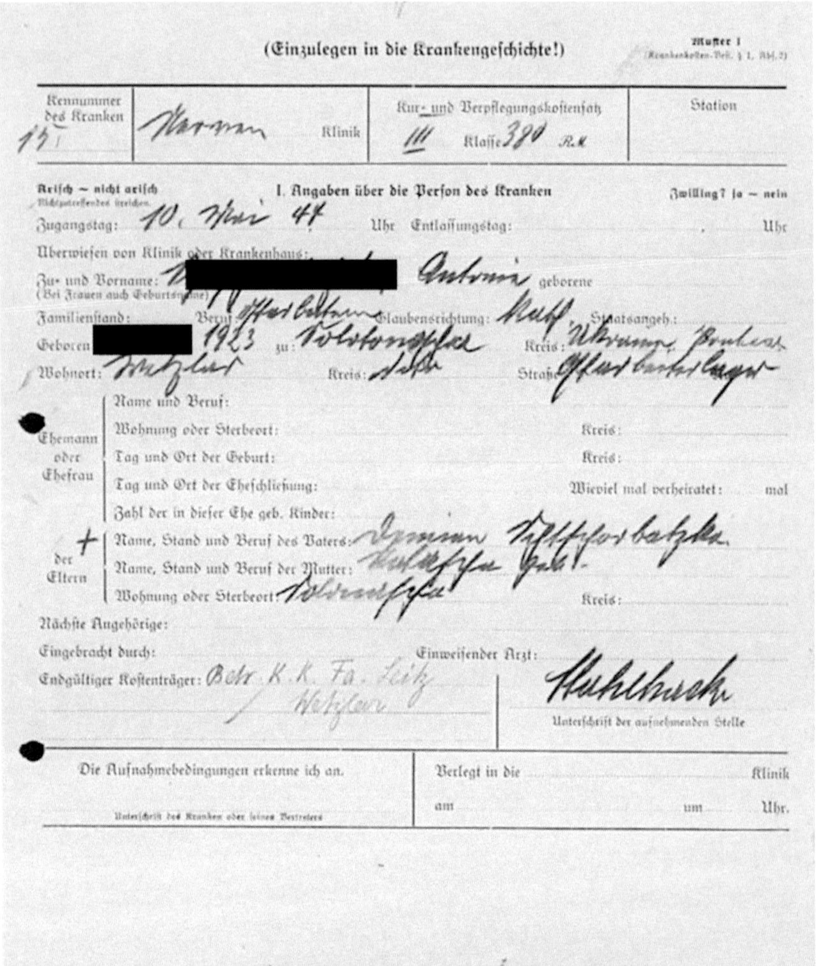

(Einzulegen in die Krankengeschichte!)

Muster 1

Kennummer des Kranken	Klinik	Kur- und Verpflegungskostensatz	Station
151		III Klasse 3,80 RM	

Arisch – nicht arisch (Nichtzutreffendes streichen.)

I. Angaben über die Person des Kranken

Zwilling? ja – nein

Zugangstag: 10. Mai 44 Uhr Entlassungstag: Uhr

Überwiesen von Klinik oder Krankenhaus:

Zu- und Vorname: [redacted] Antonia geborene
(Bei Frauen auch Geburtsname)

Familienstand: Beruf: Ostarbeiterin Glaubensrichtung: Staatsangeh.:

Geboren [redacted] 1923 zu: Kreis:

Wohnort: Wetzlar Kreis: dto. Straße: Ostarbeiterlager

Ehemann oder Ehefrau:
Name und Beruf:
Wohnung oder Sterbeort: Kreis:
Tag und Ort der Geburt: Kreis:
Tag und Ort der Eheschließung: Wieviel mal verheiratet: mal
Zahl der in dieser Ehe geb. Kinder:

der Eltern:
Name, Stand und Beruf des Vaters:
Name, Stand und Beruf der Mutter:
Wohnung oder Sterbeort: Kreis:

Nächste Angehörige:

Eingebracht durch: Einweisender Arzt:

Endgültiger Kostenträger: Betr. K.K. Fa. Leitz Wetzlar

Unterschrift der aufnehmenden Stelle

Die Aufnahmebedingungen erkenne ich an.

Unterschrift des Kranken oder seines Vertreters

Verlegt in die Klinik am um Uhr.

Betr. Krankenkasse Fa Leitz Wetzlar

Abb. 6: Muster 1, Krankenakte

Quelle: UA Gießen

Der Übersichtlichkeit halber folgt eine Abschrift des Vordrucks von links nach rechts und von oben nach unten, Ersteres markiert durch Semikola, handschriftlich auszufüllende Felder gekennzeichnet durch drei Punkte:

(Einzulegen in die Krankengeschichte!); Muster 1 (Krankenkosten-Best. § 1 Abs. 2)
Kennummer des Kranken ...; ... Klinik; Kur- und Verpflegungskostensatz ... Klasse ... RM; Station ...
Arisch ~ nicht arisch. Nichtzutreffendes streichen; 1. Angaben über die Person des Kranken; Zwilling? ja ~ nein
Zugangstag: ..., ... Uhr; Entlassungstag: ..., ... Uhr
Überwiesen von Klinik oder Krankenhaus: ...
Zu- und Vorname (Bei Frauen auch Geburtsname): ...; geborene: ...
Familienstand: ...; Beruf: ...; Glaubensrichtung: ...; Staatsangehörigkeit: ...
Geboren am: ...; zu: ...; Kreis: ...
Wohnort: ...; Kreis: ...; Straße: ...
Ehemann oder Ehefrau
Name und Beruf: ...
Wohnung oder Sterbeort: ...; Kreis: ...
Tag und Ort der Geburt: ...; Kreis: ...
Tag und Ort der Eheschließung: ...; Wieviel mal verheiratet: ...mal
Zahl der in dieser Ehe geb. Kinder: ...
der Eltern
Name, Stand und Beruf des Vaters: ...
Name, Stand und Beruf der Mutter: ...
Wohnung oder Sterbeort: ...; Kreis: ...
Nächste Angehörige: ...
Eingebracht durch: ...; Einweisender Arzt: ...
Endgültiger Kostenträger: ...; ... Unterschrift der aufnehmenden Stelle
Die Aufnahmebedingungen erkenne ich an. ... (Unterschrift des Kranken oder seines Vertreters); Verlegt in die ... Klinik am ... um ... Uhr.

Dieses erste Blatt ist in allen Akten außer der letzten vorhanden und bei den untersuchten Akten unregelmäßig, nur selten vollständig ausgefüllt. Wenn es handschriftlich ausgefüllt wurde, ist es meist unleserlich. Dass der Patient die Aufnahmebedingungen anerkennt, hat keiner der Patienten unterschrieben.

Das zweite Blatt der Krankenakte folgt wie oben in Abschrift:

Den Aufnahmeantrag stellt: ...
Adresse des Aufnahmeantragstellers: ...
Für die Kosten in der ...ten Verpflegungskasse kommt auf: ...
Die Kostenzusicherung läuft bis zum: ...
Spätere Änderungen der Verpflegungskasse: ...
Das ärztliche Aufnahmezeugnis stellt aus: ...
Belege über die Gemeingefährlichkeit gemäß § 5 c: ...
Entlassung gegen Revers: ...
Untersuchungsschemata: ...
Orientiertheit: ...

Rechenvermögen: …
Schulkenntnisse: …
Assoziationen: …
Sonstige Anlagen: …

Rückseite des zweiten Blattes:

Sterilisationsverfahren: eingeleitet …; nicht eingeleitet …
1. Anzeige an die zuständigen Kreisgesundheitsämter am …
2. Antrag und ärztliches Zeugnis an das zuständige Erbgesundheitsgericht am …
3. Frage einer gesetzlichen Vertretung (mit dem Antrag in jedem Fall zu entscheiden): ja/nein
4. Bescheinigung über Aufklärung des Erbkranken: beschlossen durch E.G. …/E.G.O.[102] …
5. Ausgang des Verfahrens abgelehnt durch E.G. …/E.G.O. …

Das zweite Blatt liegt 26 der 39 Akten bei. In Jahrgang 1943 ist eine Akte damit bestückt, in Jahrgang 1944 sind es zwei. In der letzten Akte 1945 liegt es nicht bei. Das zweite Blatt ist in keinem der Fälle ausgefüllt.

Als drittes Blatt folgt der Anamnesebogen, der von den Ärzten der Abteilung benutzt wurde. Die Abschrift erfolgt wie oben:[103]

Journal-Nr.: …; Jahrgang: …
Psychiatrische und Nervenklinik der Ludwigs-Universität Gießen
Name: …
Geburtstag: …
Stand: …
Geburtsort: …
Wohnort: …
Eintrittsdatum: 1) … 2) … 3) …
Austrittsdatum: 1) … 2) …3) …
Diagnose:
1) …
2) …
3) …
Entlassen als: …
Einweisender Arzt: …
Zweck der Aufnahme: Begutachtung; Behandlung
Vorgeschichte; gegeben von: …
Erblichkeit: …
Geschwister: …
Vater: …

102 Erbgesundheitsgericht/Erbgesundheitsobergericht. Für diesen Hinweis möchte ich insbesondere Dr. Susanne Doetz danken.

103 Siehe Abb. 7.

Vatersvater: …
Vatersmutter: …
Vatersgeschwister: …
Vettern und Basen: …
Mutter: …
Muttersvater: …
Muttersmutter: …
Muttersgeschwister: …
Vettern und Basen: …
Kinder: …
Bemerkungen …
Die Verwendung dieser Krankengeschichte und der Röntgenbefunde zu wissenschaftlichen Zwecken bedarf der Zustimmung des Direktors der Klinik.

Zusätzlich befindet sich ein Stempel auf diesem Blatt:[104]

1.	Erstmalige psychiatrische Anstaltsbehandlung?
	ja – nein – wo: …
2.	a. Eingewiesen aus Heilanstalt
	…
	b. verlegt in Heilanstalt
	…
3.	Amtliche Statistik. Ziffer: …

Dieser ärztliche Anamnesebogen ist unregelmäßig, selten vollständig ausgefüllt. Er liegt allen untersuchten Akten bei.

Danach folgt der Krankheitsverlauf meist handschriftlich, zum Teil aber auch mit Schreibmaschine geschrieben, mit 1–5 Seiten, im Durchschnitt 2,3 Seiten (eine halbe Seite und mehr wurde als ganze gezählt, weniger wurde nicht gezählt).[105] Zusätzlich finden sich in drei Fällen je Akte ein abgeschriebener Auszug aus einer anderen Krankenakte. Unterzeichnet wurden die Verläufe von Professor Heinrich Boening,[106] dem Direktor der Klinik, und dem zuständigen Assistenzarzt. In einem Fall eines französischen Kriegsgefangenen unterzeichnete auch ein Stabsarzt.

104 Siehe Abb. 7, schwach gedruckt im mittleren Feld des Blattes. Punkt 3 des Stempels »Amtliche Statistik. Ziffer: …« bezieht sich auf den »Würzburger Schlüssel«. Diese Erkenntnis ergab sich aus dem Vergleich mehrerer Patientenakten. Der seit 1933 gebräuchliche »Würzburger Schlüssel« ist ein Diagnoseschlüssel für psychiatrische Erkrankungen und ein Vorläufer der ICD-Klassifikation. Vgl. dazu Dörries/Vollmann (1997).

105 Siehe Abb. 8.

106 Zu Prof. Boening vgl. Schuster (1999).

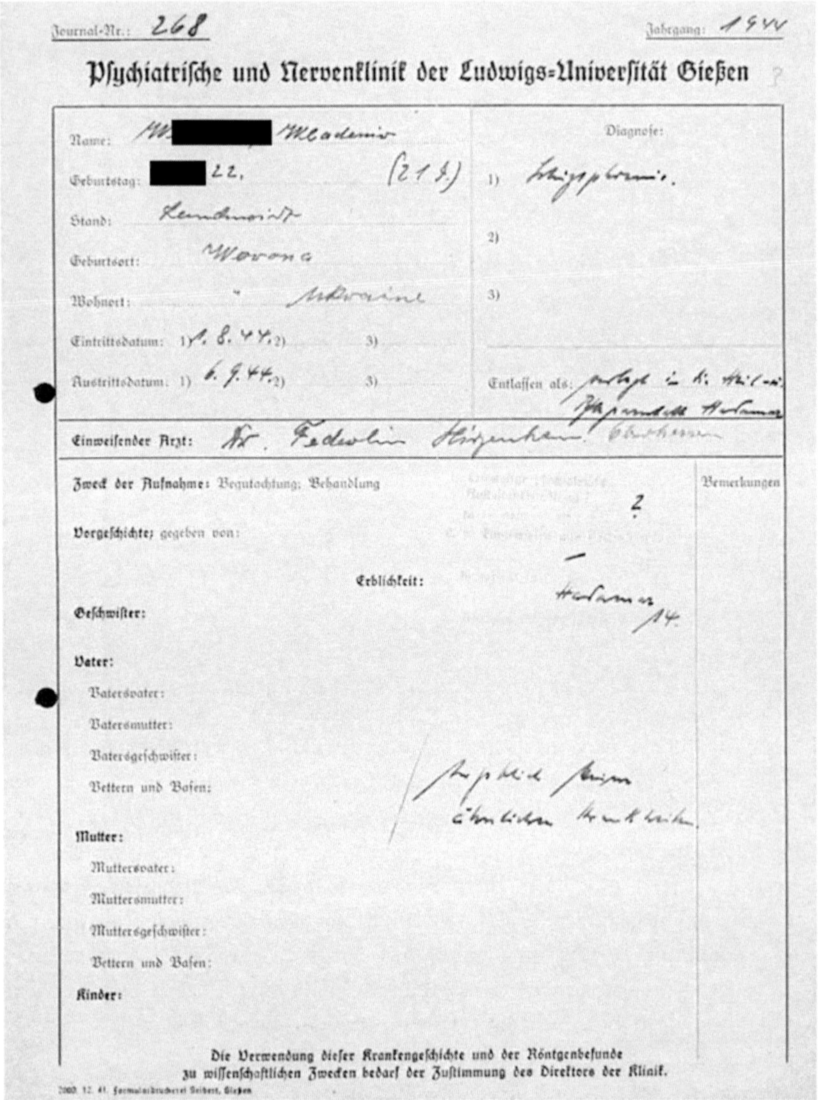
Journal-Nr.: 268 Jahrgang: 1944

Psychiatrische und Nervenklinik der Ludwigs-Universität Gießen

Name: [redacted], Wladimir

Geburtstag: [redacted] 22. (21 J.)

Stand: Landwirt

Geburtsort: Worona

Wohnort: " Ukraine

Eintrittsdatum: 1) 1. 8. 44. 2) 3)

Austrittsdatum: 1) 6. 9. 44. 2) 3)

Diagnose:
1) Schizophrenie.
2)
3)

Entlassen als: verlegt in d. Heil- u. Pflegeanstalt Hadamar

Einweisender Arzt: Dr. Fedolin Hirzenhain

Zweck der Aufnahme: Begutachtung; Behandlung

Bemerkungen

Vorgeschichte; gegeben von:

Erblichkeit: –

Hadamar 14.

Geschwister:

Vater:

Vatersvater:

Vatersmutter:

Vatersgeschwister:

Vettern und Basen:

Angeblich keine ähnlichen Krankheiten

Mutter:

Muttersvater:

Muttersmutter:

Muttersgeschwister:

Vettern und Basen:

Kinder:

Die Verwendung dieser Krankengeschichte und der Röntgenbefunde zu wissenschaftlichen Zwecken bedarf der Zustimmung des Direktors der Klinik.

2000. 12. 41. Formulardruckerei Seibert, Gießen

Abb. 7: Anamnesebogen, Krankenakte

Quelle: UA Gießen

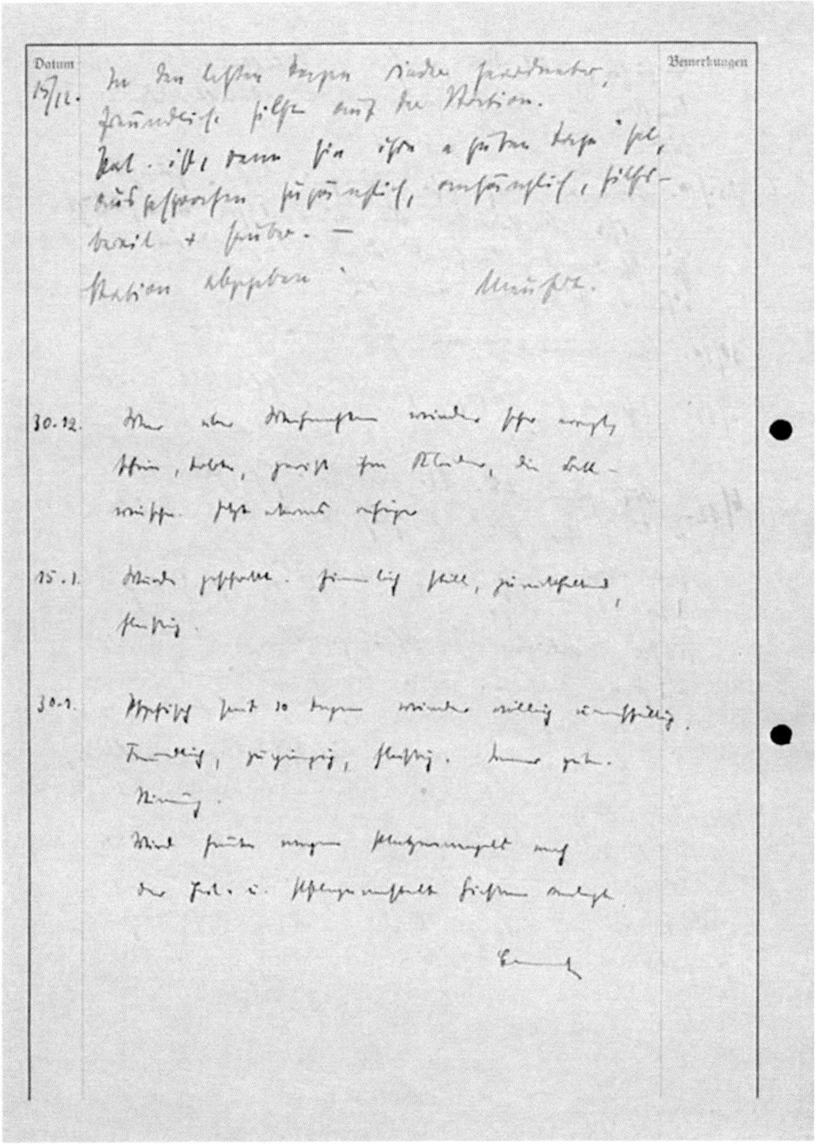

Abb. 8: Krankheitsverlauf, Krankenakte

Quelle: UA Gießen

Die nächsten Blätter sind meist, aber nicht immer in folgender Ordnung abgeheftet: Der Bogen »Körperlicher und neurologischer Befund« entspricht im Wesentlichen den heutzutage verwendeten Befundvordrucken. Er erstreckt sich über vier Seiten und wurde jeweils vollständig oder zum Großteil ausgefüllt. In einer Akte von Ende 1944 fehlt der körperliche Befund. Diese Akte ist insgesamt dünn, und es geht aus ihr hervor, dass in dieser Zeit die Klinik durch Bombenangriffe zerstört wurde.[107]

Ein Blut- und ein Urinbefund finden sich mit vier Ausnahmen in jeder Akte. In einem Fall fehlt beides, in einem Fall fehlt nur der Blutbefund und in zwei Fällen der Urinbefund. Hier ist in einer Akte vermerkt: »Ist nicht zu bewegen Urin in die Bettpfanne zu lassen«.[108] In wenigen Akten fanden sich die Befunde nicht auf Einzelblättern, sondern im Krankheitsverlauf oder in der Fieberkurve notiert.

Der Blutbefund enthält den Hämoglobinwert, Erythrozyten- und Leukozytenzahl, Färbeindex, Blutsenkung nach Westergreen und ein Blutbild mit Prozentangaben von Stabkernigen, Segmentkernigen, Lymphozyten, Eosinophilen, großen Monozyten, Jugendformen und Basophilen.

Der Urin wurde auf Farbe, Eiweiß, nach der Sulfosalicylprobe, der Hellerischen und Trommerschen Probe, zusätzlich auf Zucker, Aceton, Acetessigsäure, Nylander, Urobilinogen, Urobilin, auf die Laktatreaktion und Sediment geprüft, und es wurde das spezifische Gewicht bestimmt.

In 38 der 39 Akten findet sich eine serologische Untersuchung des Blutes auf Lues (in der Regel Wassermann'sche, Meinicke- und Citochol-Reaktion)[109] und in 20 Akten eine Untersuchung des Liquors auf Lues (in der Regel Wassermann'sche und Meinicke-Reaktion), die vom Hygienischen Institut durchgeführt wurden. Des Weiteren liegen in letzteren 20 Akten auch Liquorbefunde vor, die den Liquordruck, die Farbe, den Zellbefund, den Eiweißbefund mit Untersuchungen nach Pandy (mit Globulin, Albumin, Gesamteiweiß und dem Eiweißquotienten) und nach Nonne und die Goldsol- und Mastix-Kolloidreaktionen beinhalten. Ein Kalkspiegel wurde in fünf Fällen bei Verdacht auf Epilepsie bestimmt.

In 37 Akten befindet sich ein Wachbericht, der vom Pflegepersonal der Nervenklinik handschriftlich geführt wurde, im Umfang von 1–40 Seiten, im Durchschnitt 5,9 Seiten (eine halbe Seite und mehr wurde als ganze gezählt, weniger wurde nicht gezählt). Die Einträge beziehen sich auf Ver-

---

107 UA Gießen, Bestand Krankenakten der Psychiatrischen und Nervenklinik, Karton 609, Akte Adele M. Siehe auch Abschnitt 6.2.3.

108 Ebd., Karton 534, Akte Justina D.

109 Siehe Abb. 9.

halten, Befinden und Äußerungen der Patienten. Personal aus jeder Schicht machte in der Regel einen eigenen Eintrag.

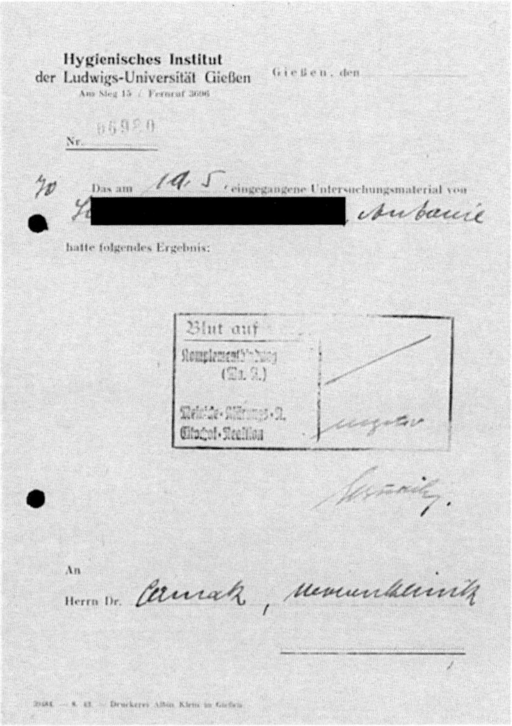

Hygienisches Institut
der Ludwigs-Universität Gießen

Gießen, den

Nr.

Das am 19. 5. eingegangene Untersuchungsmaterial von

[redacted]

hatte folgendes Ergebnis:

Blut auf

An

Herrn Dr.

Abb. 9: Luesuntersuchung, Krankenakte

Quelle: UA Gießen

In 33 Akten liegt eine Fieberkurve vor. Notiert sind in der Regel Temperatur, Puls, Blutdruck, Stuhlgang, Größe, Gewicht, vorgenommene Behandlungsmaßnahmen wie »Elektroschock«[110] oder »Heizkasten«,[111] Einläufe, Reinigungsbäder, teilweise Befunde von Blut-, Urin- und Liquoruntersuchungen und zuletzt die einzunehmenden Medikamente. In vier Fällen finden sich Medikamentenschemata auf gesonderten Blättern.

110 Ebd., Karton 577, Akte Maria K. Siehe auch Abschnitt 6.2.2.2.

111 Ebd., Karton 500, Akte Michel G.

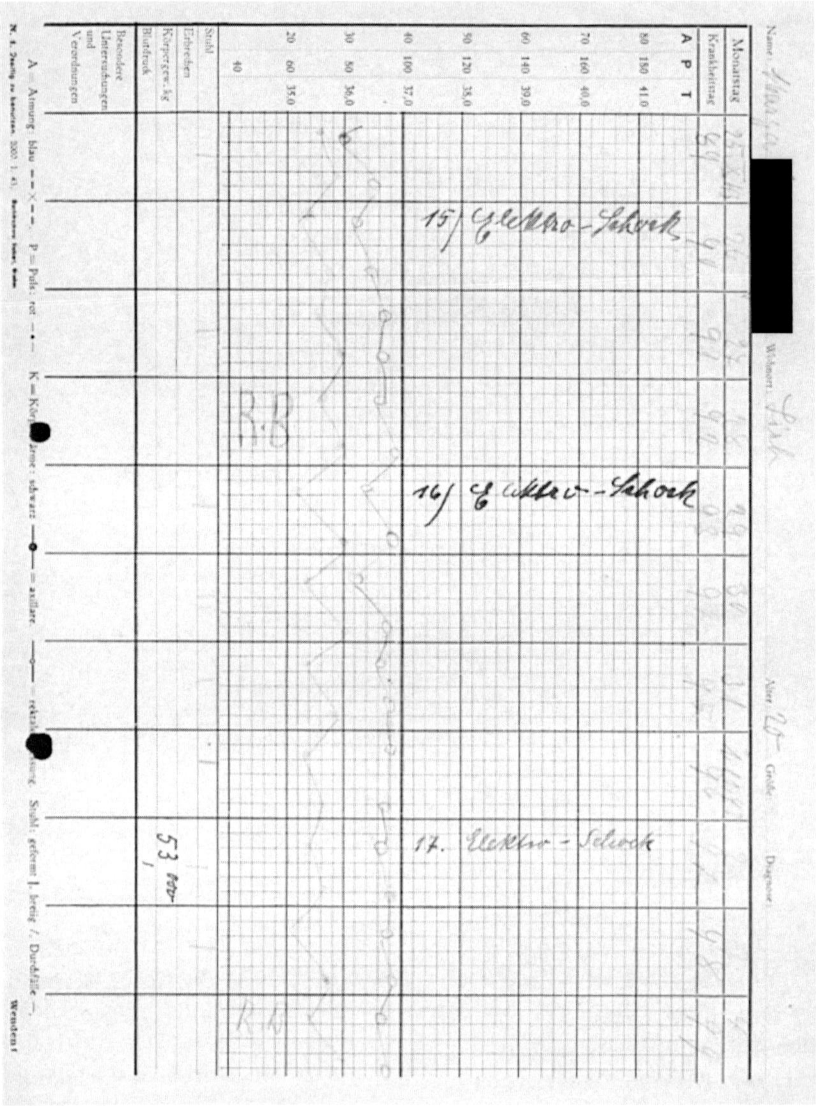

Abb. 10: Fieberkurve, Krankenakte

Quelle: UA Gießen

Des Weiteren befinden sich Briefe, Bescheinigungen und Gutachten in den Akten.

Zusammengefasst sind dies: Arztbrief der überweisenden Klinik oder des überweisenden Arztes; Arztbrief der Nervenklinik an den niedergelassenen Arzt oder die einweisende Klinik; Korrespondenz zwischen der Nervenklinik und anderen Kliniken, um Akten zu erhalten oder wenn sie zurückgeschickt wurden; Befund und Korrespondenz, wenn Patienten innerhalb der Universitätsklinik zur fachärztlichen Untersuchung geschickt wurden (Augenklinik, Chirurgische Klinik, Frauenklinik, Hautklinik, HNO-Klinik, Medizinische Poliklinik, Orthopädische Klinik, Röntgen); Korrespondenz zwischen Nervenklinik und Arbeitsamt, Gutachten für das Arbeitsamt, Arbeitsunfähigkeitsbescheinigung und Bescheinigung des Arbeitsamtes, dass der Patient mit Genehmigung die Rückreise in die Heimat antritt; Korrespondenz zwischen Nervenklinik und Staatlichem Gesundheitsamt, Sozialamt, Bezirksfürsorgestelle-Jugendamt und Wohlfahrtsamt; Korrespondenz zwischen Nervenklinik und Krankenkasse, Unfallversicherung und Gutachten für die Unfallversicherung; Korrespondenz zwischen Nervenklinik und Strafgefangenenlager, Gendarmerie, Oberstaatsanwalt und Amtsgericht und Gutachten für das Amtsgericht; Korrespondenz zwischen Nervenklinik und Arbeitgeber; Bestellung eines Dolmetschers; Schriftstücke der Patienten in deren jeweiliger Sprache, unter anderem mit deren Vorgeschichte.

4 Methoden

4.1 Zielsetzung und grundsätzliche Überlegungen

Der Ergebnisteil dieser Arbeit ist in drei Teile gegliedert. Der erste Teil dient der Darstellung aller Informationen, die zum Einsatz von Zwangsarbeitern als Arbeitskräfte am Universitätsklinikum Gießen gesammelt wurden. Aufgrund des relativ dürftigen Quellenmaterials bleibt dies vor allem eine quantitative Darstellung, welche die Nationalitäten der Zwangsarbeiter, die Art und zum Teil den Zeitraum ihrer Tätigkeit sowie ihre Einsatzorte berücksichtigt. Aufgrund der besseren Quellenlage können bei einzelnen Personen längere Abschnitte ihres Schicksals detailliert nachgezeichnet werden.

Der zweite Teil ist Zwangsarbeitern, die Patienten der Psychiatrischen und Nervenklinik Gießen waren, ihrer Behandlung und dem Umgang mit ihnen gewidmet. Nach einer Darstellung der allgemeinen Bedingungen für Polen und »Ostarbeiter« am Universitätsklinikum Gießen und einem tabellarischen Überblick zu den Patienten der Psychiatrischen und Nervenklinik wird zunächst anhand von zwei Gegenüberstellungen die Hypothese überprüft, dass Patienten, die Zwangsarbeiter waren, anders behandelt wurden als Patienten, die keine Zwangsarbeiter waren.[112] Anschließend werden einzelne Patienten mit Fallberichten vorgestellt. Dies geschieht in der Absicht, ihre Schicksale deskriptiv darzustellen. Außerdem können zusätzliche Aussagen zum Umgang mit diesen Patienten getroffen werden. Da es sich bei den Fallberichten jeweils um Einzelfälle handelt, kann hier die Kritik an qualitativer Arbeit greifen, dass diese Aussagen nicht zu verallgemeinern sind. Bei 28[113] Krankenakten zu Zwangsarbeitern gegenüber ungefähr 5.000 anderen Krankenakten wäre eine statistische Auswertung

112 Siehe Abschnitt 4.2.1.

113 Diese Angabe bezieht sich nur auf die Patienten, die mit sehr großer Wahrscheinlichkeit Zwangsarbeiter waren. Siehe Abschnitt 6.2.1.

jedoch wenig repräsentativ. Auch die Schwierigkeiten bei der Auswahl der Patienten für eine Gegenüberstellung machen deutlich, dass eine quantitativ-statistische Bearbeitung wenig Aussagekraft hätte.[114] Da sehr wenige Krankenakten zu Zwangsarbeitern bestehen, muss sich der Umgang mit ihnen an wenigen Fällen messen lassen. Diese Fälle umfassen aber immerhin ein Viertel der ausländischen Patienten, die mit sehr hoher Wahrscheinlichkeit Zwangsarbeiter waren. Der entscheidende Vorteil einer qualitativen Arbeit liegt zudem darin, dass Einzelschicksale nicht hinter Zahlen verschwinden. Statistische Angaben können die Komplexität individueller Biographien nicht wiedergeben. Auf deren Darstellung wird vor diesem geschichtlichen Hintergrund hier besonders Wert gelegt.

Die Auswahl der Krankenakten für die Fallberichte geschah nach mehreren Gesichtspunkten. Erstens sollten Männer und Frauen gleichermaßen berücksichtigt werden und die stationären Aufenthalte in verschiedenen Zeiträumen während des Krieges liegen. Damit soll gewährleistet sein, dass eine möglichst große Vielfalt an Einflussfaktoren in die systematische Untersuchung einbezogen wird. Zweitens wurden vor allem »besonders interessante« Krankenakten ausgewählt. In diesem Zusammenhang sind dies Akten von Patienten, bei denen kein geradliniger Behandlungsverlauf vorliegt, Entscheidungen durch mehrere Instanzen getroffen wurden, oder von Patienten, die in andere Anstalten, zum Beispiel nach Hadamar, verlegt wurden. Zusammengefasst handelt es sich hierbei vor allem um »schwierige« Fälle. Die Auswahl geschah auch in der Überlegung, dass sich an diesen »schwierigen« Fällen mit größerer Deutlichkeit das Spektrum der Handlungsweisen und die Handlungsspielräume des Klinikpersonals abbilden.

Sowohl bei der Gegenüberstellung von Patienten als auch bei den Fallberichten, wurde im obigen Abschnitt allgemein von »Zwangsarbeitern« gesprochen. An dieser Stelle sei darauf hingewiesen, dass sich die Schlussfolgerungen nur auf einen speziellen Teil der Zwangsarbeiter, nämlich die in die Untersuchung einbezogenen Personengruppen, beziehen können.

Der dritte Bereich des Ergebnisteils befasst sich mit Zwangsarbeitern, die als »Objekte« medizinischer Forschung am Universitätsklinikum Gießen dienten. Dabei ist anzumerken, dass es sich hier nicht um das Ergebnis einer gründlichen Recherche handelt. Diese wurde nicht vorgenommen, weil in der Voruntersuchung schnell deutlich wurde, dass nur sehr wenig

114 Zu diesen Schwierigkeiten siehe Abschnitt 4.2.2.

Quellenmaterial hierzu vorhanden ist und die detaillierte Aufbereitung eines weiteren Themenfeldes den Rahmen der vorliegenden Arbeit sprengen würde. In diesem Kapitel sind Informationen zusammengestellt, die vor allem bei der Recherche zu den beiden anderen Themengebieten gefunden wurden und die als Hinweise für weitere Arbeiten dienen können.

Bevor auf einen speziellen Teil, die Gegenüberstellung zweier Patienten, eingegangen wird, sollen an dieser Stelle einige grundsätzliche Überlegungen zum Arbeiten mit den verwendeten Quellen angestellt werden.

Ein Teil der Quellen sind sogenannte Kompilationen, Dokumente, die der »institutionellen Registrierung von Personen, Ereignissen und Aktionen«[115] durch Einrichtungen dienen, die nachträglich »Spuren« und Daten zu den betroffenen Personen zu administrativen Zwecken gesammelt haben. Hier sind vor allem die Steuerkartei des Stadtarchivs und die Listen des ITS zu nennen.[116] Ein anderer Teil sind sogenannte verbale Dokumente, Texte, die in »natürlichen Kommunikationskontexten«[117] entstanden sind. Dies sind vor allem die Krankengeschichten der Psychiatrischen und Nervenklinik.[118] Einige Dokumente setzen sich aus beiden genannten Arten zusammen. Dies sind zum Beispiel die Unterlagen der Haftanstalt Mainz zu Pauline P.[119] Alle diese Dokumente sind vor 60 bis 70 Jahren und ursprünglich nicht zu Forschungszwecken entstanden. Sie können lücken- und fehlerhaft sein und bilden nur einen Ausschnitt der Wirklichkeit ab. Außerdem gilt für alle verwendeten Dokumente, dass sie Angaben von Personen enthalten, die zum Teil kaum deutsch sprachen und eventuell aus Angst vor Verfolgung falsche Aussagen machten. Dies sind also allgemein mögliche Fehlerquellen.

Die Steuerkartei des Stadtarchivs diente der Überwachung der Steuerkarten.[120] Die Verfasser hatten also ein eigenes Interesse an der Vollständigkeit der Steuerkartei. Eine mögliche Fehlerquelle liegt hier in der Übertragung der Daten in eine Excel-Tabelle und letztlich in der Verwendung dieser Tabelle bei der Suche nach bestimmten Personen.

115 Ballstaedt (1982), 165.
116 Siehe Abschnitte 3.1 und 3.3.
117 Ballstaedt (1982), 165.
118 Siehe Abschnitte 3.2 und 3.4.
119 Siehe Abschnitt 5.1.6.
120 Siehe Abschnitt 3.1.

Das Kriegszeit-Listenmaterial wurde in der unmittelbaren Nachkriegsphase auf Anordnung der Besatzungsmächte von den deutschen Behörden erstellt.[121] Letztere hatten vermutlich kein besonderes Interesse an der Genauigkeit der Angaben, vielleicht sogar im Gegenteil. Auf dem Weg bis zur vorliegenden Auswertung der Informationen wurden zahlreiche Übertragungen in verschiedene Dokumentenformen vorgenommen, die beabsichtigt oder unbeabsichtigt Informationsveränderungen oder -verluste bewirkt haben können.

Insbesondere das Beispiel des polnischen Medizinstudenten Roman K.[122] zeigt, wie kritisch der Entstehungskontext der Quellen betrachtet werden muss. In seinem Lebenslauf zur Immatrikulation kehrt er die für die Nationalsozialisten positiven Abschnitte seines Lebens hervor. Nach geänderter politischer Lage gibt sich Roman K. bei der IRO als »Deportierter« aus, um sich wiederum hier Vorteile zu verschaffen. Nur durch den Vergleich der Dokumente gelingt es, der Wahrheit ein Stück näher zu kommen.

Die Krankenakten der Psychiatrischen und Nervenklinik sind komplexe Gebilde. Grundsätzlich dienen sie der medizinischen Dokumentation. Sie bilden jedoch nur die Sicht des Arztes auf den Patienten ab. In der Anamnese werden vor allem die Aussagen des Patienten auf die entsprechenden Fragen der Ärzte aufgezeichnet. Dieses »Frage-Antwort-Spiel« lässt keinen Raum für Äußerungen, die der Patient vielleicht sonst gerne vorgenommen hätte. Der Arzt und die Pfleger haben die alleinige Gewalt darüber, was überhaupt aufgezeichnet wird. Ein weiterer Gesichtspunkt ist die »Legitimation der eigenen Position«.[123] Krankengeschichten entstehen nicht nur einfach, sondern erfüllen auch einen kommunikativen Zweck, zum Beispiel den Versicherungen gegenüber den Zweck der Rechtfertigung des Handelns des Arztes. Nur da, wo Ego-Dokumente[124] vorliegen, kommt ein Ausschnitt der Wirklichkeit des Patienten zu Tage. Dies wird besonders am Beispiel der Antonina S. deutlich.[125] Bedacht werden sollte außerdem der »Verzerrungsfaktor Mensch«,[126] der durch das Zusammenfassen der Krankenakten zu Fallberichten entsteht. Was darin weggelassen

121 Siehe Abschnitt 3..3.

122 Siehe Abschnitt 5.4.

123 Ballstaedt (1982), 167.

124 Ego-Dokumente sind Dokumente, die von der Person, auf die sie sich beziehen, selbst erstellt wurden. Hier also zum Beispiel ein Brief eines Patienten.

125 Siehe Abschnitt 6.2.3.

126 Hierzu und zu Krankenakten als Quellen allgemein vgl. Müller (2007), 87 f.

oder mit einer Bemerkung versehen wurde, wird immer auch von der Persönlichkeit, der institutionellen Position und der Interessenlage des Verfassers mitbestimmt. Nicht zuletzt sollte auch der Wandel des Menschenbildes in der Psychiatrie seit der Zeit des »Dritten Reiches« bedacht werden.

4.2 Gegenüberstellung zur Frage der Spezifität des ärztlichen Umgangs mit Zwangsarbeitern

Ziel der Gegenüberstellung zweier Patienten ist die Beantwortung der Frage, ob und welche Unterschiede es im ärztlichen Umgang mit Patienten gab, die Zwangsarbeiter oder keine Zwangsarbeiter waren. An dieser Stelle sei nochmals ausdrücklich darauf hingewiesen, dass sich die Schlussfolgerungen nicht auf alle Zwangsarbeiter beziehen können, da innerhalb der Zwangsarbeiter verschiedene Gruppen unterschiedlichen Bedingungen ausgesetzt waren.[127]

4.2.1 Kriterien der Gegenüberstellung und untersuchte Hypothese

Das Prinzip der Gegenüberstellung besteht in dem Vergleich zweier Patienten, die mehrere objektive Kriterien gleichermaßen erfüllen, sich jedoch in einem unterschieden. Das Unterscheidungskriterium ist in vorliegender Arbeit die Zuordnung zu Zwangsarbeitern bzw. zu Nicht-Zwangsarbeitern. Die übereinstimmenden Kriterien sind:

1. Diagnose
2. Geschlecht
3. Aufenthaltszeitraum
4. Alter
5. Kur- und Verpflegungskostensatz[128]

Es wird als grundlegend angenommen, dass die ärztliche Behandlung eines Patienten sowie der weitere stationäre Verlauf einschließlich der verwaltungstechnischen Maßnahmen sich auf die Kriterien 1–5 stützen. Nun wird die Hypothese aufgestellt, dass Patienten, die sich in den Punkten 1–5

---

127 Siehe Abschnitt 2.1.

128 Dieser bezieht sich auf die Krankenversicherung der Patienten.

entsprachen, aufgrund ihres Status als Zwangsarbeiter oder Nicht-Zwangsarbeiter unterschiedliche Behandlungsmaßnahmen und Verläufe erfuhren. Die Gegenüberstellung zweier Krankenakten nach den Bereichen Diagnostik, Behandlung, Verlauf und einer sprachlichen Dimension soll diese Hypothese untersuchen.

Bei Punkt 1 war die auf dem ärztlichen Anamnesebogen notierte Diagnose, die auf dem Stempel eingetragene Diagnoseverschlüsselung für die amtliche Statistik und die sich im Krankheitsverlauf ergebende Diagnose ausschlaggebend. War keine ausgeschriebene Diagnose auf dem Anamnesebogen vorhanden, sollte die Diagnoseverschlüsselung mit der an anderer Stelle der Akte gestellten Diagnose übereinstimmen. Eine Schwierigkeit der Objektivierung ergibt sich daraus, dass gleiche Diagnosen nicht gleichen Ausprägungen der Erkrankung entsprechen. Infolgedessen können unterschiedliche Behandlungsmaßnahmen und Verläufe auch einer unterschiedlichen Ausprägung der Erkrankung zuzuschreiben sein. Deswegen musste die Ausprägung zusätzlich beurteilt und in den Fallberichten dargestellt werden.

Der Aufenthaltszeitraum wird als wichtig angenommen, weil sich während des Krieges juristische Rahmenbedingungen und die Versorgungssituation änderten. Beispielsweise kann es nicht als sicher angenommen werden, dass zu Ende des Krieges die gleichen Medikamente zur Verfügung standen, wie zu Anfang des Krieges.

4.2.2 Auswahl der Akten zur Gegenüberstellung

Bei der Auswahl der zu vergleichenden Akten ergaben sich gewisse Schwierigkeiten, welche die Menge der in Frage kommenden Akten stark dezimierten und die im Folgenden dargestellt werden. Zunächst ist nur eine begrenzte Anzahl von 28 Krankenakten von ausländischen Patienten, die mit sehr großer Wahrscheinlichkeit Zwangsarbeiter waren, vorhanden, die mit ungefähr 5.000 anderen Patientenakten verglichen werden können. Dass sich bei diesem relativ geringen Datensatz genaue Übereinstimmungen von Patienten in Bezug auf die Kriterien 1–5 finden, ist nicht sehr wahrscheinlich.

Die Diagnose ist zum Teil ein recht ungenauer Begriff, hinter dem sich eine Vielzahl von unterschiedlichen Erscheinungsformen einer Erkrankung verbergen kann. Als Beispiel sei hier »Psychogene Beschwerden« genannt. Des Weiteren finden sich bei ausländischen Patienten Diagnosen, die kaum bei deutschen Patienten auftreten, zum Beispiel die »pathologische Heimwehreaktion«. Einige Diagnosen sind sehr speziell, zum Beispiel »Impressionsfraktur in der rechten Schläfengegend mit Halbseitenstörung links«, so dass ein Vergleichspatient kaum zu finden sein wird. Andere Diagnosen wurden nur unter Vorbehalt gestellt, konnten also nicht genau zugeordnet werden. Deswegen wurde das Kriterium »Diagnose« als Ausgangspunkt genommen, und es wurden Patienten mit Diagnosen ausgewählt, die relativ klar zu fassen sind und auch häufig auftraten. Dazu gehören »Multiple Sklerose«, »genuine Epilepsie« und »Schizophrenie«.

Patienten unterschiedlichen Geschlechts wurden in keinem Fall verglichen. Gleiches gilt für Personen, die einen unterschiedlichen Kur- und Verpflegungskostensatz erhielten. Dadurch wurde die mögliche Anzahl der zu vergleichenden Akten wiederum verringert.

Der Aufenthaltszeitraum von miteinander verglichenen Patienten sollte sich zumindest zum Großteil überschneiden und es sollten keine großen Unterschiede in der Aufenthaltsdauer bestehen. Ein Patient mit nur wenigen Tagen Aufenthaltsdauer kann nicht mit einem Patienten verglichen werden, der mehrere Wochen oder Monate auf der Station behandelt wurde. Aber auch hier war es unmöglich, eine exakte Entsprechung zu finden.

Krankenakten von Patienten annähernd gleichen Alters konnten nach Berücksichtigung der anderen Kriterien für die zweite Gegenüberstellung nicht mehr gefunden werden. Da Alter aber nicht immer ausschlaggebend für eine bestimmte Behandlung ist, wurde hier eine größere Abweichung toleriert. Dies wird an entsprechender Stelle diskutiert.[129]

Ein weiteres Beispiel einer Eingrenzung der geeigneten Patienten ergab sich erst im Verlauf der Untersuchung. Für Wladimir W.[130] konnten nur Vergleichspatienten gefunden werden, die im Reservelazarett behandelt wurden. Dies ist mit dem Aufenthaltszeitraum, dem Geschlecht und dem Alter von Wladimir W. zu erklären. Junge Männer, die 1944 erkrankten, befanden sich meist im Kriegsdienst. Zwar war neben Stabsärzten auch Professor Boening, der Leiter der Psychiatrischen und Nervenklinik, für diese Patienten verantwortlich und ihre Akten entsprechen im Wesentlichen dem Aufbau derjenigen der anderen Patienten; es kann aber nicht davon ausgegangen werden, dass diesen Patienten die gleichen Mittel zur Verfügung standen wie den Patienten auf einer Normalstation.

---

129 Siehe Abschnitt 6.2.2.2.

130 Siehe Abschnitt 6.2.3.

Nach all diesen Einschränkungen konnte zuletzt nur ein Patientenpaar gefunden werden, das alle Grundvoraussetzungen zufriedenstellend erfüllt. Trotzdem wurde ein zweites Patientenpaar untersucht, bei dem der ausländische Patient nicht sicher den Zwangsarbeitern zuzuordnen ist. Ausführlich wird dies im entsprechenden Kapitel dargestellt.

5 Zwangsarbeiter als Arbeitskräfte am Universitätsklinikum Gießen

Die wenigen Dokumentenfunde im Universitätsarchiv Gießen zum Einsatz von Zwangsarbeitern am Universitätsklinikum machten eine Suche in verschiedenen anderen Archiven und zum Teil einen indirekten Nachweis über angegebene Wohnorte von Zwangsarbeitern in Gießen notwendig. Die Vorgehensweisen wurden teilweise bereits in Abschnitt 3 beschrieben und werden im Folgenden gegebenenfalls erläutert. Daneben fanden sich bruchstückhafte Informationen, welche den Einsatz von Zwangsarbeitern am Universitätsklinikum Gießen zwar nicht belegen können, aber zumindest wahrscheinlich machen. Der Reichsstatthalter in Hessen erklärte sich in einem Schreiben vom 2. Juli 1942 an das Rektorat der Universität Gießen damit einverstanden, bei »Einstellung ausländischer Arbeitskräfte bei den klinischen Anstalten der Universität Gießen« Reisekosten und sonstige Kosten zu Lasten der Universität zu übernehmen.[131] In einem Brief an das Rektorat der Ludwigs-Universität vom 19. Mai 1943 schrieb die Verwaltung der Universitätskliniken, dass ihnen seitens des Arbeitsamtes Gießen ausländische Medizinstudenten als Krankenpflegekräfte angeboten worden seien.[132] Ein erstes Angebot sei daran gescheitert, dass in den Kliniken keine Wohnmöglichkeiten für Gefolgschaftsmitglieder mehr vorhanden gewesen seien und »bereits für die Dienstmädchen der Ohrenklinik eine private Unterkunft, im Mietwert von monatlich RM 40.-- für 7 Mädchen, gemietet werden musste«.[133] Deswegen bat die Verwaltung um die Genehmigung der Anmietung eines Wohnraumes »für die Unterbringung dieser Studenten oder sonstiger ausländischer, männlicher Arbeitskräfte«.[134] Da nach Ansicht des Arbeitsamtes dauernd mit ausländischen

131 UA Gießen, Rektoratsakten IV: Allgemeine Verwaltungsangelegenheiten der Universitätskliniken, Bd. 1: 1939–1943, Bl. 177.

132 Ebd., Bl. 81.

133 Ebd.

134 Ebd.

Arbeitskräften gerechnet werden könne, sei die Angelegenheit eilig. Zwei Wochen später wurde diese Genehmigung durch die Landesregierung erteilt.[135] Am 7. Juli 1943 schrieb die Verwaltung der Universitätskliniken an das Rektorat der Ludwigs-Universität, dass sich die Möglichkeit zur Einstellung ausländischer Arbeitskräfte bis jetzt noch nicht wieder geboten habe.[136] Die Genehmigung der Anmietung des Wohnraumes habe für sie zunächst grundsätzliche Bedeutung.

5.1 Einsatz von Zwangsarbeitern in den unterschiedlichen Abteilungen des Universitätsklinikums Gießen

Wie aus dem oben beschriebenen Schriftwechsel zwischen der Verwaltung der Universitätskliniken und dem Rektorat der Ludwigs-Universität hervorgeht, wurde beabsichtigt, ausländische Arbeitskräfte in den Gebäuden der Gießener Kliniken unterzubringen. Auch andere Arbeiten belegen, dass die in Krankenhäusern beschäftigten Ausländer, wie in vielen anderen Betrieben zu dieser Zeit, meist in angeschlossenen Gebäuden untergebracht waren.[137] Dies wird außerdem durch Unterlagen des ITS[138] und im Einzelnen in den unten dargestellten Fällen Lidja F., Maria G., Wasyl B., Wladyslawa C., Pauline P. und Milos P. bestätigt. Indirekt durch die angegebene Tätigkeit wird dies auch durch die Fälle Salomia H., Anna S., Louis T., Anny B. und Adele C. belegt. Deswegen wurde diese Annahme auf der Suche nach am Klinikum eingesetzten Zwangsarbeitern als Einstiegspunkt genommen. Es konnten in der Steuerkartei des Stadtarchivs 53 Ausländer ermittelt werden, die

1. in der Zeit des Zweiten Weltkrieges verschiedene Klinikgebäude als Adresse angaben und

135 Ebd., Bl. 56.

136 Ebd., Bl. 55.

137 Wiglusch/Schittenhelm (2010), 650; Arbeitskreis »Universität Tübingen im Nationalsozialismus« (2010), 1107; Frewer/Bruns/Janßen (2006), 85; Berger (2001), 304.

138 Siehe Anm. 99, 149 und 152.

2. ihrer Nationalität nach und entsprechend oben gegebener Definition zunächst als Zwangsarbeiter in Frage kamen. Bei fraglichen Fällen wird dies im Einzelnen dargestellt.[139]

Die Adressen[140] und entsprechenden Klinikgebäude sind:

Am Steg 18:	Psychiatrische und Nervenklinik	
Friedrichstraße 16:	Kinderklinik	
Friedrichstraße 18:	Augenklinik, Institut für Erb- und Rassenpflege	
Friedrichstraße 22:	Ohren-, Nasen- und Halsklinik	
Gaffkystraße 14:	Klinik für Haut- und Geschlechtskrankheiten	
Klinikstraße 32:	A	Apotheke der Universitätskliniken, Kasse der klinischen Universitätsanstalten
	B	Medizinische und Nervenklinik
	C	Frauenklinik und Poliklinik
	D	Küchengebäude
	E	Maschinenzentrale
	F	Schlosserei
	G	Pathologisches Institut
Klinikstraße 37:	Chirurgische Klinik und Poliklinik	
Wilhelmstraße 14:	Zahnpoliklinik	

An das Universitätsklinikum angeschlossene Kliniken:

Gaffkystraße 9:	Lupusheilstätte
Körnerstraße 8:	Heilstätte Seltersberg

Im Folgenden werden die Ausländer unter dem in der Steuerkartei angegebenen Herkunftsland und der Adresse zusammengefasst behandelt:[141]

139 Siehe Abschnitt 2.1. Aufgrund ihrer fraglichen Nationalität oder ihres angegebenen Berufes sind hier nicht berücksichtigt: Lucie B. und Stanislava B., volksdeutsche Polinnen, die beide seit 1944 dem Deutschen Reich zugehörten, Bea van B., eine holländische Schülerin, und Brunia N., eine holländische Lernschwester sowie mehrere DRK-Helferinnen. Nicht berücksichtigt sind außerdem die estnische Schwester Margarete G. und die jugoslawische Kinderpflegerin Sigrid S., die sich von 1939–1940 und von 1940–1941 in Gießen aufhielten. Die Nationalität im Zusammenhang mit dem Zeitraum schließen sie als Zwangsarbeiterinnen aus.

140 Stadtarchiv Gießen, Adressbuch Stadtkreis und Landkreis Gießen 1941, 33, 34, 60. Zu den Adressen der Medizinischen Poliklinik, der Orthopädischen Klinik, des Anatomischen Instituts, Hygienischen Instituts, Pharmakologischen Instituts, Physiologischen Instituts, Physiologisch-chemischen Instituts und des Instituts für Körperkultur konnten keine Entsprechungen mit Adressen von Ausländern aus der Steuerkartei des Stadtarchivs gefunden werden.

141 Alle Angaben in Abschnitt 5.1, bei denen nicht explizit auf eine andere Quelle verwiesen wird, stammen aus der Steuerkartei. Zum besseren Verständnis des Textes sei hier auch

5.1.1 Russland[142]

Friedrichstraße 16:

Die 26-jährige Salomia H. kommt am 9. Oktober 1943 nach Gießen.[143] Kurze Zeit vorher, am 31. August 1943, wird ihr Sohn Nikolai geboren.[144] Salomia H. ist ledig und als Schenkamme[145] tätig. Am 20. Mai 1944 ist sie in Wetzlar bei den Buderus-Eisenwerken gemeldet und kommt dort in das »Ostarbeiterlager«. Auch ein Jahr nach dem Krieg hält Salomia H. sich noch in Wetzlar auf.[146]

Friedrichstraße 18:

Rosa M. ist 41 Jahre alt, als sie gegen Ende des Krieges am 10. Januar 1945 nach Gießen kommt. Sie ist ledig und als Hausangestellte tätig. Bei Neuerfassung unbekannten Datums befindet sie sich schon nicht mehr in Gießen, ihre weitere Biographie ist unbekannt.

Gaffkystraße 14:

Die 17-jährige Marfa M. kommt am 7. August 1944 nach Gießen. Sie ist ledig und als Hausgehilfin tätig. Am 6. Dezember 1944 wird sie in Gießen abgemeldet. Als nächster Aufenthaltsort ist die Ukraine angegeben.

---

angegeben, dass bei mehreren Adressen diese keinen genauen Daten zuzuordnen sind. Eine mit großer Wahrscheinlichkeit richtige Zuordnung gelingt nur dann, wenn sich eine Person z. B. zweimal in Gießen aufhielt und zwei Adressen genannt sind.

142 In der Steuerkartei des Stadtarchivs ist als Herkunftsland »Russland« oder »Altsowjetisches Gebiet, Russland« genannt.

143 Siehe auch Abb. 1.

144 ITS, Geburtsurkunde, ausgestellt am 27. Februar 1946 vom Standesamt Wetzlar, Dokument ID 76967105. Als Geburtsort von Nikolai H. ist Wetzlar angegeben und als Wohnort von Salomia H. eine Adresse in Wetzlar, vermutlich die Adresse zurzeit der Ausstellung der Urkunde. Salomia H. hielt sich dementsprechend vor Gießen in Wetzlar auf, oder es wurde der Einfachheit halber als Geburtsort der Wohnort zum Zeitpunkt der Ausstellung der Urkunde angegeben.

145 Als Schenkammen wurden Frauen bezeichnet, die – meist zusätzlich zu ihrem eigenen Kind – fremde Kinder stillten.

146 Wie Anm. 144.

Klinikstraße 32:

Die 17-jährige Lydia S. kommt am 13. November 1942 nach Gießen. In der Steuerkartei ist sie als »Ostarbeiterin« vermerkt. Anna M. ist ungefähr 27 Jahre alt, als sie am 9. April 1943 in Gießen gemeldet wird. Zunächst andernorts untergebracht, haben beide erst als zweite Adresse »Klinikstraße 32« und »Medizinische Klinik« angegeben. Die 18-jährige Lidja F. kommt am 27. April 1943 nach Gießen. In der Steuerkartei ist auch sie als »Ostarbeiterin« vermerkt. Maria G. ist 29 Jahre alt, sie wird am 15. April 1944 in Gießen gemeldet. Bei letzteren beiden ist als einzige Adresse die Klinikstraße 32 genannt und als Arbeitgeber explizit die Medizinische Klinik angegeben. Alle vier Frauen sind ledig und als Hausmädchen bzw. Hausangestellte tätig. Ihr gemeinsames Abmeldedatum ist der 1. Januar 1946, ihr nächster Aufenthaltsort unbekannt.[147]

Klinikstraße 37:

Die 21 Jahre alte Lina T. kommt am 2. März 1942 nach Gießen. Sie ist ledig und als Hausangestellte tätig. Am 5. Juli 1944 wird sie hier abgemeldet. Ihr nächster Aufenthaltsort ist mit Berlin benannt.

Körnerstraße 8:

Der 20 Jahre alte Iwan R. kommt am 19. Mai 1943 nach Gießen. Er ist ledig und als landwirtschaftlicher Arbeiter tätig. Bei ihm findet sich der Vermerk »Ostarbeiter«. Sein Abmeldedatum ist der 1. Januar 1946, sein nächster Aufenthaltsort ist unbekannt.

Am 2. Juni 1944 kommen fünf Frauen aus Russland nach Gießen und in die Heilstätte Seltersberg. Es sind die 24-jährige Anna J., die ungefähr 62-jährige Agrapena K., die 56-jährige Daria M. mit ihrer Tochter,[148] der

147 Da der 1. Januar 1946 noch in vielen anderen Fällen als Abmeldedatum angegeben wird und in diesen Fällen der nächste Aufenthaltsort stets unbekannt ist, ist es wahrscheinlich, dass sich bei einer Erfassung diese Personen nicht mehr in Gießen aufhielten und dieses Datum pauschal gesetzt wurde. Im Folgenden wird dies durch das Beispiel der Pauline P. (Abschnitt 5.1.6) bestätigt.

148 Anna M. wird in der Steuerkartei des Stadtarchivs nicht ausdrücklich als Tochter von Daria M. benannt. Dies wurde jedoch als naheliegender Schluss gezogen, da beide den gleichen Nachnamen tragen, bei Daria M. angegeben wird, dass sie ein Kind hat und die Altersangaben ebenfalls passen.

15-jährigen Anna M., und die 56-jährige Natalie S.[149] Nur Daria M. und Natalie S. sind verheiratet. Alle Frauen sind als Hausgehilfinnen tätig. Am 28. März 1945, einen Tag nach dem Einzug der US-amerikanischen Armee, endet ihr Arbeitsverhältnis, und sie kommen in Gießen in ein Lager.[150] Das Abmeldedatum aller fünf Frauen in Gießen ist der 1. Januar 1946. Ihr nächster Aufenthaltsort ist unbekannt.

Wilhelmstraße 14:

Marie S. ist 16 Jahre alt, als sie am 10. Dezember 1942 nach Gießen kommt. Sie ist ledig und als »Arbeiterin« tätig. Am 17. September 1944 ist sie in Hirzenhain gemeldet.

5.1.2 Polen

Gaffkystraße 9:

Die 31-jährige Wladyslawa C. kommt am 11. März 1940 nach Gießen. Sie ist ledig und als Gartenmädchen beschäftigt. Da sie auch Patientin der Psychiatrischen und Nervenklinik ist, wird ihr Fall in der vorliegenden Arbeit in einem Fallbericht ausführlich dargestellt.[151] Am 30. April 1941 endet ihre Arbeit in der Lupusheilstätte.[152] Am 6. Mai 1941 wird sie aufgrund ihrer Krankheit in ihre Heimat zurücktransportiert.[153]

Christina B. ist 16 Jahre alt, als sie am 4. April 1940 nach Gießen kommt. Sie ist ledig und als Hausangestellte tätig. Am 11. Dezember 1944

149 Neben der Adresse Körnerstraße 8 als Hinweis auf die Arbeitsstelle, sind Anna J., Daria M., deren Tochter Anna M. und Natalie S. gemeinsam mit Ahafia P. (Abschnitt 5.1.2) auf einer Personalliste der Heilstätte Seltersberg aufgeführt. Diese enthält Namen, Geburtsdatum und -ort, Dauer des Beschäftigungsverhältnisses und Aufenthaltsort danach. Siehe Abb. 3 und ausführlich Anm. 99.

150 Ebd. Da Agrapena K. nicht in der Personalliste aufgeführt ist, ist es möglich, dass sie bereits vorher nicht mehr in der Heilstätte Seltersberg beschäftigt war oder die Liste unvollständig ausgefüllt wurde oder Teile davon verloren gingen.

151 Siehe Abschnitt 6.2.3.

152 Dies geht aus einer Liste der Lupusheilstätte hervor, auf der die Polinnen Wladyslawa C., Christina B., Sophia S. und Karoline J. mit Namen, Geburtsdatum und -ort, Beschäftigungsart und Dauer der Beschäftigung aufgeführt sind. Siehe Abb. 4 und ausführlich Anm. 99.

153 Wie Anm. 151.

endet ihre Beschäftigung in der Lupusheilstätte.[154] Am 1. Januar 1946 wird sie in Gießen abgemeldet. Ihr nächster Aufenthaltsort ist unbekannt.

Am 5. April 1940 kommt die 29-jährige Sophia S. nach Gießen. Als erste Adresse ist die Gaffkystraße 9 angegeben. Am 31. Mai 1942[155] kehrt sie zurück in ihren Geburtsort und kommt am 20. November 1942 wieder. Danach wohnt sie in der Körnerstraße 8. Sophia S. ist verheiratet, hat vier Kinder und ist als Hausgehilfin tätig. Zuletzt wird sie wieder am 1. Januar 1946 abgemeldet. Ihr nächster Aufenthaltsort ist unbekannt.

Karoline J. ist 24 Jahre alt, als sie am 1. Dezember 1941 in Gießen gemeldet wird. Sie ist ledig und als landwirtschaftliche Arbeiterin beschäftigt.[156] Am 11. Dezember 1944, wie bei Christina B., endet ihre Arbeit in der Lupusheilstätte.[157] Am 1. Januar 1946 wird sie in Gießen abgemeldet. Ihr nächster Aufenthaltsort ist unbekannt.

Gaffkystraße 14:

Die 17-jährige Irena R. kommt am 23. April 1943 nach Gießen. Sie ist ledig und als Hausmädchen angestellt. Ihr Abmeldedatum ist der 1. Januar 1946. Ihr nächster Aufenthaltsort ist unbekannt.

Friedrichstraße 18:

Die 16-jährige Marja R. kommt am 3. April 1944 nach Gießen. Sie ist ledig, ihre Tätigkeit wird als Näherin z.A. angegeben. Marja R. hält sich nur wenige Tage in der Friedrichstraße 18 auf. Am 18. April 1944 wird sie in Gießen abgemeldet. Ihr nächster Aufenthaltsort ist Frankfurt am Main.

Klinikstraße 32:

Die 10-jährige Wanda K. kommt am 29. August 1939, kurz vor Ausbruch des Krieges, nach Gießen. Trotz ihres jungen Alters scheint sie als Hausgehilfin in der Klinikstraße 32 tätig gewesen zu sein. Am 1. April 1944 wird

154 Wie Anm. 152.

155 Die Dauer des Beschäftigungsverhältnisses in der Lupusheilstätte vom 5. Mai 1940 bis zum 31. Mai 1942 findet sich auch in der Liste der Lupusheilstätte wieder. Wie Anm. 152.

156 In der Liste der Lupusheilstätte wird sie als Gartenmädchen bezeichnet. Wie Anm. 152.

157 Wie Anm. 152.

sie in Gießen abgemeldet. Ihr nächster Aufenthaltsort ist Frankfurt am Main.

Helena G. ist 20 Jahre alt, als sie am 15. August 1943 nach Gießen kommt. Sie ist ledig und auch als Hausgehilfin tätig. Ihr Abmeldedatum ist der 1. Januar 1946. Ihr nächster Aufenthaltsort ist unbekannt.

Körnerstraße 8:

Der 21 Jahre alte Wladyslaw M. kommt am 18. April 1942 nach Gießen. Seine zweite Adresse ist die Körnerstraße 8. Er ist ledig und wird nur als Arbeiter bezeichnet. Am 19. Juni 1943 wird er in Gießen abgemeldet und vermutlich durch das Arbeitsamt Wetzlar weitervermittelt.[158]

Ahafia P. ist 30 Jahre alt, als sie am 22. November 1942 nach Gießen kommt. Sie ist ledig und als Hausgehilfin tätig. Am 28. März 1945 endet ihre Tätigkeit in der Heilstätte Seltersberg und sie kommt in ein Lager in Gießen.[159] Ihr Abmeldedatum in Gießen ist der 1. Januar 1946. Ihr nächster Aufenthaltsort ist unbekannt.

Wilhelmstraße 14:

Katharine K. ist 18 Jahre alt, als sie am 29. März 1943 nach Gießen kommt. Sie ist ebenfalls ledig und als Hausgehilfin tätig. Am 27. März 1945, zur Zeit des Einzugs der US-amerikanischen Armee, wird sie in Gießen abgemeldet. Danach hält sie sich in Großen-Buseck auf.

158 Wo sonst ein nächster Aufenthaltsort vermerkt wurde, findet sich nur der Eintrag »Arbeitsamt Wetzlar«.

159 Wie Anm. 149.

5.1.3 Polen v. Ukraine[160]

Am Steg 18:

Gregor K., 19 Jahre alt und verheiratet, kommt am 25. August 1942 nach Gießen. Peter H., 21 Jahre alt und ledig, wird am 6. Juli 1943 in Gießen gemeldet. Beide Männer sind von Beruf Kaufmann. Am 6. Dezember 1944 hält sich Peter H. kurz in Lich auf, um im April 1945 wieder in Gießen zu erscheinen. Seine zweite Adresse ist die Jahnstraße 45. Ende 1947 sind beide Männer in der Wilhelmstraße 39 gemeldet. Als Beschäftigungsort während des Krieges wird Gießen genannt und als Beschäftigungsart »Lagerarbeit«.[161] Auch nach dem Krieg sind beide als Hausburschen an der Universitätsklinik beschäftigt.[162]

Peter H. wandert am 31. Mai 1949 aus, wohin ist nicht bekannt. Gregor K. zieht am 1. Mai 1951 aus Gießen fort. Als nächster Aufenthaltsort wird Kanada genannt.

---

160 Die Abkürzung »v.« soll vermutlich »vorher« heißen, da der Geburtsort von Michael B. und Pelagia B., bei denen zusammen mit Nikolai B. als Herkunftsland »Polen v. Ukraine« angegeben wird, Lipowiec bzw. Lemberg ist. Lemberg wurde 1939 in die ukrainische Sowjetrepublik eingeordnet und 1941 Teil des Generalgouvernements. Bei Peter H. und Gregor K. wird als Herkunftsland in der Steuerkartei des Stadtarchivs »Russland« angegeben, in der Liste des ITS werden sie als Ukrainer bezeichnet, und ihr Geburtsort ist ebenfalls Lemberg. Aus diesem Grund wurden sie auch der Gruppe »Polen v. Ukraine« zugeordnet. Bei den Personen dieser Gruppe handelt es sich mit großer Wahrscheinlichkeit um »Polen ukrainischen Volkstums«.

161 Datum, Adresse, Beschäftigungsort während des Krieges und Beschäftigungsart sind in einer Liste (B-Liste, siehe Abschnitt 3.3) genannt. Die ausstellende Behörde ist nicht ersichtlich. Siehe Abb. 11. Wird in Betracht gezogen, dass Peter H. die meiste Zeit während des Krieges in Gebäuden der Psychiatrischen und Nervenklinik wohnte, darf vermutet werden, dass er in dieser für Lagerarbeiten eingesetzt wurde. Bei Gregor K. ist dies nicht ganz so deutlich, da nicht ersichtlich ist, ab wann er nicht mehr in den Gebäuden der Psychiatrischen und Nervenklinik wohnte. Aufgrund der Parallelen zu Peter H. und der Tatsache, dass beide nach dem Krieg bei einer Adresse außerhalb der Klinik gemeldet und weiterhin bei der Universitätsklinik angestellt waren, darf jedoch der Schluss gezogen werden, dass er während des Krieges auch als Lagerarbeiter an der Klinik eingesetzt war.

162 UA Gießen, PrA 2166, Aufstellung über das Personal der klinischen Universitätsanstalten vom 28. September 1946 und vom 1. Mai 1947.

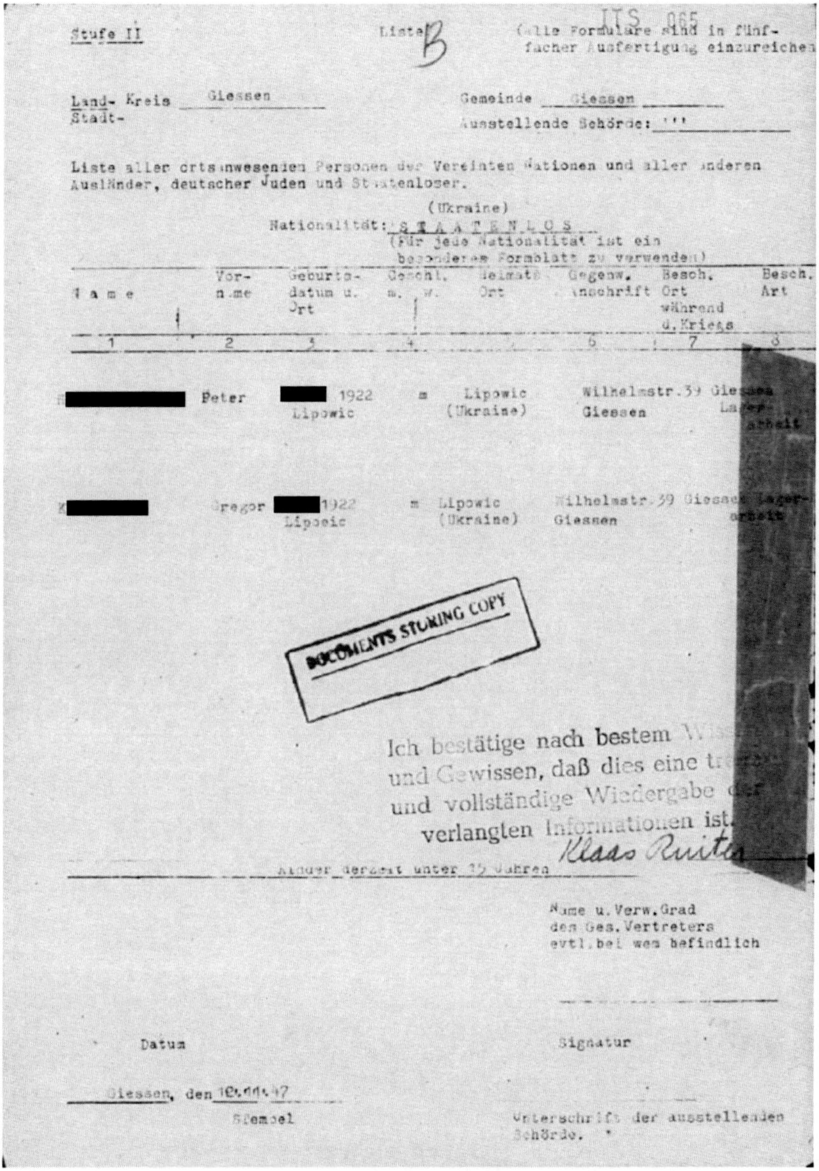

Stufe II — Liste B — (Alle Formulare sind in fünffacher Ausfertigung einzureichen) — ITS 065

Land- Kreis Giessen
Stadt-

Gemeinde Giessen
Ausstellende Behörde: '''

Liste aller ortsanwesenden Personen der Vereinten Nationen und aller anderen Ausländer, deutscher Juden und Staatenloser.

(Ukraine)
Nationalität: STAATENLOS
(Für jede Nationalität ist ein besonderes Formblatt zu verwenden)

Name	Vorname	Geburtsdatum u. Ort	Geschl. m. w.	Heimatø Ort	Gegenw. Anschrift	Besch. Ort während d. Kriegs	Besch. Art
1	2	3	4	5	6	7	8
[redacted]	Peter	[redacted] 1922 Lipowic	m	Lipowic (Ukraine)	Wilhelmstr. 39 Giessen	Giessen	Lagerarbeit
[redacted]	Gregor	[redacted] 1922 Lipoeic	m	Lipowic (Ukraine)	Wilhelmstr. 39 Giessen	Giessen	Lagerarbeit

DOCUMENTS STORING COPY

Ich bestätige nach bestem Wissen und Gewissen, daß dies eine treue und vollständige Wiedergabe der verlangten Informationen ist.
Klaas Ruiter

Kinder derzeit unter 15 Jahren

Name u. Verw. Grad des Ges. Vertreters evtl. bei wem befindlich

Datum — Signatur

Giessen, den 10.1.47
Stempel

Unterschrift der ausstellenden Behörde.

Abb. 11: Peter H. und Gregor K., B-Liste

Quelle: ITS

Der 31-jährige Nikolai B. kommt am 28. September 1942 nach Gießen. Er ist verheiratet und als Gartenarbeiter tätig. Am 6. Mai 1943 kehrt er in seinen Geburtsort zurück.[163] Einen Tag vorher kommt der 17 Jahre alte Michael B. nach Gießen. Er ist ledig und ebenfalls als Gartenarbeiter tätig, vermutlich in Nachfolge von Nikolai B. Am 26. August 1945 kehrt auch er in seinen Geburtsort zurück.

Friedrichstraße 16:

Die verheiratete Pelagia B. ist 41 Jahre alt, als sie am 17. Juni 1942 nach Gießen kommt. Ihre erste Adresse ist die Friedrichstraße 16. Später ist sie noch in der Körnerstraße 8 und unter einer weiteren Adresse gemeldet. Sie ist als Wäscherin tätig. Am 6. Dezember 1944 wird sie in Gießen abgemeldet und kommt nach Melsungen.

5.1.4 Ukraine[164]

Klinikstraße 37:

Wasyl B. wird 1911 in einem Ort bei Lemberg geboren.[165] Er besucht sieben Jahre eine ukrainische Schule und zwei Jahre eine Handelsschule. Nach zweijähriger Tätigkeit in der Landwirtschaft bei seinen Eltern ist er bis 1936 als Wächter bei mehreren Gemeinden beschäftigt. Anfang 1935 heiratet er Pelagia B., und sie bekommen Ende 1936 ihren Sohn Miroslaw.[166] Bis 1939 arbeitet Wasyl B. bei seinen Schwiegereltern. Acht Tage vor Ausbruch des Krieges kommt er nach Deutschland und ist während

163 Da Nikolai B. eventuell zu der Gruppe der »Polen ukrainischen Volkstums« gehört, also der Gruppe 1 aus Abschnitt 2.1, und er Mitte 1943 wieder in seine Heimat zurückkehrt, ist er nicht eindeutig den Zwangsarbeitern zuzuordnen.

164 Als Herkunftsland von Wasyl B., der als einziger zu dieser Gruppe gehört, wird in der Steuerkartei des Stadtarchivs die Ukraine angegeben. Wie in Anm. 167 ausführlich erörtert, handelt es sich bei ihm vermutlich um einen »Polen ukrainischen Volkstums«.

165 Diese und der Großteil der Informationen zu Wasyl B. stammen aus einer Krankenakte der Psychiatrischen und Nervenklinik, in der er zu einem späteren Zeitpunkt Patient ist. In der Krankenakte wurde bei der Anamnese die von Wasyl B. selbst erzählte Vorgeschichte von dem Assistenzarzt Dr. Theis niedergeschrieben. Vgl. dazu UA Gießen, Bestand Krankenakten der Psychiatrischen und Nervenklinik, Karton 533, Akte Wasyl B. Bei anderer Quelle wird dies direkt kenntlich gemacht.

166 Siehe Abb. 12. In der Krankenakte der Psychiatrischen und Nervenklinik (wie Anm. 165) datiert er seine Heirat auf 1936.

des Polenfeldzuges für die Wehrmacht als Dolmetscher tätig.[167] Seine Familie verbleibt in der Heimat.[168] Danach ist er ebenfalls als Dolmetscher zwei Jahre beim Arbeitsamt in Limburg beschäftigt.[169] Es folgt eine einmonatige Tätigkeit als Dolmetscher bei der Mitropa, die wegen einer Fistel in der linken Leistengegend abgebrochen wird. Wasyl B. wird in der Universitätsklinik Gießen behandelt[170] und arbeitet danach bei der Wach- und Schließgesellschaft in Frankfurt. Er ist vom 11. Juni bis zum 17. Juli 1941 in Frankfurt am Main gemeldet.[171]

Anfang September wird Wasyl B. als Polizeigefangener in Schutzhaft von Innsbruck in die Strafanstalt Frankfurt am Main Preungesheim transportiert.[172] Sein Weg führt am 1. September über die Strafanstalt Augsburg[173] und über das Polizeigefängnis Nürnberg, in dem er drei Tage, vom

---

167 An dieser Stelle lässt sich die Frage diskutieren, zu welcher Bevölkerungsgruppe Wasyl B. gehörte. Als sein Herkunftsland wird in der Steuerkartei des Stadtarchivs zwar die Ukraine angegeben, es wird sich bei ihm jedoch mit großer Wahrscheinlichkeit um einen »Polen ukrainischen Volkstums« handeln. Acht Tage vor Ausbruch des Zweiten Weltkrieges kam er nach Deutschland und arbeitete für die Deutschen. Für einen Sowjetbürger wäre dies kaum möglich gewesen.

168 In den Unterlagen des Strafgefängnisses Preungesheim (siehe Abb. 12) wird der Wohnsitz der Ehefrau mit einem Ort bei Lemberg angegeben.

169 Neben den Angaben aus der Krankenakte (wie Anm. 165) zu diesem Zeitraum und Aufenthalt, wird in einer Liste des Staatlichen Gesundheitsamtes Limburg (H-Liste, siehe Abschnitt 3.3) auf einen Untersuchungsbefund von Wasyl B. vom 26. April 1941 verwiesen, der beim Staatlichen Gesundheitsamt Limburg aufbewahrt wurde. Vgl. dazu ITS, Dokument ID 70447320.

170 Für diese erste Behandlung in der Universitätsklinik Gießen gibt es nur den indirekten Hinweis in der Krankenakte von Wasyl B. (wie Anm. 165), in der er angibt, er habe danach einen Zahlungsbefehl der Gießener Kliniken bekommen.

171 ITS, Listen (F-Listen, siehe Abschnitt 3.3), erstellt durch den Polizeipräsidenten der Stadt Frankfurt am Main und das 15. Polizei-Revier in Frankfurt am Main, Dokument ID 70339741 und 70339859. Außerdem besteht eine Liste (K-Liste, siehe Abschnitt 3.3), aus der hervorgeht, dass Wasyl B. bei der Allgemeinen Ortskrankenkasse Frankfurt am Main versichert war. Vgl. dazu ITS, Dokument ID 70336994. Da kein Versicherungszeitraum auf der Liste vermerkt ist, kann sich das Versicherungsverhältnis auch auf einen späteren Aufenthalt in Frankfurt beziehen.

172 ITS, Gefangenenbuch des Polizeigefängnisses Nürnberg, Dokument ID 11575200, und Unterlagen des Strafgefängnisses Frankfurt am Main Preungesheim (siehe Abb. 12) und Liste (J-Liste, siehe Abschnitt 3.3) der Strafanstalt Frankfurt am Main Preungesheim, Dokument ID 11548448. Ein Grund für die Inhaftierung konnte in den vorliegenden Dokumenten nicht ermittelt werden.

173 ITS, Liste der Strafanstalt Augsburg (Form 7, siehe Abschnitt 3.3), Dokument ID 11481573. Der vorherige Aufenthalt in Innsbruck und der Weg über Nürnberg gehen

2. bis zum 5. September, inhaftiert ist.[174] Erst am 12. September kommt Wasyl B. im Strafgefängnis Frankfurt am Main Preungesheim an.[175] Aus diesem wird er vermutlich am 17. September[176] entlassen. Am 30. September 1941 kommt Wasyl B. wieder nach Gießen und wohnt in der Klinikstraße 37.[177] Er habe von der Universitätsklinik Gießen einen Zahlungsbefehl bekommen und »er hätte das Geld hier abverdienen müssen«.[178] Er ist als Gartenarbeiter beschäftigt.[179]

Weihnachten 1941 wird Wasyl B. mit Husten und Auswurf krank und liegt vom 26. Januar bis zum 11. März 1942 in der Chirurgischen Universitätsklinik, in der er an seiner Leistenhernie operiert wird.[180] Direkt im Anschluss wird Wasyl B. wegen einer Lymphogranulomatose in der Medizinischen Klinik behandelt, die er am 20. April 1942 »eigenmächtig« verlässt.[181] Noch am gleichen Tag kommt er in die Psychiatrische und Nervenklinik zur Aufnahme. Der Grund ist nicht klar dargestellt. Wie aus dem weiteren Verlauf deutlich wird, kommt er zur Abklärung einer »geistigen Störung«. Der behandelnde Arzt Dr. Wilhelm Theis beschreibt ihn als »etwas sehr gesprächig, sehr von sich eingenommen«.[182] In einem Arztbrief an die Medizinische Klinik zieht Professor Boening das Fazit:

> »Wir stellten bei ihm die Diagnose: Stimmungslabiler u. leicht beschränkter Neuropath. Anhaltspunkte für eine ernstere geistige Störung haben sich hier nicht ergeben.«[183]

---

aus diesem Dokument nicht hervor, können jedoch aus den Daten und der Wegstrecke rekonstruiert werden.

174 ITS, Gefangenenbuch des Polizeigefängnisses Nürnberg, Dokument ID 11575200. Hier ist die Wegstrecke von Innsbruck über Nürnberg nach Frankfurt vermerkt.

175 Siehe Abb. 12.

176 Ebd., das Datum ist handschriftlich eingetragen und schwer leserlich.

177 Stadtarchiv Gießen, Steuerkartei, Karte Wasyl B.

178 Wie Anm. 165, Bl. 3.

179 Wie Anm. 177.

180 Daten und Behandlung in der Chirurgischen Klinik gehen aus der Krankenakte (wie Anm. 165) hervor und finden sich in Listen (H-Listen, siehe Abschnitt 3.3) der Universitätsklinik Gießen wieder. Vgl. dazu ITS, Dokument ID 70393099 und 70393113.

181 ITS, Listen (H-Listen, siehe Abschnitt 3.3) der Universitätsklinik Gießen, Dokument ID 70393071 und 70393085. In der Krankenakte (wie Anm. 165) gibt Wasyl B. seinen Aufenthaltszeitraum in der Medizinischen Klinik davon abweichend mit 13. März bis 19. April 1942 an.

182 Wie Anm. 165, Bl. 4.

183 Ebd., Bl. 17.

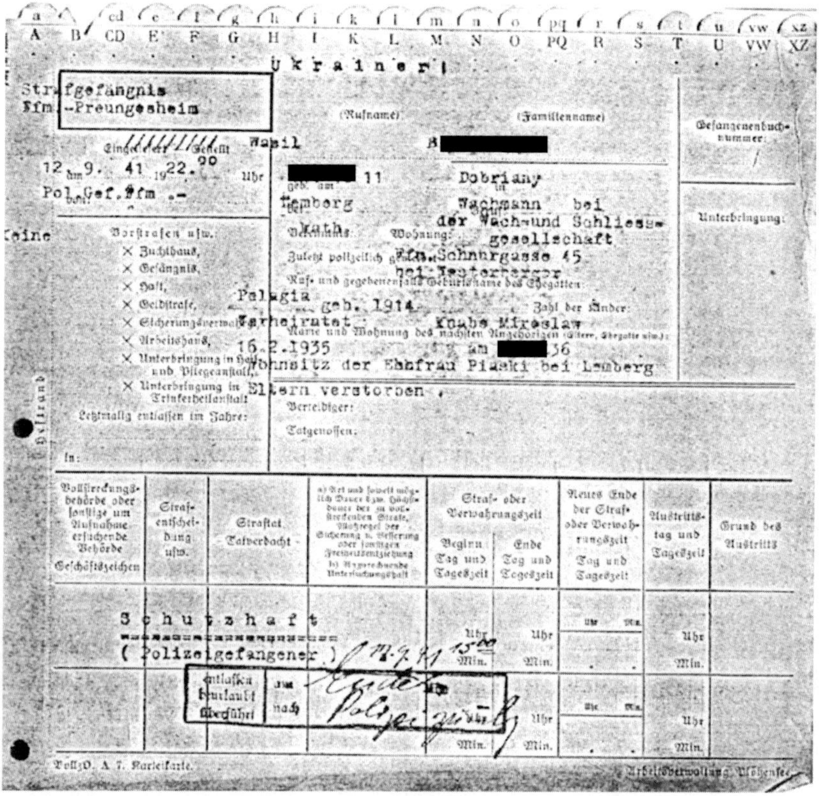
A B CD E F G H I K L M N O PQ R S T U VW XZ

Ukrainer

Strafgefängnis Ffm.-Preungesheim

(Rufname) (Familienname)

Gefangenenbuchnummer:

Eingeliefert am Wasil B[redacted]

12.9.41 22.00 Uhr

Pol.Gef.Ffm.-

geb. am [redacted] 11 in Dobriany Lemberg

kath.

Wachmann bei der Wach-und Schliessgesellschaft

Wohnung: Ffm. Schnurgasse 45

Unterbringung:

Keine Vorstrafen usw.

× Zuchthaus, × Gefängnis, × Haft, × Geldstrafe, × Sicherungsverwahrung, × Arbeitshaus, × Unterbringung in Heil- und Pflegeanstalt, × Unterbringung in Trinkerheilanstalt

Ruf- und gegebenenfalls Geburtsname des Ehegatten: Pelagia geb. 1914

Zahl der Kinder:

verheiratet: 16.2.1935

Name und Wohnung des nächsten Angehörigen: Knabe Miroslaw am [redacted]36

Wohnsitz der Ehefrau Piaski bei Lemberg

Eltern verstorben

Letztmalig entlassen im Jahre:

Verteidiger:

Tatgenossen:

Vollstreckungsbehörde oder sonstige um Aufnahme ersuchende Behörde Geschäftszeichen	Strafentscheidung usw.	Straftat Tatverdacht		Straf- oder Verwahrungszeit Beginn Tag und Tageszeit	Ende Tag und Tageszeit	Neues Ende der Straf- oder Verwahrungszeit Tag und Tageszeit	Austrittstag und Tageszeit	Grund des Austritts
	Schutzhaft (Polizeigefangener)			17.9.41 15.00 Uhr Min.	Uhr Min.		Uhr Min.	
	Entlassen Beurlaubt Überführt nach	Polizei zurück		Uhr Min.	Uhr Min.		Uhr Min.	

Abb. 12: Wasyl B., Strafgefängnis Frankfurt am Main Preungesheim

Quelle: ITS

Am 6. Mai 1942 wird Wasyl B. als »arbeitsfähig« entlassen.[184] In der Medizinischen Klinik soll er noch wegen seiner Lymphogranulomatose röntgenbestrahlt werden. Bereits am 9. Mai 1942 wird er in Gießen abgemeldet, sein nächster Aufenthaltsort ist Frankfurt am Main.[185]

Am 30. Mai 1942 wird Wasyl B. im Hilfskrankenhaus Limburg/Lahn aufgenommen.[186] Ebenfalls in Limburg wird gegen ihn am 16. Juli 1942 ein

184 Eckdaten seiner Behandlung in der Psychiatrischen und Nervenklinik finden sich auch in Listen (H-Listen, siehe Abschnitt 3.3) der Universitätsklinik wieder. Vgl. dazu ITS, Dokument ID 70393093 und 70393095.

185 Wie Anm. 177.

186 ITS, Liste (H-Liste, siehe Abschnitt 3.3) des Hilfskrankenhauses Limburg/Lahn, Dokument ID 70447113. Auf dieser Liste findet sich der Verweis auf eine Karteikarte und ein

Gerichtsverfahren wegen Erpressung begonnen.[187] Dieses wird am 19. April 1944 eingestellt, da die Erpressung nicht zu ermitteln ist.[188]

5.1.5 Estland

Gaffkystraße 9:

Alma U. ist ungefähr 40 Jahre alt, als sie 1942 nach Gießen kommt. Sie ist ledig. Ihr Beruf wird mit Lehrerin angegeben. Am 12. Dezember 1942 kehrt sie nach Estland zurück.[189]

5.1.6 Jugoslawien

Die 39-jährige Rusica M. kommt am 20. August 1942 nach Gießen.[190] Als Adressen werden nacheinander Klinikstraße 32, Friedrichstraße 18 D und Klinikstraße 37 angegeben. Rusica M. ist ledig und als Hausangestellte tätig. Auch nach dem Krieg ist sie als Küchenmädchen am Klinikum angestellt.[191] Außerdem ist sie von einem Diebstahl der Pauline P. betroffen, deren Geschichte im Folgenden dargestellt wird.

Krankenblatt und als deren Ausstellungsdatum der 30. Mai 1942. Aus dem Vergleich mit ähnlichen Listen, z. B. in Anm. 184, darf der Schluss gezogen werden, dass es sich hierbei um das Aufnahmedatum handelt. Der Grund für die Aufnahme konnte für die vorliegende Arbeit nicht geklärt werden.

187 ITS, nicht genauer gekennzeichnete Liste, Dokument ID 11634489 und Liste (J-Liste, siehe Abschnitt 3.3) des Amtsgerichts Limburg/Lahn, Dokument ID 70447134.

188 ITS, nicht genauer gekennzeichnete Liste, Dokument ID 11634489. Zum Schluss lässt sich die Frage stellen, ob Wasyl B. Zwangsarbeiter war. Zunächst arbeitete er freiwillig für die Deutschen. Als Dolmetscher im Polenfeldzug wurde er mit großer Wahrscheinlichkeit in Polen als Kollaborateur angesehen und hielt sich deswegen vermutlich auch weiterhin freiwillig in Deutschland auf. Von ihm als Zwangsarbeiter zu sprechen, zumindest für den Zeitraum, der relativ genau nachvollzogen werden kann, wäre deswegen nicht angemessen.

189 Im Jahr 1942 kamen viele Balten noch freiwillig nach Deutschland. Da Alma U. schon im Dezember 1942 wieder nach Estland zurückkehrt, ist es fraglich, ob sie unter Zwang in Deutschland arbeitete. Vgl. dazu Spoerer (2001), 73.

190 In ihrem Fall wird nicht ersichtlich, aus welchem Teil Jugoslawiens sie stammt. Ob es sich bei ihr um eine Zwangsarbeiterin handelt, ist deswegen nicht eindeutig zu beantworten.

191 Wie Anm. 162.

Im Jahre 1941 arbeitet Pauline P. als Fabrikarbeiterin in einer Emaillefabrik in Jugoslawien.[192] Im gleichen Jahr kommt sie nach Deutschland und ist zunächst als Fabrikarbeiterin in einer Fellfabrik in Frischborn tätig.[193] Pauline P. ist 29 Jahre alt, als sie am 20. August 1942 in Gießen gemeldet wird. Ihre erste von vier Adressen ist die Klinikstraße 37. Später wird auch noch die Friedrichstraße 22 angegeben. Sie ist ledig und ihre Tätigkeit wird mit »Hausangestellte«[194] benannt. Am 30. April 1943 tritt Pauline P. eine Haftstrafe von einem Jahr in der Haftanstalt Mainz an, nachdem sie bereits 17 Tage in Untersuchungshaft war.[195] Aus ihrem Geständnis geht hervor, dass Pauline P. seit August 1942 in der Chirurgischen Klinik als Stationsmädchen beschäftigt ist. In den Unterlagen der Aufnahmeverhandlung zum Strafvollzug gibt Pauline P. an, dass sie in dieser in Gemeinschaftsverpflegung gewesen sei. Mit Hilfe eines doppelten Schlüssels öffnete sie den Schrank ihrer Zimmergenossin Rusica M. und entwendete Wertsachen und Geld, mit denen sie nach Frankfurt zu ihrem Freund fuhr. Dieser überredete sie, die gestohlenen Sachen an ihre Eigentümerin zurückzugeben. In einem »Vermerk über die Erörterung von Tat und Vorleben und den dabei gewonnen Eindruck« findet sich die handschriftliche Bemerkung »Wollte ihren Arbeitsplatz in der Klinik verlassen, weil ihr die Arbeit dort zu schwer war. Zu diesem Zweck habe sie den Diebstahl ausgeführt«.[196]

Die Untersuchungshaft wird Pauline P. in vollem Umfang bei der Gefängnisstrafe angerechnet, die Kosten hat sie selbst zu tragen. Sie sei allerdings nicht als gestrauchelt anzusehen.

In dem Aufnahmeersuchen an die Haftanstalt Mainz wird ihr Geburtsort mit dem Verwaltungsbezirk Drawska angegeben, der früher zu Serbien gehörte. Unter »Staatsangehörigkeit« findet sich lediglich der Vermerk »Ausländerin«.[197] In der Steuerkartei des Stadtarchivs Gießen wird sie als

---

192 Dies geht aus einem im April 1948 an die International Refugee Organization (IRO) gestellten Hilfsantrag hervor. Vgl. dazu ITS, Akten ID 79597521. Zur IRO siehe Abschnitt 3.3.

193 Ebd.

194 In dem Hilfsantrag an die IRO (wie Anm. 192) wird sie während ihrer Tätigkeit an der Universitätsklinik Gießen als Aufwärterin bezeichnet.

195 Diese und der Großteil der folgenden Informationen zu Pauline P. stammen aus Unterlagen des Amtsgerichts Gießen und der Strafvollzugsanstalt Mainz. Vgl. dazu ITS, Dokument ID 11810552–11810573. Bei anderer Quelle wird dies direkt kenntlich gemacht.

196 Ebd., Dokument ID 11810565.

197 Ebd., Dokument ID 11810559.

staatenlos bezeichnet. Ein von ihr selbst in sehr gebrochenem Deutsch geschriebener Lebenslauf[198] vom 6. Juni 1943 gibt Einblicke in ihre Vorgeschichte. Vor drei Jahren habe sie geheiratet, ihr Mann sei in Belgrad gefallen. Sie habe ein Kind, das bei ihrer Mutter lebe. Seit zwei Jahren sei sie Witwe.

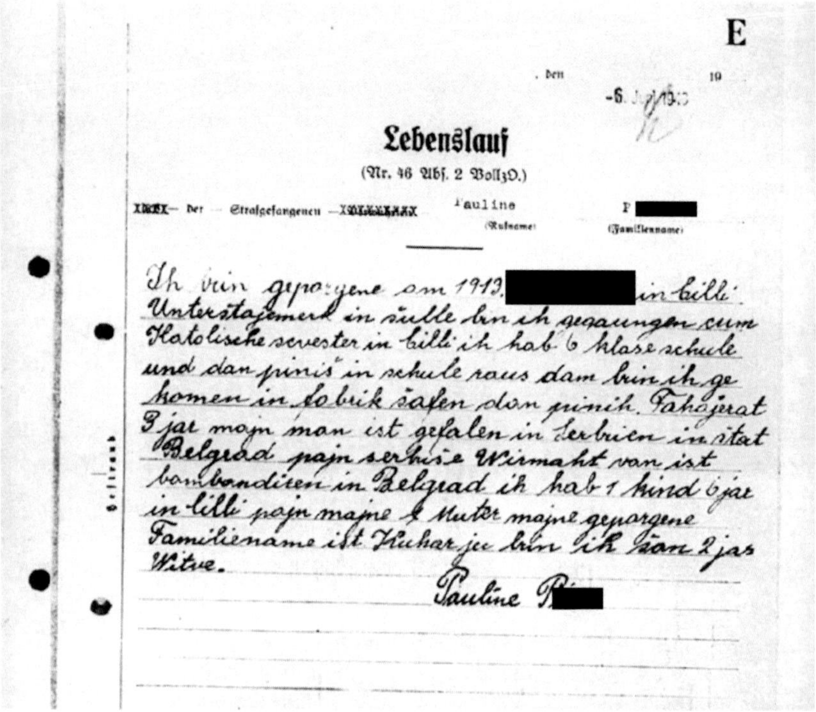

E

, den 19

-6. J...

Lebenslauf

(Nr. 46 Abs. 2 VollzO.)

XXXX – der – Strafgefangenen – XXXXXXXXX Pauline P [redacted]

(Rufname) (Familienname)

Ih bin geporgene am 1913. [redacted] in Cilli
Unterstajemerk in sulle bin ih gegaungen cum
Katolische sevester in Cilli ih hab 6 klase schule
und dan finis in schule raus dam bin ih ge
komen in fobrik šafen dan finih. Fahojerat
3 jar majn man ist gefalen in Serbien in stat
Belgrad pajn serbise Wirmaht van ist
bambanditen in Belgrad ih hab 1 kind 6 jar
in Cilli pajn majne Mutter majne geporgene
Familiename ist Kuhar jec bin ih šon 2 jar
Witwe.

Pauline P[redacted]

Abb. 13: Pauline P, Lebenslauf

Quelle: ITS

Kurz vor ihrer Entlassung bittet Pauline P., an den Direktor der Chirurgischen Klinik schreiben zu dürfen. Sie möchte nach ihrer Entlassung wieder dort arbeiten. Am 12. April 1944 wird sie in die Klinikstraße 37 entlassen.

198 Siehe Abb. 13.

Ab 28. Juni 1944 hält sich Pauline P. für kurze Zeit in Jugoslawien auf und ist am 11. Juli 1944 in Gießen gemeldet.[199] Von 1944 bis 1945 ist sie wieder in Frischborn in vermutlich der gleichen Fellfabrik wie 1941 tätig und arbeitet als Küchenmagd, Putzfrau und Wäscherin bis 1948[200] für die UNRRA[201] und IRO in verschiedenen Orten in Hessen.[202] Auch 1963 hält sich Pauline P. in Deutschland auf. Sie bittet bei der Haftanstalt Mainz um eine Bescheinigung über den Gefängnisaufenthalt.[203]

5.1.7 Tschechische Republik[204]

Klinikstraße 32 E:

Milos P. ist 18 Jahre alt, als er 1941 in Berlin-Dreilinden als Schlosser bei der Firma Bosch arbeitet.[205] Er versucht zu fliehen und wird im Oktober 1941 von der Gestapo wegen »Sabotage, Flucht nach Übersee« verhaftet.[206] Milos P. kommt in das Arbeitserziehungslager (AEL) Farge bei Bremen und arbeitet hier beim »Zuschütten von Ölbehältern«.[207] Am 11. März 1942 wird er in Gießen gemeldet.[208] Vom 12. März 1942 bis zum 13. Feb-

---

199 Stadtarchiv Gießen, Steuerkartei, Karte Pauline P.

200 Die Angaben zu ihren Tätigkeiten enden 1948, da der Antrag in diesem Jahre gestellt wurde. Wie Anm. 192.

201 Wie Anm. 192.

202 Ebd.

203 ITS, Dokument ID 11810574.

204 In der Steuerkartei steht der historisch negativ besetzte Begriff »Tschechei«. Dieser wird hier und im Folgenden durch »Tschechische Republik« oder kurz »Tschechien« ersetzt.

205 Dies geht aus einem von Milos P. ausgefüllten Fragebogen zum Gesuch um Beschaffung einer Haftbestätigung beim ITS vom 12. Januar 1977 hervor. Vgl. dazu ITS, Korrespondenzakte T/D 112 038. In Abschnitt 11 findet sich die Übersetzung einer Diplomarbeit von Marie Klepárníková aus dem Tschechischen. Klepárníková stellt auf 16 Seiten die Erinnerungen von Milos P. zu seinem Aufenthalt in Deutschland während des Zweiten Weltkrieges dar. Die wesentlichen Eckdaten des vorliegenden Kapitels werden durch Klepárníkovás Arbeit bestätigt. Abweichungen werden hier kenntlich gemacht. Bei Klepárníkovás Arbeit handelt es sich um einen Erinnerungsbericht, der methodisch nicht mit dem vorliegenden Kapitel übereinstimmt. Sie wurde deswegen separat in den Anhang gestellt.

206 Ebd. Klepárníková gibt das Datum der Verhaftung mit dem 10. September 1941 an (siehe Abschnitt 11).

207 Ebd. Nach der Internierung in das AEL Farge werden von Klepárníková eine Haft im Berliner Umland sowie ein weiterer Aufenthalt bei der Firma Bosch angegeben.

208 Neben der Angabe aus der Steuerkartei des Stadtarchivs findet sich dieses Datum auch in einer Liste (F-Liste, siehe Abschnitt 3.3) des Oberbürgermeisters der Stadt Gießen.

ruar 1943 ist er bei der Firma Faber und Schnepp, Hoch- und Tiefbau, beschäftigt.[209] Mit seiner fünften Adresse in Gießen ist Milos P. bei der Maschinenzentrale der Universitätskliniken gemeldet. Ein Brief des Verwaltungsdirektors der klinischen Universitäts-Anstalten an das Rektorat der Ludwigs-Universität vom 14. Februar 1944 gibt näheren Aufschluss über seine Tätigkeit:

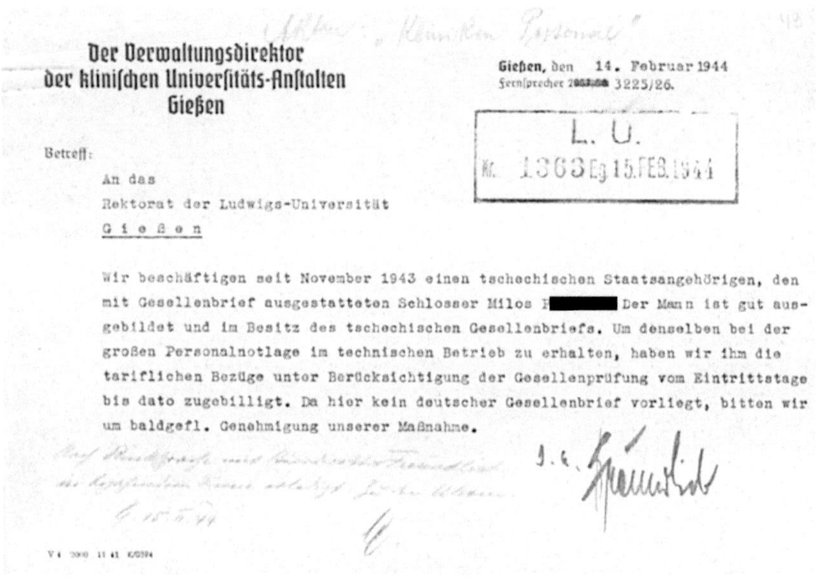

Der Verwaltungsdirektor
der klinischen Universitäts-Anstalten
Gießen

Gießen, den 14. Februar 1944
Fernsprecher 3225/26.

L. U.
Nr. 1363 Eg 15.FEB.1944

Betreff:

An das
Rektorat der Ludwigs-Universität
G i e ß e n

Wir beschäftigen seit November 1943 einen tschechischen Staatsangehörigen, den mit Gesellenbrief ausgestatteten Schlosser Milos [redacted] Der Mann ist gut ausgebildet und im Besitz des tschechischen Gesellenbriefs. Um denselben bei der großen Personalnotlage im technischen Betrieb zu erhalten, haben wir ihm die tariflichen Bezüge unter Berücksichtigung der Gesellenprüfung vom Eintrittstage bis dato zugebilligt. Da hier kein deutscher Gesellenbrief vorliegt, bitten wir um baldgefl. Genehmigung unserer Maßnahme.

i. A.

Abb. 14: Milos P., Verwaltung der Universitätsklinik Gießen

Quelle: UA Gießen

»Wir beschäftigen seit November 1943 einen tschechischen Staatsangehörigen, den mit Gesellenbrief ausgestatteten Schlosser Milos P. Der Mann ist gut ausgebildet und im Besitz des tschechischen Gesellenbriefs. Um denselben bei der großen Personalnotlage im technischen Betrieb zu erhalten, haben wir ihm die tariflichen

---

Vgl. dazu ITS, Dokument ID 70393359. Außerdem bestehen zwei Listen (K-Listen, siehe Abschnitt 3.3), der Allgemeinen Ortskrankenkasse (A.O.K.) Gießen und des Versicherungsamts Gießen. Aus ihnen geht hervor, dass am 12. März 1943 eine Karteikarte von der A.O.K. und am 16. April 1943 eine Invalidenkarte vom Versicherungsamt ausgestellt wurden. Vgl. dazu ITS, Dokument ID 70393428 und 70393427.

209 ITS, Liste (F-Liste, siehe Abschnitt 3.3) der Firma Faber und Schnepp, Dokument ID 70393372. Als zweite von fünf Adressen wird auch in der Steuerkartei des Stadtarchivs das Lager Faber und Sohn angegeben.

Bezüge unter Berücksichtigung der Gesellenprüfung vom Eintrittsdatum bis dato zugebilligt. Da hier kein deutscher Gesellenbrief vorliegt, bitten wir um baldgefl. Genehmigung unserer Maßnahme.«[210]

Handschriftlich unter diesem Brief befindet sich eine Notiz vom 15. Februar 1944, dass die Angelegenheit nach Rückfrage erledigt sei.

Drei Monate später, am 6. Mai 1944, wird Milos P. in Gießen abgemeldet und kommt in das Lager der Buderus-Eisenwerke nach Lollar. Bei der Betriebskrankenkasse der Buderus-Eisenwerke ist er vom 9. Mai bis zum 4. August 1944 gemeldet.[211] Vermutlich nach dem 4. August 1944 wird Milos P. abermals von der Gestapo verhaftet, da er »politisch unzuverlässig«[212] sei.[213] In der Folge kommt er in mehrere Arbeitserziehungslager.[214] In Hundstadt muss Milos P. im »Tunnel F1« arbeiten, in Langendiebach bei Hanau »am Militärflugplatz im Walde« und in Heddernheim »in der Fabrik Henkelwerke«.[215] Am 5. März 1945[216] soll Milos P. vom AEL-Heddernheim in das Konzentrationslager Sachsenhausen überführt werden.[217] Während einer Evakuierung gelingt ihm jedoch die Flucht aus dem Transport.[218]

210 Siehe Abb. 13.

211 ITS, Auszüge aus dem Mitgliederbuch zur Betriebskrankenkasse der Buderus Heiztechnik GmbH, Werk Lollar, Dokument ID 70511506.

212 Wie Anm. 205.

213 Milos P. gibt in dem genannten Fragebogen das Datum seiner zweiten und letzten Inhaftierung mit Juni 1943 an und vermerkt gleichzeitig als letzten Wohnort vor der Verhaftung »Gießen (Krankenhaus)«. Klepárníková schreibt, dass Milos P. nach einem Aufenthalt als Patient im städtischen Krankenhaus Gießen im April 1943 inhaftiert wird und kurz darauf ins AEL Heddernheim kommt. Wenn sich die Angabe »Gießen (Krankenhaus)« auf dem Fragebogen auf den stationären Aufenthalt und nicht auf die Arbeit als Schlosser im Universitätsklinikum Gießen bezieht, dann existiert keine dokumentierte Erinnerung von Milos P. an seinen Arbeitsaufenthalt im Universitätsklinikum. Die Arbeit bei den Buderus-Eisenwerken wurde von ihm ebenfalls nicht berichtet. Möglicherweise handelt es sich bei den vorgezogenen Daten zur Inhaftierung auf dem Fragebogen sowie in dem Erinnerungsbericht um einen Erinnerungsfehler von Milos P.

214 Wie Anm. 205.

215 Ebd.

216 In dem Fragebogen (wie Anm. 205) gibt Milos P. das Ende seiner Inhaftierung mit Januar 1945 an. Da jedoch mehrere Dokumente über den Transport bestehen (siehe Anm. 217), handelt es sich vermutlich auch um einen Erinnerungsfehler.

217 ITS, Transportzettel und Transportlisten, Dokument ID 11291857, 11364419, 11364438 und 11364445, siehe Abb. 15.

218 Wie Anm. 205. Zur Flucht und dem folgenden Schicksal von Milos P. siehe ausführlich Abschnitt 11.

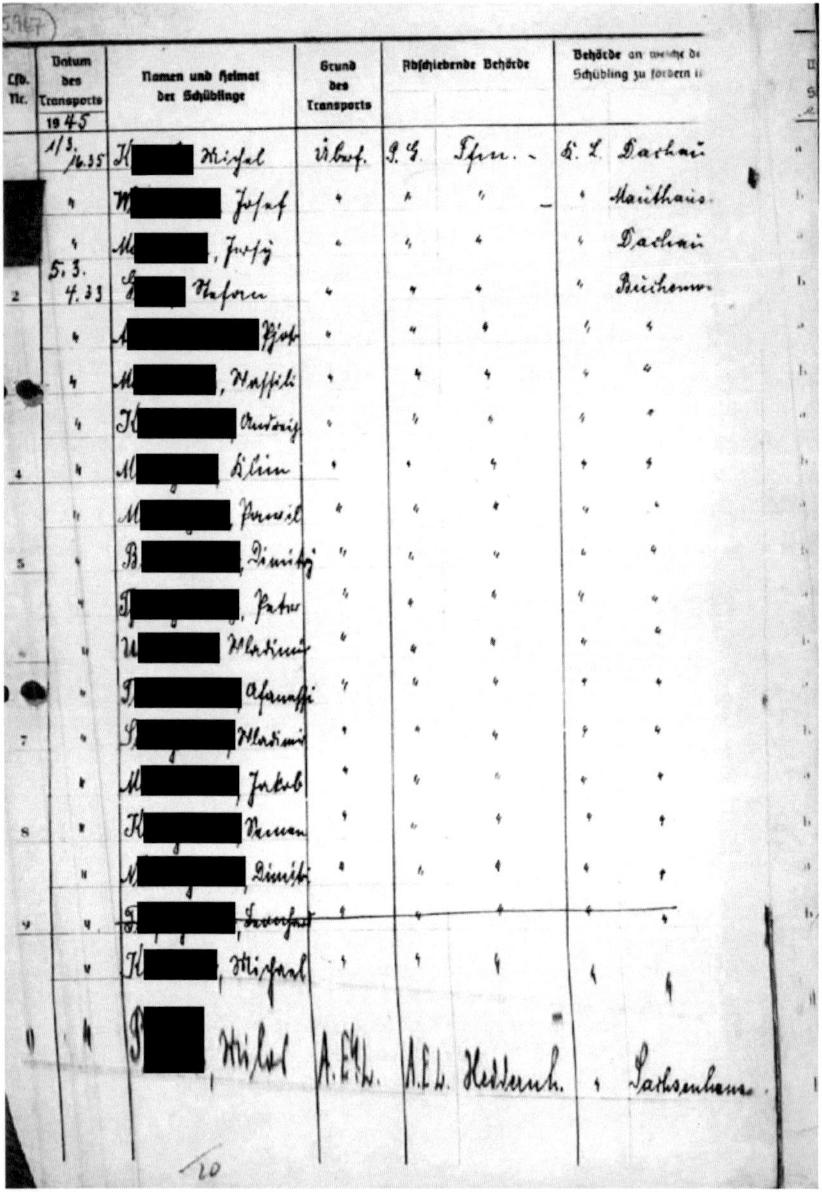

Lfd. Nr.	Datum des Transports 1945	Namen und Heimat der Schüblinge	Grund des Transports	Abschiebende Behörde	Behörde an welche der Schübling zu fördern ist
	1/3. 16.35	K[redacted] Michal	Überf.	G. S. [illegible]	K. L. Dachau
	"	M[redacted] Josef	"	" "	" Mauthausen
	"	M[redacted], Josip	"	" "	" Dachau
2	5. 3. 4.33	S[redacted] Stefan	"	" "	" Buchenwald
	"	M[redacted] [illegible]	"	" "	" "
	"	M[redacted], Wassili	"	" "	" "
	"	K[redacted] [illegible]	"	" "	" "
4	"	M[redacted] [illegible]	"	" "	" "
	"	M[redacted] Pawel	"	" "	" "
5	"	B[redacted] Dimitrij	"	" "	" "
	"	T[redacted], Peter	"	" "	" "
	"	U[redacted] Wladimir	"	" "	" "
	"	T[redacted] Afanassi	"	" "	" "
7	"	S[redacted] Wladimir	"	" "	" "
	"	M[redacted] Jakob	"	" "	" "
8	"	K[redacted] [illegible]	"	" "	" "
	"	M[redacted] Dimitri	"	" "	" "
9	"	[redacted] [illegible]	"	" "	" "
	"	K[redacted], Michael	"	" "	" "
	"	P[redacted], Milos	A.E.L.	A.E.L. Heddernh.	" Sachsenhausen

Abb. 15: Milos P., Transportliste für das Konzentrationslager Sachsenhausen

Quelle: ITS

5.1.8 Belgien

Klinikstraße 37:

Germania S. ist 18 Jahre alt, als sie am 25. März 1942 nach Gießen kommt. Als zweite von drei Adressen gibt sie die Klinikstraße 37 an. Sie ist ledig und als Hausangestellte tätig. Am 28. August 1943 kehrt sie wieder in ihren Heimatort nach Belgien zurück.[219]

Körnerstraße 8:

Georgette H. ist 21 Jahre alt, als sie am 28. April 1942 nach Gießen kommt.[220] Ihre zweite Adresse ist die Körnerstraße 8. Sie ist verheiratet und als Schneiderin tätig. Genau ein Jahr später kehrt sie nach Belgien zurück.

5.1.9 Holland

Friedrichstraße 22:

Die 26-jährige Jantje K. kommt am 6. September 1944 nach Gießen. Erst als zweite Adresse wird die Friedrichstraße 22 angegeben. Jantje K. ist ledig und als Serviererin tätig. Drei Monate später, am 6. Dezember 1944, kehrt sie in ihren Geburtsort zurück.

Klinikstraße 32:

Aletta B. ist 43 Jahre alt, als sie am 13. Mai 1941 nach Gießen kommt. Als dritte Adresse gibt sie die Klinikstraße 32 an. Sie ist ledig und als Hausangestellte tätig. Bereits am 17. Dezember 1941 kehrt sie nach Holland zurück.[221]

---

219 Da erst im Oktober 1942 eine Melde- und Arbeitspflicht in Belgien eingeführt wurde, die gegebenenfalls in Deutschland abzuleisten war, und Germania S. sich im August 1943 wieder in Belgien befindet, ist es eher unwahrscheinlich, dass sie unter Zwang in Deutschland arbeiten musste. Vgl. dazu Spoerer (2001), 61.

220 Für Georgette H. gilt Gleiches wie für Germania S.

221 Für Aletta B. gilt Ähnliches wie für Germania S. und Georgette H. In Holland wurde im Februar 1941 die Meldepflicht für niederländische Arbeitslose eingeführt. Im März 1942 wurde die Dienstpflicht auf Deutschland ausgeweitet. Da sich Aletta B. bereits im De-

Helene J. ist 19 Jahre alt, als sie am 3. Juli 1942 nach Gießen kommt. Erst ihre zweite Adresse ist die Klinikstraße 32. Sie ist ledig und als Hausangestellte tätig. Ihr Wegzug wird mit dem 1. Januar 1946 benannt, der nächste Aufenthaltsort ist unbekannt.

Die 17-jährige Agnes R. kommt einen Tag später, am 4. Juli 1942, nach Gießen. Ihre erste Adresse ist die Klinikstraße 32. Agnes R. ist ledig und als Hausangestellte beschäftigt. Am 10. Dezember 1943[222] kehrt sie in ihren Geburtsort zurück und kommt am 9. September 1944 zurück nach Gießen. Hier wird die Friedrichstraße 22 und eine weitere Adresse angegeben.

Die 26-jährige Johanna K. kommt am 3. September 1943 nach Gießen. Ihre zweite Adresse ist die Klinikstraße 32. Sie ist ledig und als Hausgehilfin tätig. Am 1. Mai 1944 wird sie in Gießen abgemeldet. Ihr nächster Aufenthaltsort ist Heuchelheim.

Wilhelmstraße 14:

Die Schwesternhelferin Anna S. ist 19 Jahre alt, als sie am 28. August 1944 nach Gießen kommt. Sie ist ledig. Auf den 27. März 1945, zur Zeit des Einzugs der US-amerikanischen Armee, wird ihr Wegzug aus Gießen datiert. Ihr nächster Aufenthaltsort ist Weimar.

5.1.10 Frankreich

Am Steg 18:

Der Pfleger Louis T. ist 24 Jahre alt, als er am 17. März 1944 nach Gießen kommt. Er ist ledig. Sein Abmeldedatum ist der 1. Januar 1946. Der nächste Aufenthaltsort ist unbekannt.

Gaffkystraße 14:

Die 46-jährige Henri Salomé G. kommt am 17. August 1943 nach Gießen. Sie ist verheiratet und als Manglerin tätig. Am 30. August 1944 wird sie in

zember 1941 wieder in Holland befindet, ist es auch bei ihr eher unwahrscheinlich, dass sie unter Zwang in Deutschland arbeiten musste. Vgl. dazu Spoerer (2001), 59.

222 Da die Karte aus der Steuerkartei von Agnes R. in diesem Punkt uneindeutig ist, kann es sich hierbei auch um den 4. Oktober 1943 handeln.

Gießen abgemeldet und kommt nach Nidda in das Arbeitskommando 246. Über den weiteren Verbleib ist nichts bekannt.

Klinikstraße 37:

Anny B. ist 25 Jahre alt, als sie am 26. März 1942 nach Gießen kommt. Sie ist ledig und als Büfettfräulein und Pflegerin tätig. In Gießen werden drei Adressen angegeben, als zweite die Klinikstraße 37. Am 9. Dezember 1942 wird sie in Gießen abgemeldet und kommt nach Hohensolms. Einen Monat später, am 4. Januar 1943, befindet sie sich wieder in Gießen. Ihr nächstes Abmeldedatum ist der 15. Mai 1943 und der Aufenthaltsort das Hotel Hechten in Amberg in der Oberpfalz.[223]

5.1.11 Italien

Gaffkystraße 14:

Die verheiratete Ines L. ist 22 Jahre alt, als sie am 5. Juni 1944 nach Gießen kommt. Ein zweites Anmeldedatum ist drei Wochen später mit dem 27. Juni 1944 angegeben. Ihre erste Adresse ist die Hautklinik, später das SS-Lazarett in der Licher Straße 106. Ines L. ist als Wäscherin beschäftigt. Am 19. Oktober 1944 wird sie in Gießen abgemeldet und kommt nach Buchwald.[224]

Klinikstraße 32:

Die 21-jährige Rina C. kommt am 5. Juni 1944 nach Gießen. Als erste von zwei Adressen ist die Klinikstraße 32 angegeben. Rina C. ist ledig und als Hausgehilfin tätig. Am 25. Oktober 1944 kehrt sie nach Italien zurück.

Elisa M. ist 22 Jahre alt, als sie ebenfalls am 5. Juni[225] 1944 nach Gießen kommt. Sie wohnt in der Frauenklinik und als zweite Adresse ist die Licher Straße 106 angegeben. Elisa M. ist ledig und als Hausgehilfin tätig. Am 19.

---

223 Aus diesem Verlauf kann auch bei Anny B. keine eindeutige Aussage darüber gemacht werden, ob sie unter Zwang in Deutschland arbeiten musste.

224 Buchwald ist ein kleiner Ort in Hessen bei Echzell und nicht zu verwechseln mit dem Konzentrationslager Buchenwald.

225 Auffällig ist das Anmeldedatum der letzten drei Italienerinnen. Sie scheinen mit einem gemeinsamen Transport nach Gießen gekommen zu sein.

Oktober 1944 wird sie in Gießen abgemeldet. Ihr nächster Aufenthaltsort ist Stuttgart.

Klinikstraße 37:

Die Krankenschwester Adele C. ist 24 Jahre alt, als sie am 6. November 1944 nach Gießen kommt. Als zweite Adresse wird die Klinikstraße 37 genannt. Adele C. ist ledig. Am 26. Januar 1945 wird sie in Gießen abgemeldet und geht nach Laubach in eine Chirurgische Klinik.

Körnerstraße 8:

Die 18-jährige Bruna M. kommt am 4. Juni 1944 nach Gießen. Als erste von zwei Adressen wird die Körnerstraße 8 angegeben. Bruna M. ist ledig und als Hausgehilfin tätig. Ihr Abmeldedatum ist der 1. Januar 1946. Ihr nächster Aufenthaltsort ist unbekannt.

Wilhelmstraße 14:

Elice C. ist 22 Jahre alt, als sie am 22. Juli 1944 nach Gießen kommt. Sie ist ledig und als Hausgehilfin tätig. Am 13. Oktober 1944 wird sie in Gießen abgemeldet und geht nach Stuttgart.

5.2 Hinweise auf ausländische Arbeitskräfte am Universitätsklinikum Gießen aus Patientenakten

Einige Patientenakten der Psychiatrischen und Nervenklinik geben bruchstückhafte Informationen zu an der Klinik tätigen ausländischen Arbeitskräften. Wesentlich neue Erkenntnisse können hier allerdings nicht gewonnen werden.

Aus der Akte der Patientin Wladyslawa C. geht hervor, dass sie mit anderen Polinnen in der Lupusheilstätte beschäftigt ist.[226] Dies deckt sich mit den oben dargestellten Fällen.

226 UA Gießen, Bestand Krankenakten der Psychiatrischen und Nervenklinik, Karton 494, Akte Wladyslawa C. Siehe auch Abschnitt 6.2.3.

In zwei Patientenakten wird ein ukrainischer Gartenarbeiter erwähnt, der als Dolmetscher herangezogen wurde.[227] Da sich die Patientinnen vom 5. bis zum 29. November 1943 und vom 10. bis zum 24. Mai 1944 in der Klinik aufhielten, darf angenommen werden, dass es sich hierbei um Michael B.[228] handelt. Auch bei anderen Patienten wurden Dolmetscher zur Exploration hinzugezogen. Es ist also möglich, dass es sich auch hier um ausländische Angestellte handelte.

Zudem erzählt der Ukrainer Wasyl B. in der Anamnese von seiner Tätigkeit an der Chirurgischen Klinik.[229]

5.3 Einsatz von Kriegsgefangenen am Universitätsklinikum Gießen

Zum Einsatz von Kriegsgefangenen am Universitätsklinikum liegen bruchstückhafte Informationen aus den Unterlagen des Stadtarchivs vor. Die Abrechnungen über den Betrieb des Kriegsgefangenenlagers Philosophenwald belegen, dass die »Verwaltung der klinischen Universitätsanstalten« im Dezember 1940 und Januar 1941 Kriegsgefangene beschäftigte.[230] Außerdem erscheint auf diesen Abrechnungslisten auch das Institut für Wehrpharmazie und angewandte Chemie der Militärärztlichen Akademie, Zweigstelle Gießen.[231] Von November 1943 bis Januar 1945 wurden hier Kriegsgefangene eingesetzt. 1943 wurde es neben anderen Instituten der Militärärztlichen Akademie in Gebäude der Medizinischen Fakultät Gießen ausgelagert. Eine Zusammenarbeit zwischen der Militärärztlichen Akademie und Personal der Medizinischen Fakultät ist vielfach belegt.[232]

227 Hierzu und zu Folgendem ebd., Karton 566, Akte Ksenja D., und Karton 616, Akte Antonina S.

228 Siehe Abschnitt 5.1.3.

229 Siehe Abschnitt 5.1.4.

230 Stadtarchiv Gießen, N 279 und N 280.

231 Ebd.

232 Oehler-Klein/Neumann (2007).

5.4 Medizinstudenten als Zwangsarbeiter am Universitätsklinikum Gießen?

Wie in Abschnitt 2.2.1 beschrieben, konnten auch ausländische Medizinstudenten zu Zwangsarbeitern werden. In Gießen hatte die Verwaltung der Universitätskliniken (wie oben dargestellt) zumindest die Absicht, ausländische Medizinstudenten als Pflegekräfte einzustellen. Vielleicht war der 24-jährige französische Pfleger Louis T. ein solcher Medizinstudent.[233] Das Alter von Louis T. und der Zeitpunkt seiner Meldung in Gießen lassen dies möglich erscheinen. Louis T. kam am 17. März 1944 nach Gießen, dieser Zeitpunkt liegt also deutlich nach dem Schriftwechsel zwischen Verwaltung und Rektorat der Universitätskliniken vom 19. März 1943,[234] in dem es heißt, dass ein erstes Angebot an dem nicht vorhandenen Wohnraum gescheitert sei. Auch die Staatsangehörigkeit von Louis T. könnte für diese These sprechen, da verschiedenen anderen Krankenhäusern neben holländischen Medizinstudenten vor allem französische Medizinstudenten als Pflegekräfte angeboten wurden.[235] Um diesen Bereich weiter zu beleuchten, wurde in der Steuerkartei des Stadtarchivs nach ausländischen Medizinstudenten gesucht, die in der oben gegebenen Definition ihrer Nationalität nach zunächst als Zwangsarbeiter in Frage kamen.[236] Dabei konnten 29 Studenten ermittelt werden. Zahlreiche Personen schieden trotz passender Nationalität aus, da sie der SS oder der Wehrmacht angehörten. Bei Abgleich mit den Matrikelkarten, Matrikelakten[237] und den Beständen des ITS[238] wurde festgestellt, dass 26 der 29 Studenten immatrikuliert waren und fünf ebenfalls der SS angehörten. Keiner der Personen war bei einer Adresse des Klinikums gemeldet.[239] Der Inhalt der Matrikelkarten und Matrikelakten lässt keine Rückschlüsse auf irgendeine Form von Zwangsarbeit zu. Vielmehr spiegelt sich hier der normale Ablauf eines Studiums

233 Siehe Abschnitt 5.1.10.

234 Siehe Anm. 132.

235 Berger (2001), 305 f.; Oberling (2004), 128; Winkler (2004), 190 ff.; Frewer/Schmidt/Wolters (2004), 343 f.; Bremberger/Frewer (2009) 202 ff.

236 Siehe Abschnitt 2.1.

237 Siehe Abschnitt 3.2.

238 Siehe Abschnitt 3.3.

239 Siehe Abschnitt 5.1.

wider. Als Beispiele seien das Vorliegen von Bibliothekskarten, Scheinen und einem Studienbuch genannt.[240]

Ein besonderer Fall ist der Pole Roman K. Dieser stellte im Jahre 1950 einen Hilfsantrag an die IRO.[241] In dem dort enthaltenen Lebenslauf gibt Roman K. an, im Jahre 1943 als Arbeiter nach Deutschland deportiert worden zu sein. Kurze Zeit darauf sei er zum Arzt für die ausländischen Arbeiter in Rudolstadt und Gießen ernannt worden.[242] In seiner Matrikelkarte ist hingegen vermerkt, dass er von 1942 bis 1944 in Lemberg studierte, am 19. Mai 1944 in Gießen immatrikuliert wurde und am 1. Juni 1945 das Staatsexamen ablegte.[243] Ein zur Immatrikulation von ihm handgeschriebener Lebenslauf vom 27. April 1944 gibt noch weiteren Aufschluss:

»1941–42 war er als Stellvertreter des Leiters der Abt. Propaganda Außenstelle Stanislau tätig. Bei seiner Einberufung zu den Waffen SS [sic!] am 3.4.44 hat er das 9. Sem. seines Studiums beendet.«[244]

Der Vergleich der Dokumente lässt den Schluss zu, dass Roman K. sich fälschlicherweise als Opfer der Nationalsozialisten ausgab. Damit hatte er offenbar großen Erfolg, denn in dem Lebenslauf für die IRO ist eine Karriere bei unterschiedlichen Organisationen genannt, und beigefügt sind mehrere Empfehlungsschreiben und Zertifikate, unter anderem des Polnischen Roten Kreuzes und der US-amerikanischen Armee.[245]

---

240 Ausführlich zu ausländischen Medizinstudenten an der Universität Gießen während des Zweiten Weltkrieges sei hier verwiesen auf: Siebe (2000), 81–110 und Siebe (2007), 210–219.

241 ITS, Akten ID 81064370. Für die IRO siehe Abschnitt 3.3. Genau genommen handelt es sich hierbei um die OIR (Organisation Internationale pour les Réfugiés), die IRO der französischen Schweiz.

242 In dem Originaltext heißt es: »1943–1945: Il est déporté en Allemagne comme ouvrier, mais peu de temps après il est nommé médecin consultant pour les travailleurs étrangers à Rudolstadt et à Gießen.« Ebd.

243 UA Gießen, Bestand Immatrikulationskarten (1933–1945), Karte Roman K.

244 UA Gießen, Bestand Immatrikulationsakten, Akte Roman K.

245 Wie Anm. 241.

5.5 Zwangsarbeiterinnen als Hausangestellte bei Ärzten des Universitätsklinikums Gießen

Denise A. aus Frankreich ist 22 Jahre alt, als sie am 16. Dezember 1943 nach Gießen kommt.[246] Sie ist ledig und bei Friedrich Bernhard, Professor für Chirurgie und Direktor der Chirurgischen Klinik, als Hausgehilfin tätig.[247] Am 23. Mai 1944 geht sie nach Paris.

Die 16-jährige Katja P. aus Russland kommt am 15. November 1943 nach Gießen. Sie ist ledig und bei Dr. Ludwig Rathcke, wissenschaftlicher Assistent und Oberarzt an der Chirurgischen Klinik, als Hausgehilfin beschäftigt.[248] Am 31. August 1944 wird sie in Gießen abgemeldet. Ihr nächster Aufenthaltsort ist Heuchelheim.

Die russische »Ostarbeiterin« Gewgenja S. ist 21 Jahre alt, als sie am 5. November 1942 nach Gießen kommt. Zuerst ist sie bei Dr. Hans Werner Gerstenberg, angestellt an der Medizinischen und Nervenklinik, als Hausgehilfin tätig.[249] Später werden noch zwei weitere Adressen angegeben, aus denen keine Beschäftigung abgeleitet werden kann. Am 9. April 1945 heiratet sie den Russen Peter G. Dieser ist seit dem 26. Mai 1943 in Gießen und an der Universität angestellt. Seit dem 11. November 1943 ist er aus den »Ostarbeiter«-Bestimmungen herausgenommen.

---

246 Alle Angaben in Abschnitt 5.5, bei denen nicht explizit auf eine andere Quelle verwiesen wird, stammen aus der Steuerkartei des Stadtarchivs.

247 In der Steuerkartei des Stadtarchivs Gießen ist Prof. Bernhard als Arbeitgeber genannt. Die in der Steuerkartei genannte Adresse stimmt mit den Angaben der Personalunterlagen von Prof. Bernhard aus dem Universitätsarchiv Gießen überein. Vgl. dazu UA Gießen, Personalaktenübergabe August 1996, Karton 13, Akte Prof. Bernhard.

248 In der Steuerkartei des Stadtarchivs Gießen findet sich hinter der Adresse der Zusatz »bei Dr. Rathke [sic!]«. Die Adresse stimmt wie bei Prof. Bernhard mit den Angaben seiner Personalunterlagen überein. Vgl. dazu UA Gießen, Personalaktenübergabe August 1996, Karton 159, Akte Dr. Rathcke.

249 In der Steuerkartei des Stadtarchivs Gießen findet sich hinter der Adresse der Zusatz »b. Dr. Gerstenberg«. Ein Hans Werner Gerstenberg ist seit dem 1. August 1938 Assistent an der Medizinischen und Nervenklinik. Vgl. dazu UA Gießen, PrA Nr. 220. Eine Adresse konnte aus diesen Unterlagen nicht herausgefunden werden. Die Adresse von Hans Werner Gerstenberg im Adressbuch Gießen 1941 stimmt aber mit der Adresse in der Steuerkartei überein. Vgl. dazu Stadtarchiv Gießen, Adressbuch 1941, 36.

5.6 Zusammenfassende Überlegungen zu Zwangsarbeitern als Arbeitskräfte am Universitätsklinikum Gießen

In Abschnitt 5.1 wurden bereits einige Fälle von Zwangsarbeit als fraglich oder unwahrscheinlich benannt. Hierzu gehören Wasyl B. aus der Ukraine, Nikolai B. aus der Gruppe »Polen v. Ukraine«, Alma U. aus Estland, Rusica M. aus Jugoslawien, Germania S. und Georgette H. aus Belgien, Aletta B. aus Holland und Anny B. aus Frankreich. Einen Grenzfall stellt Pauline P. dar, die vermutlich Serbin ist,[250] gleichzeitig als staatenlos, aber auch als Ausländerin bezeichnet wird. Die Gruppe der Staatenlosen ist bisher wenig erforscht. Wird angenommen, dass Pauline P. als Serbin bzw. Ausländerin behandelt wurde, so gehört sie in die Gruppe 1 aus Abschnitt 2.1 der Zwangsarbeiter. An diesem Beispiel wird deutlich, wie schwer der Begriff »Zwangsarbeit« in einigen Fällen zu deuten ist. Eine sichere Aussage kann hier nicht getroffen werden. Ebenfalls keine eindeutige Aussage ist bei den Personen zu machen, die zur Gruppe 1 gehören, die vor März 1944 nach Gießen kamen und bei denen das Abmeldedatum in Gießen mit dem 1. Januar 1946 angegeben wird. Das Beispiel der Pauline P. zeigt, dass die Personen eventuell zum tatsächlichen Datum des Ortswechsels nicht erfasst wurden. Hierzu gehört Helene J. aus Holland. Eine weitere Überlegung betrifft Personen, die ebenfalls zur Gruppe 1 gehören, vor März 1944 nach Gießen kamen, sich über diesen Zeitpunkt hinaus in Gießen aufhielten, mehrere Adressen angegeben haben und bei denen die Adressen keinem bestimmten Datum zuzuordnen sind. Wird hier nicht als letzte Adresse ein Gebäude des Klinikums angegeben, so wäre zu argumentieren, dass sie nicht eindeutig als Zwangsarbeiter an der Universitätsklinik anzusehen sind, da der Zeitpunkt, zu dem sie in der Klinik beschäftigt waren, nicht eindeutig bestimmbar ist. Dies betrifft Pelagia B. Ähnliches trifft auf Agnes R. zu, die vor März 1944 in der Klinikstraße 32 beschäftigt war, in ihre Heimat zurückkehrte und im September 1944 in der Friedrichstraße 22 gemeldet war. Hier wäre zu argumentieren, dass Agnes R. zum Zeitpunkt ihrer Beschäftigung in der Klinikstraße 32 noch nicht eindeutig den Zwangsarbeitern zuzuordnen ist. Ein letzter Gedanke hierzu betrifft die 27-jährige Anna M. aus Russland. Vor dem 22. Juni 1941 aus der Sowjetunion emigrierte Menschen jeglicher Volkstumszugehörigkeit fielen nicht

250 Pauline P. kommt aus einem Gebiet des ehemaligen Serbiens, eine ethnische Zugehörigkeit ist dadurch nur wahrscheinlich, aber nicht sicher.

unter die »Ostarbeitererlasse«.[251] Anna M., die nicht als »Ostarbeiterin« kenntlich ist, vor März 1944 nach Gießen kam und deren Wegzug mit dem 1. Januar 1946 angegeben wird, stellt einen nicht ganz klaren Fall dar. Sie hielt sich möglicherweise bevor sie nach Gießen kam, das heißt schon vor Juni 1941 in Deutschland auf. Die meisten Arbeitsverhältnisse von Ausländern hatten jedoch ab Mitte 1942 Zwangscharakter,[252] und dies traf sicherlich vor allem auf Menschen aus Osteuropa zu. Deswegen und weil die Überlegungen zu Pelagia B., Agnes R. und Anna M. sehr rechtspositivistisch sind, werden sie im Folgenden nicht herangezogen. Hier ist nochmals zu betonen, dass es sich bei den Quellen um sehr lückenhaftes Material handelt und die folgende Aufstellung wahrscheinlich nur einen Ausschnitt der ausländischen Arbeitskräfte am Universitätsklinikum zeigt.

In der Psychiatrischen und Nervenklinik wurden unter Auslassung des fraglichen Falls von Nikolai B. als Zwangsarbeiter zwei Lagerarbeiter und ein Gartenarbeiter, die vermutlich alle zu den »Polen ukrainischen Volkstums« gehörten, sowie ein französischer Pfleger beschäftigt.

In der Kinderklinik wurden als Zwangsarbeiter eine russische Schenkamme und eine Wäscherin, die vermutlich zu den »Polen ukrainischen Volkstums« gehörte, beschäftigt.

In der Augenklinik oder dem Institut für Rassenpflege[253] waren unter Auslassung des fraglichen Falls der Rusica M.[254] als Zwangsarbeiter eine russische Hausangestellte und eine polnische Näherin tätig.

In der Hals-Nasen-Ohrenklinik wurde unter Auslassung des fraglichen Falls der Pauline P. als Zwangsarbeiterin eine holländische Serviererin beschäftigt.

In der Klinik für Haut- und Geschlechtskrankheiten waren als Zwangsarbeiter eine russische Hausgehilfin, ein polnisches Hausmädchen, eine französische Manglerin und eine italienische Wäscherin tätig.

Als Zwangsarbeiter wurden in der Medizinischen Klinik vier russische Hausmädchen, in der Maschinenzentrale ein tschechischer Schlosser und in der Frauenklinik eine italienische Hausgehilfin beschäftigt. In den Ein-

251 Spoerer (2001), 94.

252 Siehe Abschnitt 2.1.

253 Die zwei Einrichtungen teilten die gleiche Adresse. Da aber in einer Klinik mehr Beschäftigungsmöglichkeiten für ungelernte Arbeitskräfte als in einem Institut bestehen, darf angenommen werden, dass die Zwangsarbeiter eher in der Augenklinik tätig waren.

254 Es war nicht herauszufinden, welche Einrichtung in der Friedrichstraße 18 D untergebracht war. Allerdings darf angenommen werden, dass sie zur Augenklinik oder dem Institut für Erb- und Rassenpflege gehörte.

richtungen der Klinikstraße 32[255] waren als Zwangsarbeiter außerdem zwei polnische Hausgehilfinnen, drei holländische Hausangestellte und eine italienische Hausgehilfin tätig. Die fraglichen Fälle der bereits genannten Rusica M. sowie der Aletta B. und Helene J. wurden hier nicht berücksichtigt.

In der Chirurgischen Klinik und Poliklinik waren als Zwangsarbeiter eine russische Hausangestellte und eine italienische Krankenschwester tätig. Hier nicht berücksichtigt wurden die fraglichen Fälle des Wasyl B., der bereits genannten Rusica M. und Pauline P. sowie der Germania S. und Anny B.

In der Zahnpoliklinik wurden als Zwangsarbeiter eine russische Arbeiterin, eine polnische Hausgehilfin, eine holländische Schwesternhelferin und eine italienische Hausgehilfin beschäftigt.

In der Lupusheilstätte waren unter Auslassung des fraglichen Falls der Alma U. als Zwangsarbeiter ein polnisches Gartenmädchen, zwei polnische Hausangestellte und eine polnische landwirtschaftliche Arbeiterin tätig.

In der Heilstätte Seltersberg wurden als Zwangsarbeiter ein russischer landwirtschaftlicher Arbeiter, fünf russische Hausgehilfinnen, ein polnischer Arbeiter und zwei polnische Hausgehilfinnen, von denen eine bereits genannt wurde, eine bereits genannte Wäscherin, die vermutlich »Polin ukrainischen Volkstums« war, und eine italienische Hausgehilfin beschäftigt. Hier nicht berücksichtigt ist der fragliche Fall der Georgette H.

Auch die französische und die zwei russischen Hausangestellten, bei Professor Bernhard, Dr. Rathcke und Dr. Gerstenberg, sind als Zwangsarbeiterinnen zu betrachten.

Des Weiteren wurden Kriegsgefangene an der Universitätsklinik beschäftigt. Die in Gießen immatrikulierten ausländischen Medizinstudenten sind als Zwangsarbeiter wahrscheinlich auszuschließen.

255 Zu diesen können auch die bereits genannten Einrichtungen gehören.

Beschäftigungsort, Adresse	*Nationalität, Anzahl und Beschäftigungsart*	*Gesamt*
Psychiatrische und Nervenklinik, Am Steg 18	»Polen ukrainischen Volkstums«:[256] 2 Lagerarbeiter, 1 Gartenarbeiter Franzosen: 1 Pfleger	4
Kinderklinik, Friedrichstraße 16	Russen: 1 Schenkamme »Polen ukrainischen Volkstums«: 1 Wäscherin	2
Augenklinik, Friedrichstraße 18	Russen: 1 Hausangestellte Polen: 1 Näherin	2
Hals-Nasen-Ohrenklinik, Friedrichstraße 22	Holländer: 1 Serviererin	1
Klinik für Haut- und Geschlechtskrankheiten, Gaffkystraße 14	Russen: 1 Hausgehilfin Polen: 1 Hausmädchen Franzosen: 1 Manglerin Italiener: 1 Wäscherin	4
Medizinische und Nervenklinik, Klinikstraße 32	Russen: 4 Hausmädchen	4
Frauenklinik, Klinikstraße 32	Italiener: 1 Hausgehilfin	1
Maschinenzentrale, Klinikstraße 32	Tschechen: 1 Schlosser	1
Keine genaue Zuordnung zu einer Einrichtung, Klinikstraße 32	Polen: 2 Hausgehilfinnen Holländer: 3 Hausangestellte Italiener: 1 Hausgehilfin	6
Chirurgische Klinik, Klinikstraße 37	Russen: 1 Hausangestellte Italiener: 1 Krankenschwester	2
Zahnpoliklinik, Wilhelmstraße 14	Russen: 1 Arbeiterin Polen: 1 Hausgehilfin Holländer: 1 Schwesternhelferin Italiener: 1 Hausgehilfin	4
Lupusheilstätte, Gaffkystraße 9	Polen: 1 Gartenmädchen, 2 Hausangestellte, 1 landwirtschaftliche Arbeiterin	4
Heilstätte Seltersberg,	Russen: 1 landwirtschaftlicher Arbeiter, 5 Hausgehilfinnen Polen: 1 Arbeiter, 1 (+1)[257] Hausgehilfinnen (»Polen ukrainischen Volkstums«: 1 Wäscherin) Italiener: 1 Hausgehilfin	9 (+2)
		44

Tab. 1: Abteilungen des Universitätsklinikums und dort eingesetzte Zwangsarbeiter

256 Die Herkunft der »Polen ukrainischen Volkstums« wird beim Einzelnen diskutiert.

257 Die in Klammern stehenden Angaben beziehen sich auf Personen, die zuerst in einer anderen Einrichtung des Klinikums beschäftigt waren und bereits genannt wurden.

6 Zwangsarbeiter als Patienten des Universitätsklinikums Gießen

Dieses Kapitel umfasst verschiedene Darstellungen, Untersuchungen und Ergebnisse zu Zwangsarbeitern, die Patienten am Universitätsklinikum Gießen waren. Allgemeine Bedingungen für einen Teil dieser Patienten, Polen und »Ostarbeiter«, konnten aus Schriftwechseln der Klinikverwaltung, die sich im Universitätsarchiv Gießen befinden, rekonstruiert werden. Im darauf folgenden Teil liegt der Fokus auf Patienten der Psychiatrischen und Nervenklinik, zu denen sehr viel Quellenmaterial vorhanden ist, wohingegen zu Patienten anderer Fachkliniken im Allgemeinen und insbesondere für den entsprechenden Zeitraum nur wenig Material vorliegt. Hinweise auf die stationäre Behandlung ausländischer Patienten und Zwangsarbeiter als Patienten in anderen Abteilungen der Universitätsklinik finden sich jedoch zur Genüge.[258]

6.1 Allgemeine Bedingungen für Polen und »Ostarbeiter« als Patienten des Universitätsklinikums Gießen

Im Mai 1940 wandte sich die Verwaltung der Universitätskliniken Gießen an die Geheime Staatspolizei und die Polizeidirektion Gießen, »um Richtlinien über Aufnahme und Unterbringung polnischer Patienten zu erhalten«.[259] Im Juli 1940 ging »anonym eine dem Sinn nach die Aufnahme von Polen missbilligende Drucksache«[260] ein, die an die NSDAP-Leitung in Gießen weitergeleitet wurde. Da bis Anfang 1941 keine klaren Richtlinien

258 Oehler-Klein (2007c), 365 ff. und vgl. dazu Abschnitt 6.1 und in Abschnitt 6.2.3 den Fallbericht des Polan P.

259 UA Gießen, Rektoratsakten IV: Allgemeine Verwaltungsangelegenheiten der Universitätskliniken, Bd. 1: 1939–1943, Bl. 396.

260 Ebd.

über die Behandlung polnischer Patienten an Universitätskliniken vorlagen, drang die Verwaltung beim Rektorat der Ludwigs-Universität im Januar 1941 auf eine baldige Entscheidung zur Gestattung der Saalunterbringung von polnischen Patienten, die dringend der klinischen Aufnahme bedürften, da die Fragen täglich an sie heranträten:[261]

»Grundsätzlich werden Polen nur bei bestehender Lebensgefahr und bei ganz schweren Erkrankungen aufgenommen werden; sie sind bekanntlich zahlreich in den deutschen Arbeitsprozess eingegliedert. Die Unterbringung in Einzelräumen ist jedoch aus Platzgründen in den Kliniken nur in den seltensten Fällen möglich. Bei Saalunterkunft ist u.E. die Kontrolle des Patienten durch die übrigen Saalinsassen, die zur Zurückhaltung gegenüber den Polen angehalten sind, sicherer wie [sic!] bei Einzelunterbringung, da das erforderliche Wachpersonal fehlt.«[262]

Das Rektorat der Ludwigs-Universität leitete die Anfrage der Verwaltung an den Reichsstatthalter in Hessen weiter. Dieser antwortete am 24. Februar 1941 mit Weiterleitung eines Runderlasses des Reichsministers des Inneren vom 27. Januar 1941. In diesem wird um getrennte Unterbringung von Kriegsgefangenen, Arbeitskräften aus Feindstaaten und polnischen Arbeitern von deutschen Volksgenossen ersucht. Ausnahmen kämen nur da in Frage, »wo die Beschränktheit der örtlichen Verhältnisse eine derartige Trennung völlig undurchführbar macht«.[263] Nötigenfalls könne auch eine behelfsmäßige Unterbringung erfolgen. Da »bei polnischen Arbeitskräften vielfach eine gewisse Arbeitsflucht und damit ein Drängen auf Krankenhausbehandlung«[264] bestünde, wird außerdem um die genaue Überprüfung der Notwendigkeit einer Krankenhausaufnahme und der Dauer der Krankenhausbehandlung durch die in Frage kommenden Ärzte ersucht.

Am 1. April 1941 verwies der Reichsstatthalter in Hessen in einem Schreiben an das Rektorat der Ludwigs-Universität nochmals auf den entsprechen Runderlass des Reichsministers des Inneren und fügte hinzu:

»Hiernach hat *in Gießen*[265] die Aufnahme von Arbeitskräften aus Feindstaaten in dem evangelischen Schwesternhaus[266] zu erfolgen. [...] Weiterhin werden in der

261 Ebd. und ebd., Bl. 383.

262 Wie Anm. 259.

263 Ebd., Bl. 377.

264 Ebd.

265 Im Original unterstrichen.

266 Das Evangelische Schwesternhaus ist heute das Evangelische Krankenhaus Mittelhessen. Die Krankenakten für den Zeitraum des Zweiten Weltkrieges wurden sowohl im

Landes-Heil- und Pflegeanstalt Alzey Plätze zur Verfügung gehalten. Alle anderen Krankenhäuser dürfen nur in den dringendsten Notfällen für die Unterbringung einzelner Kranker in Anspruch genommen werden.«[267]

Die Durchführung und Kostenübernahme einer zur Prävention der Verbreitung von Tuberkulose angeordneten Röntgendurchleuchtung polnischer Arbeitskräfte in Gießen wurde im Herbst 1941 geregelt. Demnach sollte diese durch die Medizinische Poliklinik durchgeführt werden, da dem Staatlichen Gesundheitsamt in Gießen keine Röntgeneinrichtung und dem Evangelischen Schwesternhaus nicht die Fachkräfte zur Verfügung stünden. Die Kosten sollten durch Pauschalbezahlungen an die Lungenfürsorge abgedeckt werden, »da die Röntgenuntersuchungen der polnischen Arbeitskräfte nicht wegen den polnischen Staatsangehörigen, sondern wegen der deutschen Volksgenossen«, mit denen die Polen zusammenarbeiten müssten, gemacht würden.[268]

Im Sommer 1942 kam es zwischen der Chirurgischen Universitätsklinik und den Schwesternhäusern zu Unstimmigkeiten bezüglich der Behandlung von polnischen Arbeitskräften und der Auslegung einer im Januar 1942 erlassenen Verfügung der Landesregierung.[269] Professor Boening, Leiter der Psychiatrischen und Nervenklinik, wandte sich daraufhin in einem Schreiben und einer beigefügten schriftlichen Stellungnahme von Professor Bernhard, Leiter der Chirurgischen Klinik, am 1. August 1942 an den Reichsstatthalter in Hessen. Aus diesen Schreiben geht hervor, dass aufgrund von Überlastung des Evangelischen Schwesternhauses in diesem inzwischen nur die männlichen polnischen Arbeitskräfte behandelt wurden

---

Evangelischen Krankenhaus Mittelhessen als auch in dem im Folgenden erwähnten St. Josefs Krankenhaus Gießen vernichtet.

267 Wie Anm. 259, Bl. 364. In diesem Schreiben findet sich auch ein Abschnitt zur Aufnahme jüdischer Gutachtenpatienten. Darin wird darauf verwiesen, dass für die Beurteilung der Frage der Aufnahme jüdischer Gutachtenpatienten in den Kliniken der Universität nicht die materiellen Interessen der Kostenträger im Vordergrund stünden, sondern allein die rassischen und politischen Gesichtspunkte. Es ginge nicht an, dass jüdische Patienten mit »deutschblütigen« zusammen in einem staatlichen Krankenhaus behandelt würden.

268 Ebd., Bl. 294.

269 Die im Folgenden beschriebene Problematik geht aus einem Schreiben vom 24. Juli 1942, von Prof. Bernhard, Direktor der Chirurgischen Klinik, an Prof. Boening, Direktor der Psychiatrischen und Nervenklinik, hervor und aus einem Schreiben vom 1. August 1942, von Prof. Boening an den Reichsstatthalter in Hessen. Vgl. dazu ebd., Bll. 164–166. Auf die Verfügung wird in diesem Schreiben verwiesen, sie liegt nicht im Original vor.

und im Katholischen Schwesternhaus[270] die polnischen Arbeiterinnen. Im Januar 1942 wurde deswegen in der Landes-Heil- und Pflegeanstalt[271] Gießen Platz geschaffen. Nach der Verfügung vom Januar 1942 sollten in dieser Arbeitskräfte aus Feindstaaten behandelt werden, »abgesehen von operativen Fällen, die in den betreffenden *Kliniken*[272] durchzuführen wären«.[273] Die Chirurgische Klinik überwies polnische Arbeiter und Arbeiterinnen weiterhin an die Schwesternhäuser, die infolgedessen bei der Kassenärztlichen Vereinigung Deutschlands (KVD) protestierten: In den Schwesternhäusern seien die Ärzte überlastet, und es bestünde ein Mangel an Platz, Pflege- und Hilfspersonal sowie Reinigungseinrichtungen. Außerdem bestehe für die Schwesternhäuser keine Bestimmung zur Aufnahme der polnischen Erkrankten. Zu diesem Schluss waren die Schwesternhäuser gekommen, da sie den verwendeten Begriff »Kliniken« in der neuen Verfügung nicht auf ihre Einrichtungen, sondern nur auf die Universitätskliniken bezogen. Schließlich bat Professor Boening bei der Landesregierung, das Wort »Kliniken« im Sinne von »klinischen Abteilungen« zu interpretieren und dieses auf die Schwesternhäuser in Gießen anwenden zu lassen. Eine Stellungnahme der Landesregierung zu diesen Streitigkeiten liegt nicht mehr vor. Aus den Schreiben Professor Bernhards und Professor Boenings ist außerdem zu erfahren, dass in den klinischen Universitätsanstalten auch nach der Aufnahmemöglichkeit in der Gießener Heil- und Pflegeanstalt infektiöse Fälle zur Vermeidung von Epidemien, Geschlechtskranke zur Durchführung von Spezialkuren und auch operative Fälle aufgenommen wurden. Es seien in der Chirurgischen Klinik auch zahlreiche Ausländer aus Ländern versorgt worden, die nicht zu den Feindstaaten gezählt würden, wie zum Beispiel aus Litauen, Estland, der Ukraine, Holland und Belgien.

Anfang 1943 wurden Vereinbarungen zwischen dem Landesarbeitsamt Hessen und den Universitätskliniken zur Erstellung einer »Krankenbaracke für ausländische Arbeitskräfte« getroffen, die vor allem für »Sowjet-Russen« bestimmt sein sollte.[274] Am 12. April 1943 schrieb die Verwaltung der

270 Das Katholische Schwesternhaus ist heute das St. Josefs Krankenhaus Gießen.

271 Eine Untersuchung zu Zwangsarbeitern als Patienten der Heil- und Pflegeanstalt Gießen fand durch Uta George statt. Vgl. dazu George (2003).

272 Im Original unterstrichen.

273 Dieses ist in dem Schreiben Prof. Boenings an die Landesregierung vom 1. August 1942 ein Zitat aus der entsprechenden Verfügung vom Januar 1942.

274 UA Gießen, Rektoratsakten IV: Allgemeine Verwaltungsangelegenheiten der Universitätskliniken, Bd. 2: 1943–1953, Bll. 324 und 327.

Universitätskliniken an das Rektorat der Ludwigs-Universität, dass die »neue, den Univ.-Kliniken angegliederte, bis jetzt 26 Patientenbetten enthaltende Baracke« in den nächsten Tagen in Betrieb genommen werden müsse.[275] Die Baracke könne aber erst dann eröffnet werden, wenn das notwendige Personal gestellt sei. Eine vorherige Eröffnung werde von Professor Kurt Voit, Direktor der Medizinischen und Nervenklinik, der die ärztliche Leitung der Baracke übernahm, abgelehnt. Aufgenommen werden sollten vor allem schwerkranke »Ostarbeiter« und »Ostarbeiterinnen«, von denen nach Angaben des Arbeitsamtes bereits mehrere in einigen in der Nähe gelegenen Fabriken lägen, die nach der Personal-Einstellung sofort aufgenommen werden sollten. Die Baracke enthalte eine Männerstation, eine Frauenstation und eine Infektionsabteilung, in denen eine deutsche männliche Kraft, zwei sich dienstlich abwechselnde weibliche Pflegekräfte und ein älteres Hausmädchen oder eine ältere Putzfrau beschäftigt werden sollten. Sie läge ungefähr 900 Meter vom klinischen Areal entfernt und müsse gründlich überwacht werden. In einem abschließenden Satz heißt es: »Das Ziel der ärztlichen Leitung ist das, die aufgenommenen Patienten so rasch wie möglich wieder dem deutschen Arbeitsprozess zuzuführen«.[276]

Das Grundstück, auf dem die »Krankenbaracke für ausländische Arbeitskräfte« errichtet wurde, und die Krankenbaracke selbst, waren in den Folgemonaten Gegenstand langer Verhandlungen zwischen den Universitätskliniken, der Landesregierung, einem privaten Grundbesitzer, dem Landesarbeitsamt und dem Hessischen Hochbauamt, das die Aufstellung der Baracke im Auftrag des Arbeitsamtes durchgeführt hatte.[277] Aus den lückenhaften Schriftwechseln ist zu schließen, dass die Krankenbaracke und das Grundstück in Besitz des Landes übergehen sollten. Außerdem wird ein Einblick in die bisherige Benutzung der Krankenbaracke gegeben. Infolge ihrer Krankheit zu isolierende Ausländer wurden »nach wie vor in die Spezialabteilungen der Kliniken aus Gründen der Erhaltung der Volksgesundheit gelegt«.[278] Der Zweck der Baracke sei unter Berücksichtigung des Ärztemangels der,

> »dass die bisher gehandhabte Aufnahme schwer Infektiöser in die Stamm-Kliniken den Bettenbestand letzterer dadurch entlastet, dass ausländische Patienten von der Stammklinik nach der Baracke verlegt werden, die wohl noch klinischer Behand-

275 Wie Anm. 259, Bl. 99.
276 Ebd.
277 Wie Anm. 274, Bll. 317–326.
278 Ebd., Bl. 318.

lung dauernd bedürfen, nicht aber so schwer krank sind, wie die in den Stammkliniken eingelieferten Ausländer.«[279]

Auf diese Weise werde die Baracke nicht durch vielleicht wenige Infektionskranke gesperrt und für eine große Anzahl von Patienten nutzungsfähig gehalten. Die Kliniken erführen eine wesentliche Entlastung schon deshalb, weil ein »noch räumlich möglicher steigerungsfähiger Bettenzuwachs für ausländische Arbeiter«[280] entstünde, deren Unterbringung in den Kliniken immer wegen der separaten Lagerung eine gewisse Schwierigkeit mit sich gebracht habe.

Letztlich wurde aus diesen Gründen der Schluss gezogen, dass die Baracke wahrscheinlich auch zum Dauergebrauch nach dem Kriege bestehen bleiben werde. Mit diesem Einblick enden die Überlieferungen zu den allgemeinen Bedingungen für Polen und »Ostarbeiter« als Patienten des Universitätsklinikums Gießen.

6.2 Zwangsarbeiter als Patienten der Psychiatrischen und Nervenklinik

6.2.1 Ein Gesamtüberblick

Bei der Suche nach Zwangsarbeitern als Patienten der Psychiatrischen und Nervenklinik konnten 39 Akten im Universitätsarchiv Gießen und eine Akte aus dem Archiv des Landeswohlfahrtsverbands (LWV) Hessen[281] von solchen Patienten ermittelt werden, die

1. ihren stationären Aufenthalt während des Zweiten Weltkrieges hatten.[282]

279 Ebd.

280 Ebd.

281 Im Archiv des LWV Hessen fand keine direkte Suche statt.

282 Als Enddatum wurde der Einzug der US-amerikanischen Armee in Gießen am 27. März 1945 gesetzt. Die letzte Patientenakte überschneidet sich mit dem Enddatum, wurde aber trotzdem hinzugezogen, da der stationäre Aufenthalt mit über der Hälfte vor diesem Datum liegt.

2. ihrer Nationalität nach und entsprechend oben gesetzter Definition[283] zunächst als Zwangsarbeiter in Frage kamen. Bei fraglichen Fällen wird dies kurz im Einzelnen dargestellt.

Im Folgenden werden die einzelnen Patienten in Reihenfolge ihres stationären Aufenthaltes mit Zeitraum des Klinikaufenthaltes, Alter bei Klinikaufnahme, Geschlecht, Herkunftsland, Tätigkeit und Angaben zur Krankheit vorgestellt. In einigen Fällen lagen nicht alle Daten vor.

Wadzslaw K. 25.11.–01.12.1939, 30 Jahre alt, männlich, Polen, landwirtschaftlicher Arbeiter, Primitivreaktion bei einem polnischen Analphabeten.[284]

Johann R. 08.01.–20.02.1940, 59 Jahre alt, männlich, Polen, landwirtschaftlicher Arbeiter, postcommotionelle Beschwerden.[285]

Janina S. 17.04.–09.07.1940, 22 Jahre alt, weiblich, Polen, Landarbeiterin, Psychogenie, Schizophrenie, Diagnose fraglich.[286]

Zygmunt W. 19.06.–01.07.1940, 30 Jahre alt, männlich, Polen, Stoffdrucker, »keine Anhaltspunkte für die vom Patienten angegebenen Beschwerden«.[287]

Marion B. 19.08.–06.09.1940, 39 Jahre alt, männlich, Polen, Hilfsarbeiter, Nasenscheidewandverbiegung, leichte Verschleierung beider Siebbeine.[288]

Stanislaus S. 19.09.–01.10.1940, 39 Jahre alt, männlich, Polen, Schmied, symptomatische Epilepsie.[289]

Wladislawa C. 18.12.–30.12.1940 und 03.04.–06.05.1941, 32 Jahre alt, weiblich, Polen, Gartenmädchen (in der Lupusheilstätte),

283 Siehe Abschnitt 2.1.

284 UA Gießen, Bestand Krankenakten der Psychiatrischen und Nervenklinik, Karton 449, Akte Wadzslaw K. Wadzslaw K. wird als polnischer Gefangener bezeichnet. Siehe Anm. 285.

285 Ebd., Karton 476, Akte Johann R. Johann R. wird als Zivilgefangener bezeichnet. In einem Schreiben an einen Dolmetscher heißt es außerdem: »da uns inzwischen abermal [sic!] ein polnischer Gefangener aus Alsfeld eingewiesen wurde«. Vgl. dazu ebd., Bl. 21. Mit »abermal« kann nur Wadzslaw K. gemeint sein, bei dem derselbe Dolmetscher ebenfalls eingesetzt wurde.

286 Ebd., Karton 485, Akte Janina S.

287 Ebd., Karton 487, Akte Zygmunt W., Bl. 3.

288 Ebd., Karton 455, Akte Marion B.

289 Ebd., Karton 485, Akte Stanislaus S.

	pathologische Reaktion, Schreckreaktion, Angstzustand.[290]
Wazlaw G.	09.01.–18.01.1941, 39 Jahre alt, männlich, Polen, Landarbeiter, psychogene Anfälle.[291]
Polan P.	19.01.–01.02.1941, 21 Jahre alt, männlich, Polen, Arbeiter, psychogene Anfälle oder nächtliche Unruhezustände.[292]
Adam M.	28.01.–01.02.1941, 36 Jahre alt, männlich, Polen, Schuhmacher, Impressionsfraktur in der rechten Schläfengegend mit Halbseitenstörung links.[293]
Ludwig E.	14.02.–14.05.1941, 24 Jahre alt, männlich, Frankreich, Kriegsgefangener, als Landarbeiter tätig, absolute Taubheit beidseits als Folge einer fraglichen Arachnitis oder eines umschriebenen enzephalitischen Prozesses.[294]
Tadeus K.	28.06.–19.09.1941, 16 Jahre alt, männlich, Polen, Landarbeiter, Schizophrenie, Schwachsinn, Diagnose fraglich.[295]
Alfred A.	04.10.–04.11.1941, 36 Jahre alt, männlich, Belgien, Hilfsarbeiter, genuine Epilepsie.[296]
Michel G.	09.12.1941–02.01.1942, 28 Jahre alt, männlich, Ukraine, Landwirtschaftsgehilfe, Halsmuskelkrampf auf Grundlage einer fraglichen Occipitalneuralgie oder eines beginnenden Halsabszesses.[297]

---

290 Ebd. Karton 494, Akte Wladislawa C. Ihre Geschichte ist ausführlich dargestellt in einem Fallbericht in Abschnitt 6.2.3. Siehe auch Abschnitt 5.1.2. Die Tätigkeit als Gartenmädchen geht nicht aus der Krankenakte hervor. Siehe genannte Abschnitte.

291 Ebd., Karton 500, Akte Wazlaw G.

292 Ebd., Karton 515, Akte Polan P. Seine Geschichte ist ausführlich dargestellt in einem Fallbericht in Abschnitt 6.2.3.

293 Ebd., Karton 511, Akte Adam M.

294 Ebd., Karton 496, Akte Ludwig E.

295 Ebd., Karton 505, Akte Tadeus K. Seine Geschichte ist ausführlich dargestellt in einem Fallbericht in Abschnitt 6.2.3.

296 Ebd., Karton 490, Akte Alfred A. Durch seine Vorgeschichte und den Zeitraum seines stationären Aufenthaltes kann Alfred A. zunächst nicht als Zwangsarbeiter angesehen werden. Eine Melde- und Arbeitspflicht gegebenenfalls für Deutschland wurde in Belgien erst im Oktober 1942 eingeführt. Vgl. dazu Spoerer (2001), 61. Da die Akte jedoch von der Universitätsnervenklinik Frankfurt nochmals angefordert wurde und am 12. November 1942 zurückkam, darf angenommen werden, dass er sich zu diesem Zeitpunkt weiterhin in Deutschland aufhielt. Deswegen findet er hier auch Erwähnung.

297 UA Gießen, Bestand Krankenakten der Psychiatrischen und Nervenklinik, Karton 500, Akte Michel G. Aufgrund seiner Bezeichnung als Ukrainer und der Angabe, dass er frü-

Michel B.	05.01.–07.01.1942, 30 Jahre alt, männlich, Frankreich, Kriegsgefangener.[298]
Jan W.	04.04.–11.04.1942, 36 Jahre alt, männlich, Litauen, Zimmermann, zum Zeitpunkt der Aufnahme Hilfsarbeiter bei der Reichsbahn, psychogene Beschwerden.[299]
Wasyl B.	20.04.–06.05.1942, 31 Jahre alt, männlich, Ukraine, Dolmetscher, stimmungslabiler und leicht beschränkter Neuropath, Lymphogranulomatose.[300]
Stefan B.	14.05.–23.06.1942, 39 Jahre alt, männlich, Polen, landwirtschaftlicher Arbeiter, Multiple Sklerose.[301]
Justina D.	15.07.–20.07.1942, 22 Jahre alt, weiblich, Ukraine, Landarbeiterin, depressiver Verstimmungszustand.[302]
Katharina W.	15.07.–20.07.1942, 20 Jahre alt, weiblich, Ukraine, Landarbeiterin, Erregungszustand, schizophren, Diagnose fraglich.[303]
Bohdan L.	30.07.–28.08.1942, 20 Jahre alt, männlich, Ukraine, landwirtschaftlicher Arbeiter, Beschwerden nach altem Schä-

her bei einem Bauern in Polen gearbeitet habe, wird es sich bei Michel G. um einen sogenannten Polen ukrainischen Volkstums handeln. Damit fiel er nicht unter die »Polenerlasse«, und es ist somit fraglich, ob er Zwangsarbeiter war.

298 Ebd., Karton 532, Akte Michel B. Da es sich bei Michel B. um einen Kriegsgefangenen handelt, ist es wahrscheinlich, dass er wie Ludwig E. Zwangsarbeiter war, eine genaue Aussage ist aufgrund der fehlenden Informationen allerdings nicht möglich.

299 Ebd., Karton 562, Akte Jan W. Auch bei Jan W. ist fraglich, ob es sich bei ihm um einen Zwangsarbeiter handelt. Im Jahre 1942 kamen viele Balten noch freiwillig nach Deutschland. Vgl. dazu Spoerer (2001), 73. Seine Geschichte ist ausführlich dargestellt in einem Fallbericht in Graefe/Roelcke (2007), 387 ff.

300 UA Gießen, Bestand Krankenakten der Psychiatrischen und Nervenklinik, Karton 533, Akte Wasyl B. Wasyl B. ist vermutlich »Pole ukrainischen Volkstums«, und es ist fraglich, ob er Zwangsarbeiter war. Seine Geschichte ist ausführlich dargestellt in Abschnitt 5.1.4.

301 Ebd., Karton 529, Akte Stefan B. Auch bei ihm handelt es sich vermutlich um einen »Polen ukrainischen Volkstums« und Zwangsarbeit ist fraglich. Seine Geschichte ist ausführlich dargestellt in Abschnitt 6.2.2.1.

302 Ebd., Karton 534, Akte Justina D. Ob Justina D. aus der Sowjetunion stammte oder ob sie »Polin ukrainischen Volkstums« war, geht aus der Akte nicht hervor. Aus der Sowjetunion stammend hätte sie zu diesem Zeitpunkt allerdings als »Ostarbeiterin« bezeichnet werden müssen. Auch bei ihr ist es fraglich, ob sie Zwangsarbeiterin war.

303 Ebd., Karton 561, Akte Katharina W. Für sie gilt Gleiches wie für Justina D.

	deltrauma mit starker psychogener Überwertung, fragliche traumatische Epilepsie.[304]
Kasijan A.	11.09.–07.10.1942, 22 Jahre alt, männlich, Ukraine, Arbeiter, leichte Neuritis am rechten Bein nach durchgemachter Enteritis. Varizen am rechten Bein.[305]
Anastasia N.	19.09.–07.10.1942, ca. 20 Jahre alt, weiblich, Ukraine, »Ostarbeiterin«, psychogene Beschwerden.[306]
Josefa B.	04.01.–17.02.1943, 20 Jahre alt, weiblich, Jugoslawien, Landarbeiterin, Epilepsie.[307]
Alexandra M.	24.06.–31.07.1943, 19 Jahre alt, weiblich, »Ostarbeiterin«, Landarbeiterin, psychogene Beschwerden.[308]
Pelagia K.	08.07.–06.08.1943, ca. 25 Jahre alt, weiblich, »Ostarbeiterin«, tätig in einer Fabrik, pathologische Heimwehreaktion bei konstitutioneller Beschränktheit.[309]
Maria K.	30.07.1943–30.01.1944, 19 Jahre alt, weiblich, »Ostarbeiterin«, tätig bei einem Metzger, Schizophrenie.[310]
Maria P.	27.10.–07.11.1943, 18 Jahre alt, weiblich, »Ostarbeiterin«, psychogene Beschwerden, Hemiplegie.[311]

304 Ebd., Karton 547, Akte Bohdan L. Bohdan L. gibt in der Anamnese an, eine polnische Schule besucht zu haben. Somit handelt es sich bei ihm vermutlich auch um einen »Polen ukrainischen Volkstums«, und er kann nicht sicher den Zwangsarbeitern zugeordnet werden.

305 Ebd., Karton 529, Akte Kasijan A. Er gibt an, 1940 freiwillig nach Deutschland gekommen zu sein. Somit kann er zu diesem Zeitpunkt nicht als Zwangsarbeiter gelten. Da es für Ukrainer aus der Sowjetunion 1940 so gut wie unmöglich war, nach Deutschland arbeiten zu gehen, wird es sich auch bei ihm um einen »Polen ukrainischen Volkstums« handeln.

306 Ebd., Karton 550, Akte Anastasia N.

307 Ebd., Karton 564, Akte Josefa B. Ob sie eine Zwangsarbeiterin war, ist ebenfalls fraglich. Es ist nicht ersichtlich, ob es sich bei dieser Patientin etwa um eine Kroatin handelt. In der Steuerkartei des Stadtarchivs Gießen taucht sie allerdings auch auf mit dem Vermerk »staatenlos« und an anderer Stelle »früher Jugoslawien, Volksdeutsche«. Nach Spoerer waren die sogenannten Schutzangehörigen staatenlos, die weder Deutsche waren noch für eindeutschungsfähig befunden wurden. Dies widerspricht also in gewisser Hinsicht der Bezeichnung »Volksdeutsch«. Vgl. dazu Spoerer (2001), 91.

308 UA Gießen, Bestand Krankenakten der Psychiatrischen und Nervenklinik, Karton 580, Akte Alexandra M.

309 Ebd., Karton 578, Akte Pelagia K.

310 Ebd., Karton 577, Akte Maria K. Ihre Geschichte ist ausführlich dargestellt in einem Fallbericht in Abschnitt 6.2.2.2.

311 Ebd., Karton 583, Akte Maria P.

Ksenja D.	05.11.–29.11.1943, ca. 25 Jahre alt, weiblich, Ukraine, »Ostarbeiterin«, psychogene Reaktion.[312]
Julia V. K.	10.01.–24.04.1944, 18 Jahre alt, weiblich, »Ostarbeiterin«, Schizophrenie, Diagnose fraglich.[313]
Iwan K.	23.03.–09.06.1944, 19 Jahre alt, männlich, Ukraine, »Ostarbeiter«, abgeklungene Polyneuritis, statische Beschwerden.[314]
Antonina S.	10.05.–24.05.1944, 21 Jahre alt, weiblich, Ukraine, »Ostarbeiterin«, Schizophrenie, Diagnose fraglich.[315]
Wladimir W.	01.08.–06.09.1944, 21 Jahre alt, männlich, Ukraine, »Ostarbeiter«, Schizophrenie.[316]
Regina N.	02.08.–17.08.1944, 30 Jahre alt, weiblich, Polen, staatenlos, Landarbeiterin, reaktiver Erregungszustand.[317]
Helene W.	05.08.–16.08.1944, 24 Jahre alt, weiblich, Polen, psychogene Reaktion (funktionelle Amaurose).[318]
Roger A.	21.09.–28.09.1944, 20 Jahre alt, männlich, Frankreich, Schlosser, Zustand nach Hirncontusion und Schädelfraktur.[319]
Katharine K.	03.10.–07.12.1944, 18 Jahre alt, weiblich, Ukraine, Landarbeiterin, Verdacht auf Schizophrenie.[320]
Anna K.	18.10.–03.11.1944, 25 Jahre alt, weiblich, Ukraine, Landarbeiterin, pathologische Reaktion.[321]

312 Ebd., Karton 566, Akte Ksenja D. Ihre Geschichte ist ausführlich dargestellt in einem Fallbericht in Graefe/Roelcke (2007), 389 f.

313 LWV-Archiv Hessen, Gedenkstätte Hadamar, Bestand 12, Akte Nr. 1182. Ihre Geschichte ist ausführlich dargestellt in einem Fallbericht in Abschnitt 6.2.3.

314 UA Gießen, Bestand Krankenakten der Psychiatrischen und Nervenklinik, Karton 607, Akte Iwan K.

315 Ebd., Karton 616, Akte Antonina S. Ihre Geschichte ist ausführlich dargestellt in einem Fallbericht in Abschnitt 6.2.3.

316 Ebd., Karton 619, Akte Wladimir W. Seine Geschichte ist ausführlich dargestellt in einem Fallbericht in Abschnitt 6.2.3.

317 Ebd., Karton 611, Akte Regina N. Wie in Abschnitt 2.1 dargestellt, liegen bisher wenig Erkenntnisse zu staatenlosen Personen und Zwangsarbeit vor. Deswegen bleibt es noch fraglich, ob Regina N. Zwangsarbeiterin war.

318 Ebd., Karton 620, Akte Helene W.

319 Ebd., Karton 594, Akte Roger A.

320 Ebd., Karton 607, Akte Katharine K.

321 Ebd., Karton 605, Akte Anna K.

Adele M. 29.11.–07.12.1944, 33 Jahre alt, weiblich, Polen, Landarbeiterin, Verdacht auf Schizophrenie.[322]

Jochen B. 08.02.–10.05.1945, 21 Jahre alt, männlich, Polen, Zustand nach Contusio cerebri.[323]

Folgende Tabelle gibt einen Überblick über obige Patienten, die mit sehr großer Wahrscheinlichkeit Zwangsarbeiter waren:

	1939	*1940*	*1941*	*1942*	*1943*	*1944*	*1945*	*insgesamt*
Polen	1	6	4 (+1)[324]			2	1	14
Ukrainer oder »Polen ukrainischen Volkstums«						2		2
»Ostarbeiter«				1	5	4		10
Franzosen			1			1		2
insgesamt	1	6	5 (+1)	1	5	9	1	28

Tab. 2 Zwangsarbeiter als Patienten der Psychiatrischen und Nervenklinik

6.2.2 Zwei Gegenüberstellungen von Patienten

Im Folgenden werden zwei Patienten, die Deutsche und keine Zwangsarbeiter waren, mit zwei Patienten verglichen, die eine ausländische Staatsangehörigkeit besaßen, wobei der Patient in der ersten Gegenüberstellung möglicherweise Zwangsarbeiter und die Patientin in der zweiten mit Sicherheit Zwangsarbeiterin war.[325] Bei den einzelnen Fällen werden die eingesetzten diagnostischen Mittel, die ärztliche Behandlung, die im Zusammenhang mit den Patienten verwendete Sprache und der Verlauf des stationären Aufenthaltes einschließlich der verwaltungstechnischen Maßnahmen beurteilt und miteinander verglichen. Ziel ist letztlich die Aussage über einen möglicherweise vorhandenen Unterschied bei der Behandlung

322 Ebd., Karton 609, Akte Adele M. Ihre Geschichte ist ausführlich dargestellt in einem Fallbericht in Abschnitt 6.2.3.

323 Ebd., Karton 620, Akte Jochen B.

324 Wladyslawa C. kam sowohl 1940 als auch 1941 zur Aufnahme. Damit sie nicht doppelt gezählt wird, ist sie 1941 in Klammern gesetzt.

325 Zur Methodik vgl. Abschnitt 4.2.

zwischen Patienten, die Zwangsarbeiter waren, und Patienten, die keine Zwangsarbeiter waren. Bei der Auswahl des ausländischen Patienten in der ersten Gegenüberstellung handelt es sich um einen Kompromiss. Wie bereits in Abschnitt 4.2.2 dargestellt, war es nicht möglich einen zweiten ausländischen Patienten zu finden, der die Vergleichskriterien erfüllt und der gleichzeitig mit Sicherheit Zwangsarbeiter war. Die hieraus gezogenen Schlüsse werden unten dargestellt.

6.2.2.1 Zwei Patienten mit der Diagnose Multiple Sklerose

Stefan B.

Der landwirtschaftliche Arbeiter Stefan B. wird von Dr. Werner aus Butzbach wegen Verdachts auf Multiple Sklerose[326] überwiesen und kommt am 14. Mai 1942 in der Psychiatrischen und Nervenklinik zur Aufnahme.[327] Stefan B. ist 39 Jahre alt und stammt aus Polen.[328]

---

326 Die Verdachtsdiagnose »Multiple Sklerose« ist auch auf dem ersten Blatt des Aufnahmebogens angegeben. Auf dem Stempel ist die Ziffer 20 eingetragen. Multiple Sklerose hat im Würzburger Schlüssel jedoch die Ziffer 8. Dies hat sich auch bei dem Vergleich mehrerer Patientenakten bestätigt (Karton 498, Akte Friedrich F.; Karton 505, Akte Heinrich Ka.; Karton 529, Akte Hermann B.; Karton 539, Akte August H.; Karton 568, Akte Meta E.). Die Ziffer 20 wurde z. B. bei der Verdachtsdiagnose »Trigeminusneuralgie« (Karton 606, Akte Edmund K.), »Neuritis lumbosacralis« (Karton 606, Akte Heinrich Kl.) und »Polyneuritis« (Karton 607, Akte Bruno K.) angegeben. Beim weiteren Vergleich von verschiedenen Akten hat sich ergeben, dass die Ziffern 8 und 20 gelegentlich verwechselt wurden oder gemeinsam angegeben waren (Karton 544, Akte Friedrich K.; Karton 618, Akte Ludwig V.; Karton 620, Akte Georg W.). Als Voraussetzung für die Diagnose wurde in Abschnitt 4.2.1 festgelegt, dass sich die Ziffer und die ausgeschriebene Diagnose auf dem Aufnahmebogen oder die im weiteren Verlauf angegebene Diagnose entsprechen sollten. In diesem Fall wird eine Ausnahme gemacht, da das Erkrankungsspektrum der Ziffer 20 in seiner Ausprägung dem einer Multiplen Sklerose entsprechen kann und, wie oben angegeben, schon Verwechslungen vorkamen. Zusätzlich wird die Diagnose »Multiple Sklerose« im weiteren Verlauf von Prof. Boening eindeutig gestellt.

327 Zur Geschichte dieses Patienten vgl. UA Gießen, Bestand Krankenakten der Psychiatrischen und Nervenklinik, Karton 529, Akte Stefan B.

328 Mit der Herkunft aus Polen ist letztlich nicht geklärt, ob Stefan B. Zwangsarbeiter war. Auf Blatt 1 der Krankenakte ist eine ukrainische »Staatsangehörigkeit« vermerkt, jedoch steht in einem späteren Brief des Arbeitsamts Gießen unter »Betr.:« »Einsatz polnischer Landarbeiter«. Vgl. dazu wie Anm. 327, Bl. 24. Es ist also nicht klar zuzuordnen, ob Stefan B. ein ethnischer Pole oder ein »Pole ukrainischen Volkstums« ist. Letzteres darf als wahrscheinlicher angenommen werden, wenn es sich bei dem Eintrag nicht um einen Fehler handelt.

Zur Zeit seiner Aufnahme wohnt er in Oberhärgern, Kreis Friedberg. Sein Kur- und Verpflegungskostensatz wird mit 3. Klasse und 3,80 RM angegeben.

Aus der Anamnese geht hervor, dass Stefan B. seit zwei Jahren in Deutschland in der Landwirtschaft gearbeitet hat und dass er vorher auch stets in der Landwirtschaft tätig gewesen ist. »Er sei noch nie ernstlich krank gewesen«,[329] habe aber jetzt seit drei Wochen »zeitweise ein taubes Gefühl in beiden Beinen und die Beine seien so schwer, er bekomme sie schlecht vom Boden, er schleife mit beiden Füßen.«[330]

Das Anamnesegespräch fällt kurz aus. Der Grund dafür wird wahrscheinlich sein, dass der Patient »nicht deutsch sprechen [kann]«.[331] Der behandelnde Assistenzarzt Theis ordnet Bettruhe, Kurzwellen, Betaxin[332] und Neosalvarsaninjektionen[333] mit der Dosierung 0,15 g an.

Eine körperliche und neurologische Untersuchung wird von Theis am Folgetag durchgeführt. In einem Arztbrief an Dr. Werner in Butzbach vom 24. Juni 1942 sind die auffälligen Ergebnisse der Untersuchung entsprechend zusammengefasst:

> »Die neurologische Untersuchung ergab eine Differenz im Bereich der Radiusperiostreflexe zugunsten re., li. schwache Bauchdeckenreflexe, lebhafte Beinreflexe mit einer Differenz zugunsten li., ein Fuß- u. Patellarklonus re. Rechts ein positiver Babinski, eine Tonuserhöhung in beiden Beinen und einen spastisch paretischen Gang bds., rechts stärker als li.«[334]

Eine Urin- und eine Blutuntersuchung am gleichen Tag ergeben einen Normalbefund. Die drei Tage später durchgeführte Liquoruntersuchung zeigt ebenfalls keinen pathologischen Befund. Die Wassermann'sche Reaktion in Blut und Liquor ist negativ.

Der Verlauf der folgenden Tage kann nur aus der Fieberkurve und dem Wachbericht entnommen werden. Nach den Eintragungen in der Fieberkurve beginnt die Therapie am 22. Mai. Es wird wie angeordnet mit Betaxin, Kurzwellen und Neosalvarsaninjektionen und außerdem mit

329 Wie Anm. 327, Bl. 4.

330 Ebd.

331 Ebd.

332 Betaxin ist ein Vitamin B1-Präparat.

333 Das Sulfinsäurederivat Neosalvarsan ist eine Weiterentwicklung des ursprünglich zur Therapie der Syphilis eingesetzten Salvarsans und wurde ab den 1920er Jahren in der Therapie der Multiplen Sklerose erprobt.

334 Wie Anm. 327, Bl. 25.

Wechselbädern und Recresal[335] behandelt. Ab dem 29. Mai bis zur Entlassung werden Betaxin und zwei Tabletten Recresal mit 0,15 g Neosalvarsaninjektionen täglich abgewechselt. Der Wachbericht enthält regelmäßige kurze Eintragungen, die den Patienten im Wesentlichen als »ruhig und zufrieden«[336] beschreiben.

Am 28. Mai notiert der Assistenzarzt Theis, auf die Behandlung sei eine Besserung des Gehens eingetreten, da der spastisch-paretische Gang jedoch weiter bestünde, solle die Behandlung fortgesetzt werden. Außerdem sei eine Mitteilung eingegangen, nach der auf Veranlassung der Krankenkasse der Patient nach Polen zurückbefördert werden soll und das Arbeitsamt die Heimreise in die Wege leiten will. Ein Brief zu dieser Angelegenheit wird am 4. Juni von Professor Boening an die landwirtschaftliche Abteilung des Arbeitsamtes Gießen geschrieben. In diesem heißt es:

»Es handelt sich bei ihm um eine Multiple Sklerose. Es bestehen vor allem starke Gehstörungen. Infolge dieser Gehstörungen ist B. in absehbarer Zeit nicht wieder einsatzfähig, zumal das Leiden oft die Tendenz zum Fortschreiten zeigt. Wegen der Unbeholfenheit beim Gehen dürfte eine Reisebegleitung in die Heimat erforderlich sein.«[337]

In weiteren Schriftwechseln zwischen dem Arbeitsamt Gießen und Professor Boening geht es um die Notwendigkeit einer Reisebegleitung. Da bei Stefan B. eine wesentliche Besserung im Laufe der Behandlung eingetreten sei, kommt Professor Boening in einem Schreiben vom 13. Juni 1942 zu dem Schluss, dass er »unter diesen Umständen […] ohne Begleitung nach Hause reisen [kann], wenn ihm beim Umsteigen einige Hilfe verschafft werden kann.«[338]

Schließlich wird Stefan B. am 23. Juni 1942 entlassen. Über den weiteren Verlauf gibt die Krankenakte keinen Aufschluss. Ein Arztbrief geht am Folgetag an Dr. Werner in Butzbach.

---

335 Recresal ist ein anorganisches Phosphat, das zur Steigerung der körperlichen Leistungsfähigkeit eingesetzt wurde.

336 Wie Anm. 327, Bl. 17.

337 Ebd., Bl. 17.

338 Ebd., Bl. 23.

Hermann B.

Der aus Fulda stammende Deutsche Hermann B. kommt am 4. Juni 1942 in die Psychiatrische und Nervenklinik Gießen zur Aufnahme.[339] Hermann B. ist 34 Jahre alt und von Beruf Eisendreher. Sein Kur- und Verpflegungskostensatz wird mit 3. Klasse und 3,80 RM angegeben.

Hermann B. wird durch das Karl-Weinrich-Krankenhaus in Fulda überwiesen, in dem er seit dem 9. April 1942 »wegen Nervenleiden in den Beinen«[340] behandelt wurde. Ein Praktischer Arzt hatte ihn mit der Diagnose Ischias eingewiesen. Die Behandlung in Fulda hatte zu keiner wesentlichen Besserung geführt, weswegen der Patient jetzt zur Diagnosestellung nach Gießen verlegt wird.[341] Im Anamnesegespräch in Gießen erzählt Hermann B. aus seiner Vorgeschichte:

»Im August 1939 habe er sich als Freiwilliger gemeldet, er sei bei der SS bis Dezember 1941 gewesen, dann sei er von seiner Firma reklamiert worden, er habe bis Ende März gearbeitet und dann sei er krank geworden. Früher sei er nie ernstlich krank gewesen. [...] Seit September 1941 habe er zeitweise ein brennendes Gefühl in der rechten Wade und in der linken Kniescheibe gehabt. Beim Stehen habe er Schmerzen in der rechten Wade gehabt. Im Felde sei er wieder zurückgefallen beim Aufstehen, er hätte so Schmerzen im Knie gehabt. Im März habe er ein taubeneigroßes Geschwulst in der rechten Kniekehle bekommen und ein Brennen in der Wade. Der Arzt habe ihn behandelt auf Ischias. Er habe 8 Tage im Bett gelegen, dann habe er Schmerzen im ganzen rechten Bein gehabt, die bis jetzt angehalten haben, besonders in der Nacht.«[342]

Am Folgetag der Aufnahme werden eine Blut- und eine Urinuntersuchung durchgeführt, die einen Normalbefund ergeben. Der körperliche und neurologische Befund wird von dem behandelnden Assistenzarzt Theis vier Tage nach Aufnahme erhoben. In einem Arztbrief vom 26. Juni 1942 an das Krankenhaus in Fulda sind die auffälligen Ergebnisse der Untersuchung entsprechend zusammengefasst:

---

339 Zur Geschichte dieses Patienten vgl. UA Gießen, Bestand Krankenakten der Psychiatrischen und Nervenklinik, Karton 529, Akte Hermann B.

340 Ebd., Bl. 2.

341 Dies geht aus einem Gutachten vom 30. Mai 1942 des Krankenhauses in Fulda und einem Schriftwechsel mit der Allgemeinen Ortskrankenkasse für den Stadt- und Landkreis Fulda hervor, die auf Antrag des Krankenhauses in Fulda um Aufnahme ihres Versicherten bittet und die Übernahme der Verpflegungskosten für vorerst vier Wochen zusichert. Vgl. dazu ebd., Bll. 1–4.

342 Ebd., Bll. 7 und 8.

»[...] etwas schwache Bauchdeckenreflexe in den unteren Quadranten, sehr lebhafte Beinreflexe zugunsten links [...], einen bds. angedeuteten Rossolimo und Mendel-Bechterew, eine Tonuserhöhung in beiden Beinen, einen angedeuteten Romberg und einen spastisch paretischen Gang mit fast dauerndem Klonus.«[343]

Die am 9. Juni durchgeführte Liquoruntersuchung zeigt keinen pathologischen Befund. Die Wassermann'sche Reaktion in Blut und Liquor ist ebenfalls negativ. Nach den Untersuchungsergebnissen kommen die Ärzte zur Diagnose »Multiple Sklerose«. Es werden strenge Bettruhe, Rückenmarks-Kurzwellendurchflutung, Betaxininjektionen und 0,15 g Neosalvarsaninjektionen angeordnet. Nach den Eintragungen in der Fieberkurve und einem beigefügten Medikamentenschema beginnt die Therapie am 17. Juni mit einer Kurzwellendurchflutung. Am 18. Juni erhält der Patient Neosalvarsan- und Betaxininjektionen und zwei Tabletten Recresal, am Folgetag Kurzwellen, Betaxin und zwei Tabletten Recresal. Eine Besserung der Beschwerden tritt nicht ein. Nach zwei Auslass-Tagen, wird die Behandlung vom 22 bis zum 24. Juni in ähnlicher Weise fortgeführt.

Der Wachbericht enthält regelmäßige kurze Eintragungen, die den Patienten im Wesentlichen als »ruhig u. geordnet«[344] beschreiben.

Da sich Hermann B. in Fulda weiterbehandeln lassen will, wird er am 25. Juni in das dortige Krankenhaus verlegt. In einem Arztbrief wird der weiterbehandelnden Ärztin empfohlen, die begonnene Therapie in gleicher Weise fortzuführen. Die Prognose sei nicht günstig.

Aus Schriftwechseln mit der Universitäts-Nervenklinik Marburg/Lahn geht hervor, dass sich Hermann B. im Januar 1943 dort nochmals in Behandlung befindet. Seine Akte wird im Februar 1943 zudem von dem Für- sorge- und Versorgungsamt der Waffen-SS Düsseldorf und im März 1943 von ihm selbst zur Einsichtnahme für seinen behandelnden Arzt in Fulda angefordert. Aus diesem kann vermutet werden, dass die Krankheit nach seiner Behandlung in Gießen und Fulda weiter voranschreitet.

Vergleich der Fälle Stefan B. und Hermann B.

Diskussion der Vergleichskriterien

Diagnose: Bei beiden Patienten wurde die Diagnose »Multiple Sklerose« eindeutig gestellt. Die zugeteilte Ziffer 20 bei Stefan B. wurde bereits hin-

343 Ebd., Bl. 25.

344 Ebd., Bl. 21.

reichend diskutiert. Stefan B. spürt drei Wochen vor Aufnahme Beschwerden, während Hermann B. schon ungefähr sieben Monate vor der Aufnahme im Krankenhaus Fulda Beschwerden hat. Diese sind allerdings erst im März 1942 so schwer, dass der Patient zum Arzt geht, der ihn daraufhin mit der Verdachtsdiagnose »Ischias« dem Krankenhaus in Fulda überweist. In diesem liegt er weitere acht Wochen mit vermutlich unzureichender Behandlung, da die Ärzte in Fulda zu keiner Diagnose kommen. Bei beiden Patienten handelt es sich um das erste Auftreten dieser Erkrankung und bei beiden manifestiert sie sich am stärksten in den Beinen. Die neurologischen Befunde unterscheiden sich in der Differenz der Radiusperiostreflexe, dem positiven Babinskireflex rechts und dem Patellarklonus rechts bei Stefan B. und dem angedeuteten Rossolimo, Mendel-Bechterew und Romberg bei Hermann B. Die Befunde entsprechen sich in den schwachen Bauchdeckenreflexen, den Tonuserhöhungen in beiden Beinen und dem spastisch-paretischen Gang.

Zusammenfassend kann festgestellt werden, dass es sich bei Hermann B. um eine etwas stärkere Ausprägung der Erkrankung handelt, die jedoch aufgrund vieler Gemeinsamkeiten mit der Erkrankung des Stefan B. vergleichbar ist.

Geschlecht: Das Geschlecht steht in diesen Fällen außer Frage und wird bei der zweiten Gegenüberstellung auch nicht mehr diskutiert.

Aufenthaltszeitraum: Stefan B. ist vom 14. Mai bis zum 23. Juni 1942, also insgesamt knappe sechs Wochen in stationärer Behandlung der Psychiatrischen und Nervenklinik. Hermann B. ist vom 4. Juni bis zum 25. Juni 1942, also insgesamt drei Wochen, in stationärer Behandlung der Nervenklinik. Auf eigenen Wunsch wechselt er nach noch nicht abgeschlossener Behandlung ins Krankenhaus in Fulda, in dem die Therapie weitergeführt werden soll. Die Aufenthaltszeiträume der beiden Patienten in der Gießener Klinik überschneiden sich fast komplett. Auch hier darf deswegen von einer Vergleichbarkeit der durch den Aufenthaltszeitraum beeinflussten Grundvoraussetzungen ausgegangen werden.

Alter: Stefan B. ist 39, Hermann B. ist 34 Jahre alt. Der Altersunterschied in diesem Lebensabschnitt ist marginal und spielt bei der Behandlung keine Rolle.

Kur- und Verpflegungskostensatz: Dieser ist in allen Fällen gleich und wird auch in der zweiten Gegenüberstellung nicht mehr diskutiert.

Diagnostik, Behandlung, Sprache und Verlauf des stationären Aufenthaltes

Diagnostik: Bei Stefan B. und Hermann B. werden exakt dieselben Diagnostika angewandt. Bei beiden wird ein vollständiger körperlicher und neurologischer Befund erhoben. Beide erhalten eine Urin- und eine Blutuntersuchung, eine Liquoruntersuchung, und es wird bei beiden die Wassermann'sche Reaktion in Blut und Liquor überprüft.

Behandlung: Beide Patienten erhalten dieselbe Therapie mit Medikamenten derselben Dosierung. Dies sind Bettruhe, Kurzwellendurchflutung, Neosalvarsaninjektionen 0,15 g, Betaxininjektionen und pro Gabe zwei Tabletten Recresal. Bei beiden Patienten wird eine Behandlung bzw. Medikamentengabe höchstens einmal täglich durchgeführt. Hermann B. wird wesentlich kürzer behandelt. Dies liegt an seiner Verlegung auf eigenen Wunsch in das Krankenhaus in Fulda, in dem die oben genannte Therapie weitergeführt werden soll.

Sprache: Die Vermerke in der Krankenakte von Seiten der Ärzte und des Pflegepersonals sind in beiden Fällen rar und stets kurz. Während ärztlicherseits auch in Briefen nur sachbezogen neutral von den Beschwerden der Patienten gesprochen wird, tauchen in beiden Fällen in den Vermerken der Wachberichte Adjektive auf, die beide Patienten ähnlich beschreiben. Die Adjektive »ruhig«, »zufrieden« und »geordnet« dürfen gleichermaßen als positive Bewertungen angesehen werden.

Verlauf des stationären Aufenthaltes: Während bei fortbestehenden Beschwerden des Hermann B. eine Weiterbehandlung in die Wege geleitet wird, tritt bei Stefan B. eine Besserung ein, so dass er allein reisefähig erscheint. Obwohl bereits zwei Wochen nach Aufnahme eine Mitteilung der Krankenkasse eingeht, dass der Patient nach Polen zurückbefördert werden soll, drängen weder die Krankenkasse noch das Arbeitsamt auf baldige Entlassung. Zeitgleich mit dieser Mitteilung notiert der behandelnde Arzt Theis, dass eine Besserung eingetreten sei, die Therapie bei noch fortbestehenden Beschwerden jedoch weitergeführt werden solle. Es darf vermutet werden, dass Stefan B. tatsächlich entlassungsfähig war und nicht aus rein ökonomischen Überlegungen frühzeitig abgeschoben wurde. Bei beiden Patienten erhalten die überweisenden Ärzte Arztbriefe. Über diese Routinemaßnahmen hinaus geht eine Sicherstellung der richtigen Behandlung von Stefan B. in seiner Heimat aus der Krankenakte nicht hervor. Sie wurde vermutlich auch nicht vorgenommen, da in einem anderen

Fall[345] eine Empfehlung zur Weiterbehandlung in Schriftwechseln zwischen der Psychiatrischen und Nervenklinik und dem Arbeitsamt zur Sprache kam.

Schlussfolgerung

Bei dieser Gegenüberstellung lässt sich zunächst eine überraschend große Übereinstimmung im Umgang mit den Patienten feststellen. Ein Unterschied, der sich nicht durch die rein auf die Krankheit bezogene Individualität eines jeden Falles erklären ließe, lässt sich eindeutig nicht bestimmen. An diesem Punkt stellt sich nun wieder die Frage, ob Stefan B. überhaupt ein geeigneter Patient für die Gegenüberstellung ist bzw. ob es sich bei ihm um einen Zwangsarbeiter handelt. Diese Frage kann nicht abschließend beantwortet werden, da aus der Krankenakte nicht hervorgeht, ob Stefan B. freiwillig nach Deutschland kam, ob er von den sogenannten Polenerlassen ausgenommen war oder ob er doch zu den polnischen Landarbeitern gehörte, deren Arbeitsverhältnis bereits ab November 1940 Zwangscharakter hatte.[346] Trotzdem wurde diese Gegenüberstellung in die vorliegende Arbeit eingefügt, da sich eine Aussage treffen lässt, die ein Grenzgebiet betrifft. Als Grenzgebiet wird hier die Frage nach der Behandlung von Ausländern bezeichnet, die nach der rassistisch diskriminierenden Ideologie der Nationalsozialisten als minderwertig galten, innerhalb dieses Systems jedoch nicht die unterste Stufe einnahmen. Obwohl Stefan B. diesem Personenkreis nicht eindeutig zuzuordnen ist, kann die Frage in diesem Fall beantwortet werden, da sich erstens keinerlei Unterschiede in den verglichenen Punkten finden lassen und zweitens angenommen werden darf, dass ein »Pole ukrainischen Volkstums«, der nach dem nationalsozialistischen System als »höherwertig« galt als ein ethnischer Pole, nicht schlechter als ein solcher behandelt wurde.

Zusammenfassend kann also festgestellt werden, dass das Personal des Universitätsklinikums Gießen mit Stefan B. als »Pole ukrainischen Volkstums« nicht anders als mit einem vergleichbaren deutschen Patienten umging.

345 Vgl. dazu in Abschnitt 6.2.3 den Fallbericht des Tadeus K.

346 Siehe Abschnitt 2.1.

6.2.2.2 Zwei Patientinnen mit der Diagnose Schizophrenie

Maria K.

Die »Ostarbeiterin« Maria K. ist 19 Jahre alt, als sie am 30. Juli 1943 zur Aufnahme kommt.[347] Ihr Kur- und Verpflegungskostensatz wird mit 3. Klasse und 3,80 RM angegeben.

Sie befindet sich in Begleitung ihres Arbeitgebers, eines Metzgers aus Lich, bei dem sie auch untergebracht ist. Dieser gibt an, dass Maria K. »immer sehr fleißig gearbeitet habe und ziemlich sauber gewesen sei«.[348] Allerdings sei sie in den letzten Tagen durcheinander gewesen und »habe vollkommen verwirrt geredet«.[349] Maria K. spricht nur gebrochen Deutsch. Bei der Aufnahme ist sie unruhig und weint. Eine ausführliche Anamnese findet nicht statt.

Es wird eine medikamentöse Behandlung eingeleitet, die bis zum 12. August aus 1 Medinal,[350] dann mit ein bis mehrtägiger Unterbrechung bis zum 13. Oktober aus 1 Phanodorm[351] und zwischendurch einmaligen Gaben von 6/8 Injektionen Morphin-Scopolamin, zuletzt am 24. Dezember, besteht.

Am Folgetag der Aufnahme findet eine Blut- und eine Urinuntersuchung statt, die beide unauffällig ausfallen. Der Bluttest auf Lues ist ebenfalls ohne Befund. Erst am 10. August wird von der behandelnden Ärztin Dr. Käthe Meusert eine körperliche und neurologische Untersuchung durchgeführt, die keinen krankhaften Befund ergibt.

Maria K. ist sehr wechselnder Stimmung, zeitweise wird sie in ein Einzelzimmer gebracht oder angebunden. In einem Gutachten an das Arbeitsamt vom 13. November beschreibt Professor Boening ihren Zustand:

»Die Patientin bot hier in der ersten Zeit das Bild einer schwersten katatonen Erregung. Sie lief nackt im Zimmer umher, schmierte mit ihren Körperausscheidungen, schlug schreiend mit dem Kopf gegen die Wände, grimmassierte, tobte, zerriss ihre Kleider und wurde tätlich gegen das Pflegepersonal. Mit diesen Erre-

347 Zur Geschichte dieser Patientin vgl. UA Gießen, Bestand Krankenakten der Psychiatrischen und Nervenklinik, Karton 577, Akte Maria K.

348 Ebd., Bl. 2.

349 Ebd.

350 Medinal ist ein hypnotisch und lang wirkendes Barbiturat, das früher als Schlafmittel eingesetzt wurde. Da in der Akte keine Angaben zu den Einheiten der Medikamente gemacht wurden, wird hier und im Folgenden nur die im Original vermerkte Zahl wiedergegeben.

351 Phanodorm ist ebenfalls ein Barbiturat, das als Schlafmittel eingesetzt wurde.

gungszuständen wechselten stuporöse Zustände, in welchen die Patientin regungslos zusammengerollt und mit völlig amimischem Gesicht im Bett lag, auch die Nahrung verweigerte und nur mit Mühe gefüttert werden konnte.«[352]

Am 18. August erhält Maria K. ihren ersten Elektroschock. Da sie diesen gut vertragen habe, wird die Behandlung fortgesetzt. Bis zum 21. Januar 1944 werden insgesamt 21 Schockbehandlungen durchgeführt. Am 1. September schreibt Dr. Meusert:

»Pat. ist nach den Schocks öfter ruhig und freundlich hilft auch zeitweise [..., Schrift unleserlich, F.G.] auf Station und gibt auf Fragen Antwort. Spricht genug gut Deutsch, wenn sie will.«[353]

Maria K. erhält Besuch von ihrem Chef und mehrmals von ihrem Bruder, der ebenfalls in Lich arbeitet. Dieser erzählt, dass sie vor fünf Jahren in Russland »schon einmal eine geistige Störung gehabt habe«.[354] Sie selbst gibt an, dass sie es »9 Monate sehr schwer im Kopf gehabt habe«.[355] Im Gutachten vom 13. November schreibt Professor Boening:

»Sie hat, obgleich offensichtlich nicht unintelligent und der deutschen Sprache auch in einigem Umfang mächtig, hier keine Auskunft über ihre Erlebnisse gegeben. Das bei ihr häufig beobachtete ganz unmotivierte Lachen im Verein mit völliger Abgelenktheit von den Vorgängen der Umgebung, machen aber das Vorliegen halluzinatorischer Erlebnisse sicher.«[356]

Die eher spärlichen Einträge Dr. Meuserts und der Wachbericht zeigen, dass sich ihr wechselndes Verhalten trotz Therapie bis zu ihrer Entlassung durchzieht. Mal ist sie »ruhig in ihrem Zimmer«,[357] »sehr hilfsbereit u. fleißig bei allen Hausarbeiten«[358] und wird als »freundlich und nett«[359] beschrieben. An anderen Tagen ist notiert: »warf der Schwester das Kaffeegeschirr nach«,[360] »den ganzen Vormittag sehr durchgedreht«,[361] »sehr wild und unruhig«[362] und »wälzte sich im Saal auf dem Boden herum, räumte

352 Wie Anm. 347, Bl. 11.
353 Ebd., Bl. 3.
354 Ebd., Bl. 2.
355 Ebd., Bl. 3.
356 Ebd., Bl. 11.
357 Ebd., Bl. 13.
358 Ebd., Bl. 15.
359 Ebd., Bl. 16 ff.
360 Ebd., Bl. 16.
361 Ebd.
362 Ebd., Bl. 3.

öfter ihr Bett aus«.[363] Der Fieberkurve ist zu entnehmen, dass die Patientin regelmäßig »Reinigungsbäder« erhält.

In seinem Schreiben an das Arbeitsamt kommt Professor Boening zu dem Schluss:

»Nach allem handelt es sich bei Maria K. um eine schwere Psychose mit höchster Wahrscheinlichkeit schizophrener Natur. Durch die bisherige Behandlung ist eine so wesentliche Besserung nicht erzielt, dass die Pat. wieder zum Einsatz gebracht werden könnte. Wir raten zur Rückführung in die Heimat und bitten vor allem, die Pat. bald wegen der sehr großen Raumnot der Klinik andernwärts unterzubringen. Das sehr wechselnde Verhalten der Pat. lässt die Transportmöglichkeit nach Russland vorerst allerdings noch fragwürdig erscheinen.«[364]

Am 15. Dezember gibt Dr. Meusert die Stationsleitung an Dr. Wera Cermak ab. Diese notiert am 30. Januar 1944, dass Maria K. wegen Platzmangels in die Heil- und Pflegeanstalt Gießen verlegt wird.

In der Heil- und Pflegeanstalt bleibt Maria K. bis zum 4. April 1944. In einem Schreiben vom 1. Juni 1944 ordnet Landesrat Fritz Bernotat an, die beiden »Ostarbeiterinnen« Maria K. und Julia Valentina K. in die Landesheilanstalt Hadamar zu verlegen. Dies solle zum Zwecke eines geschlossenen Rücktransportes ins Generalgouvernement geschehen.[365] Boening antwortet ihm daraufhin, dass beide Frauen inzwischen nach Weilmünster verlegt worden seien und Maria K. von dort aus wieder in einen Gießener Haushalt verpflichtet worden sei.[366] In einem Schreiben an die Psychiatrische und Nervenklinik vom 10. Juni 1944 teilt die Heilanstalt Weilmünster dieser knapp mit, dass Maria K. bereits am 19. April 1944 vom Arbeitsamt abgeholt wurde. In der Steuerkartei des Stadtarchivs Gießen taucht ihr Name allerdings nicht auf.[367]

363 Ebd., Bl. 20.

364 Ebd., Bl. 11.

365 Dieser Brief ist nur in der Akte von Julia Valentina K. enthalten, deren Geschichte in dieser Arbeit ebenfalls dargestellt wird. Siehe Abschnitt 6.2.3 und Abb. 16. Eine knappe Darstellung der Geschichten beider Frauen findet sich in George (2003), 357–359.

366 Dieser Brief ist ebenfalls nur in der Akte von Julia Valentina K. enthalten. Vgl. dazu LWV-Archiv Hessen, Gedenkstätte Hadamar, Bestand 12, Akte Nr. 1182, Brief von Prof. Boening an Landesrat Fritz Bernotat vom 5. Juni 1944.

367 Stadtarchiv Gießen, Steuerkartei. Als Arbeiterin in Gießen hätte Maria K. hier erfasst worden sein müssen. Siehe auch Abschnitt 3.1.

Gertrud M.

Die Deutsche Gertrud M. ist 32 Jahre alt, als sie am 3. Juni 1943 mit der Verdachtsdiagnose Schizophrenie von der A.O.K. Darmstadt in die Psychiatrische und Nervenklinik Gießen überwiesen wird.[368] Ihr Kur- und Verpflegungskostensatz wird mit 3. Klasse und 3,80 RM angegeben.

Gertrud M. ist Hausfrau und kommt aus Ilmenau. Sie ist Mutter von einem 8-jährigen Sohn und einer 5-jährigen Tochter. Ihr Ehemann ist Soldat und befindet sich zum Zeitpunkt ihrer Aufnahme ebenfalls in Behandlung, in einem Reserve-Lazarett in Jena.

Eine ausführliche Anamnese wird von Dr. Cermak durchgeführt. Dabei bemerkt sie, dass Gertrud M. häufig Ausflüchte sucht: »Ich kann darüber nichts sagen, sie werden es noch erfahren«[369] ist während der Exploration eine immer wiederkehrende Äußerung. Auch habe die Patientin seltsame Sprachverwendungen, die Familie sei zum Beispiel »der Stamm«.[370] Auf die Frage, warum sie jetzt hergekommen sei, antwortet Gertrud M.:

»Der Mann will, dass ich keine Kinder mehr kriege. Ich lasse nichts an mir machen. Dass er machen kann was er will, dass ich immer [..., Schrift unleserlich, F.G.] reinfalle. Es war ihm nicht recht, dass ich immer so viel Fehlgeburten hatte. Ich will noch Kinder, ich weiß gar nicht, wozu ich sie noch brauchen kann. Sonst ist zu Hause nichts vorgekommen. Mein Mann ist mit den Kindern so [..., Schrift unleserlich, F.G.]. Weiter kann ich keine Auskunft geben. Er hat vielleicht eine andere. Aber das interessiert mich nicht. Ich weiß schon was ich will. (?) [das Fragezeichen bedeutet offensichtlich, dass Dr. Cermak nachfragt, F.G.] Das sage ich nicht. Meine Kinder haben es gut bei mir. Mein Haushalt ist in Ordnung. Ich habe keine Aufregung gehabt.«[371]

Klare Worte sind aus der Patientin nicht herauszubekommen, obwohl Dr. Cermak sie für voll orientiert hält. Die Frage, wie Gertrud M. zu ihrem Ehemann stehe, beantwortet sie mit:

»Sie werden schon mal drüber hören, ich will da nichts sagen. Sie sollen schon noch mal dahinter kommen, dass ich unschuldig bin. Mich geht das ja alles nichts an, ich will nur wieder zu meinen Kindern. Wenn's raus kommt, werden sie schon merken, dass ich unschuldig bin. Werden Sie merken, was mit uns Beiden (Mann u.

368 Zur Geschichte dieser Patientin vgl. UA Gießen, Bestand Krankenakten der Psychiatrischen und Nervenklinik, Karton 580, Akte Gertrud M.

369 Ebd., Bl. 3.

370 Ebd.

371 Ebd., Bl. 6.

ich) los ist. Es kommt in jeder Ehe was vor, aber das braucht doch niemand zu wissen.«[372]

In dieser Form erstreckt sich die Anamnese über mehrere Seiten. Aus der Abschrift einer Patientenakte aus der Psychiatrischen und Nervenklinik Jena geht hervor, dass sich Gertrud M. in dieser vom 14. Oktober bis zum 14. Dezember 1941 in Behandlung befand. Aufgrund von Wahnvorstellungen und Halluzinationen wird auch hier die Diagnose Schizophrenie gestellt. Nach einer Insulin-Azoman-Kur wird Gertrud M. in Jena entlassen, obwohl noch schwere schizophrene Restzustände ohne Krankheitseinsicht bestünden.

Schon am Tag der Aufnahme in Gießen, am 3. Juni, wird eine medikamentöse Therapie eingeleitet, die bis zum 11. Juni aus 1,5 Medinal,[373] dann mit zweitägiger Unterbrechung bis zum 28. Juli aus 1 Epivan,[374] bis zum 18. August aus 0,5 Veronal[375] und bis zum 6. September aus 0,5 Medinal besteht.

Am Folgetag der Aufnahme werden Blut- und Urinbefunde erhoben, die unauffällig sind. Der Bluttest auf Lues fällt ebenfalls negativ aus. Die körperliche und neurologische Untersuchung findet drei Tage später statt und ist auch ohne wesentlichen Befund.

Aus dem Wachbericht ist zu entnehmen, dass Gertrud M. in der ersten Zeit meistens ruhig und fleißig ist. Der nächste Eintrag von Dr. Cermak findet sich am 10. Juni, als der Mann der Patientin zu Besuch kommt. Das Ehepaar habe eng umschlungen bis in die halbe Nacht im Garten gesessen. Bei dieser Gelegenheit unterschreibt Herr M. einen Vordruck, mit dem er sich »nach Belehrung über die mit der Behandlung unter Umständen gegebenen Gefahren«[376] mit der Durchführung einer Elektroschockbehandlung bei seiner Ehefrau einverstanden erklärt.

Fünf Tage später ist die Patientin in der Medizinischen Poliklinik. Der Anlass wird aus der Akte nicht ersichtlich.[377] Am 24. Juni wird mit der

372 Ebd., Bll. 5 und 6.

373 Zu Medinal siehe Anm. 350.

374 Epivan ist ein kurzwirksames Schlafmittel mit Suchtpotential, Freiname Hexobarbital.

375 Veronal ist wie Medinal ein Fertigpräparat mit dem Wirkstoff Barbital.

376 Wie Anm. 368, Bl. 17.

377 Es findet sich lediglich der Eintrag »Med. Poliklinik« am 15. Juni in der Fieberkurve. Bei Renate B., einer ebenfalls an Schizophrenie erkrankten 22-jährigen Patientin, die am 25. Oktober zur Aufnahme kam, den Kur- und Verpflegungskostensatz 2. Klasse und 7 RM erhielt und internistisch ohne Befund (o.B.) war, wurde in der Medizinischen Poliklinik eine Abklärung auf Kontraindikationen zur Schockbehandlung durchgeführt. Es ist

Elektroschocktherapie begonnen, die bis zum 29. Juli insgesamt elfmal wiederholt wird.

Am 25. Juni kommt überraschenderweise der Pfleger von Gertrud M., Kurt Janson aus Ilmenau, um dieselbe nach Hause zu holen. Die Patientin hatte in einem Brief unbemerkt um ihre Abholung gebeten. Mit einer Bescheinigung, dass die Patientin noch nicht entlassungsfähig sei, wird Janson wieder heimgeschickt. Gertrud M. versucht weiterhin ihre Entlassung voranzutreiben. Sie schreibt einen zweiten Brief an ihren Pfleger, der ihr sehr freundlich antwortet, er müsse den Bescheid des Arztes abwarten, und sie meldet sich selbständig bei der Verwaltung ab, so dass sie Mitte Juli schließlich in den Wachsaal verlegt wird. Dr. Meusert, welche die Behandlung inzwischen übernommen hat, bemerkt am 15. Juli, dass die Patientin die Schockbehandlung gut verträgt, gleichzeitig sei sie aber »läppisch, zeitweise ungezogen«.[378] Über Stimmen und Halluzinationen äußere sie nichts. Aus dem Wachbericht geht hervor, dass Gertrud M. kurz darauf sehr unruhig ist und angebunden werden muss.

Nach der letzten Schockbehandlung am 29. Juli klagt die Patientin über heftige Schmerzen im rechten Arm, woraufhin dieser geröntgt wird, sich aber kein pathologischer Befund ergibt.

Der Zustand von Gertrud M. ist im Folgenden vor allem dem Wachbericht zu entnehmen. Ihre Stimmung ist sehr wechselnd. Neben ruhigen Phasen, in denen sie bei der Stationsarbeit helfe und freundlich sei, ist sie sehr erregt, »läuft den ganzen Vormittag umher, reißt an den Schränken«,[379] wird den Pflegerinnen gegenüber sehr aggressiv, schlägt und tritt

---

möglich, dass Gertrud M. aus demselben Grund in die Medizinische Poliklinik kam. Allerdings lässt sich hier bei anderen ähnlichen Patienten keine Regelmäßigkeit feststellen. Anna M., eine 48-jährige Patientin, die am 20. Juli 1943 zur Aufnahme kam, den Kur- und Verpflegungskostensatz 3. Klasse und 3,80 RM erhielt und internistisch o.B. war, wurde vor ihrer Elektroschocktherapie hier nicht untersucht. Ebenso wurde Frieda W. nicht untersucht, die 33 Jahre alt war, am 31. Juli 1943 zur Aufnahme kam, den Kur- und Verpflegungskostensatz 3. Klasse und 3,80 RM erhielt und internistisch o.B. war. Bei Doris E., einer 26-jährigen Patientin, die am 4. Oktober 1943 zur Aufnahme kam, den Kur- und Verpflegungskostensatz 3. Klasse und 4 RM erhielt und bei der im Vorfeld Extrasystolen festgestellt wurden, bat Dr. Meusert um eine vorherige Untersuchung, die auch komplett klinisch, im EKG und röntgenologisch durchgeführt wurde. Im Fazit kann daraus auf keine standardmäßige Untersuchung in der Medizinischen Poliklinik vor einer Elektroschocktherapie geschlossen werden. Vgl. dazu UA Gießen, Bestand Krankenakten der Psychiatrischen und Nervenklinik, Karton 563, Akte Renate B.; Karton 568, Akte Doris E.; Karton 579, Akte Anna M.; Karton 592, Akte Frieda W.

378 Wie Anm. 368, Bl. 7.

379 Ebd., Bl. 35.

diese und wird infolgedessen mehrmals angebunden. Diese wechselnden Zustände bestehen bis zu ihrer Entlassung. Der Fieberkurve ist zu entnehmen, dass die Patientin regelmäßig »Reinigungsbäder« erhält.

Am 1. September notiert Dr. Meusert, die Patientin mache einen in ihrer Persönlichkeit recht defekten Eindruck. In einem Brief vom 6. September an den Landrat des Kreises Arnstadt in Thüringen[380] heißt es:

»Frau M. hat sich durch die Behandlung etwas gebessert, muss aber weiterhin beaufsichtigt werden. Wegen Platzmangel in unserer Klinik bitten wir Sie, zu gestatten, dass Frau M. wieder nach Ilmenau zurückkommt, da eine Fortführung der Behandlung zunächst sowieso nicht in Frage kommt. Sollte sich der Zustand von Frau M. verschlechtern, wäre eine Überführung der Frau in eine Heil- und Pflegeanstalt zu erwägen.«[381]

Am 13. September wird Gertrud M. schließlich »ungeheilt«[382] von ihrem Pfleger abgeholt.

Aus einem Brief des Erbgesundheitsgerichtes in Arnstadt an Professor Boening geht hervor, dass zuletzt noch ein Verfahren auf Unfruchtbarmachung wegen Schizophrenie eingeleitet wird.[383] In dem Brief vom 16. Dezember 1943 mit dem Stempel »Geheimhaltung gesetzlich vorgeschrieben. Bruch der Verschwiegenheit zieht schwere Strafe nach sich«,[384] heißt es:

»Wir bitten daher uns das Krankenblatt über Frau M. für kurze Zeit zu übersenden. Gleichzeitig bitten wir um Mitteilung, ob dort etwa Beobachtungen gemacht worden sind, die die Diagnose ›Schizophrenie‹ begründet erscheinen lassen. Welche Besonderheiten sind etwa bei der Behandlung der Probandin beobachtet worden?«[385]

---

380 Dieser übernahm die Kosten der Behandlung auf die allgemeine Fürsorge.

381 Wie Anm. 368, Bl. 24. Aus welchem Grund eine Fortführung der Behandlung zunächst nicht in Frage kam, ist der Akte nicht eindeutig zu entnehmen. Möglich ist, dass sie aufgrund der Schmerzen im rechten Arm abgebrochen wurde, da die letzte Schockbehandlung an dem Tag durchgeführt wurde, an dem auch die Schmerzen auftraten.

382 Ebd., Bl. 48.

383 Auf wessen Initiative dieses Verfahren eingeleitet wurde, geht aus dem Schreiben nicht hervor. Da in dem Brief jedoch auf die Angaben von Gertrud M. über ihre Behandlung in der Psychiatrischen und Nervenklinik Gießen verwiesen und um weitere Auskunft gebeten wird, darf angenommen werden, dass die Einleitung des Verfahrens nicht durch die Universitätsklinik Gießen geschehen ist. Dann wären zumindest auch die Daten des stationären Aufenthaltes weitergegeben worden.

384 Ebd., Bl. 50.

385 Ebd.

Die Krankenakte wird erst am 4. April 1944 zurück gesandt. Im Jahre 1962 findet die Akte zuletzt Verwendung, als diese von der Waldhaus-Klinik in Berlin-Nikolassee angefordert wird. Offensichtlich erfährt Gertrud M. dort eine weitere Behandlung.

Vergleich der Fälle Maria K. und Gertrud M.

Bei dieser Gegenüberstellung ergeben sich gewisse Schwierigkeiten, da eine Akte zu Maria K. mit relativ genauer Entsprechung der Kriterien, wie zuvor bei den Multiple Sklerose-Fällen, nicht existiert. Trotzdem wurde der Fall von Maria K. für eine Gegenüberstellung herangezogen, da er einer der wenigen Fälle ist, die überhaupt in Frage kommen[386] und ein Vergleich wie unten dargestellt trotzdem möglich erscheint. Das Geschlecht und der Kur- und Verpflegungskostensatz wurden neben der handschriftlich und als Ziffer 14 auf dem ersten Blatt des Aufnahmebogens gestellten Diagnose »Schizophrenie« als Ausgangspunkt genommen. Bei diesen Kriterien würde eine Abweichung eine zu große Beeinflussung des Ergebnisses bedeuten, die eine Interpretation nicht mehr möglich machen würde. Nach einer Auswahl, die einen größeren Spielraum bei Alter und Aufenthaltszeitraum zuließ, kam letztlich der Fall der Gertrud M. in Frage, da die Ausprägung ihrer Erkrankung der von Maria K. nahe kommt.

Diskussion der Vergleichskriterien

Diagnose: In dem Gutachten über Maria K. an das Arbeitsamt spricht Professor Boening von einem Wechsel katatoner Erregung und stuporöser Zustände in den ersten Tagen. Des Weiteren nimmt er halluzinatorische Erlebnisse als sicher an und kommt zu dem Schluss, dass es sich bei der Erkrankung der Patientin um eine schwere Psychose höchstwahrscheinlich schizophrener Natur handelt. Neben Phasen, in denen Maria K. sowohl von Dr. Meusert als auch vom Pflegepersonal als freundlich und hilfsbereit beschrieben wird, hat die Patientin Zeiten, in denen sie sehr agitiert ist, sich aggressiv und ausgesprochen destruktiv verhält. Infolgedessen hält das Personal es für notwendig, sie mehrmals anzubinden. Bei Maria K. liegt ein Gutachten mit einer detaillierten Beschreibung der Erkrankungsform vor. Allerdings fehlen ausführliche Äußerungen von ihr selbst. Bei Gertrud M.

386 Siehe Abschnitt 4.2.2.

verhält es sich genau umgekehrt. Hier liegt eine Anamnese über mehrere Seiten vor, allerdings keine Beurteilung, welche die Erkrankungserscheinung beschreibt. Soweit eine Beurteilung im Nachhinein möglich ist, zeigt sie in der Anamnese eine Mischung aus inhaltlichen und formalen Denkstörungen. Über Stimmen oder Halluzinationen äußert sie im Verlauf nichts. Allerdings kamen Wahnvorstellungen und Halluzinationen während ihres stationären Aufenthaltes in Jena vor. Wie Maria K. hat sie Phasen, in denen sie sehr erregt und aggressiv ist und infolgedessen ebenfalls öfters fixiert wird.

Für beide Patientinnen ist der stationäre Aufenthalt in Gießen die zweite psychiatrische Behandlung. Maria K. wurde fünf Jahre vorher in Russland wegen einer »geistigen Störung« behandelt[387] und Gertrud M. hielt sich, wie bereits beschrieben, zwei Jahre vorher in der Psychiatrischen Klinik in Jena auf. Körperlich sind beide Patientinnen gesund.

Soweit eine Beurteilung aufgrund der unterschiedlichen Datenlage möglich ist, zeigen beide Patientinnen, vor allem in der späteren Zeit ihres stationären Aufenthaltes, Auffälligkeiten, die heute als produktive Symptome der Schizophrenie beschrieben werden. Besonders in ihrem erregten und aggressiven Verhalten mit zwischendurch »normalen« Phasen ähneln sie sich. Dies lässt eine zumindest in Teilen gleiche Behandlung als sinnvoll erscheinen.

Aufenthaltszeitraum: Maria K. ist vom 30. Juli 1943 bis zum 30. Januar 1944, also insgesamt sechs Monate, in stationärer Behandlung. Gertrud M. kommt ungefähr zwei Monate vorher zur Aufnahme und bleibt drei Monate und zehn Tage. Schließlich wird sie »ungeheilt« entlassen, da eine Weiterbehandlung zu dem Zeitpunkt nicht möglich ist und außerdem Platzmangel herrscht. Ein längerer Aufenthalt wäre bei einer anderen Konstellation möglicherweise in Erwägung gezogen worden. Auch hier darf also von einer Vergleichbarkeit hinsichtlich Zeitraum und Länge des stationären Aufenthalts ausgegangen werden.

Alter: Maria K. ist 19 Jahre und Gertrud M. ist 32 Jahre alt. Für die Behandlung einer Schizophrenie spielt dieser Altersunterschied keine Rolle.

387 Dies ist dem Stempel auf dem ersten Blatt des Anamnesebogens zu entnehmen. Zusätzlich erzählt ihr Bruder, dass sie fünf Jahre vorher an einer »geistigen Störung« litt.

Diagnostik, Behandlung, Sprache und Verlauf des stationären Aufenthaltes

Diagnostik: Bei Maria K. und Gertrud M. werden die gleichen Routinediagnostika, körperliche und neurologische Untersuchung, Blut- und Urinuntersuchung sowie ein Bluttest auf Lues durchgeführt. Die körperliche und neurologische Untersuchung findet bei Maria K. erst knapp zwei Wochen nach Aufnahme statt. Dies könnte an einer Fahrlässigkeit der Ärztin oder an der starken Erregung der Patientin gelegen haben, die eine Untersuchung möglicherweise nicht zulässt. Eine sehr ausführliche Anamnese wird bei Gertrud M. durchgeführt, bei Maria K. allerdings nicht. Dr. Meusert bemerkt bei der Aufnahme, dass sie nur gebrochen Deutsch spricht, unruhig ist und weint. Dies mag der Grund für die fehlende Anamnese sein. Allerdings wird auch keine Exploration mittels eines Dolmetschers versucht. Später notiert Dr. Meusert, dass Maria K. auf Fragen Antwort gibt und auch »genug gut« Deutsch spricht, wenn sie will. Ob die anfängliche Anamnese wegen einer Verweigerung durch Maria K. oder wegen des mangelnden Einsatzes von Dr. Meusert nicht erhoben wird, ist der Akte nicht zu entnehmen. Wie auch das Gutachten an das Arbeitsamt deutlich macht, wird die Diagnose »Schizophrenie« offensichtlich vor allem durch Beobachtung gestellt.

Behandlung: Maria K. erhält die Medikamente Medinal, Phanodorm und Scopolamin/Morphin. Gertrud M. erhält Medinal, Epivan und Veronal, das Medinal entspricht. Bei beiden Patientinnen wurden also vor allem Schlafmittel eingesetzt. Eine Diskussion über Menge und Häufigkeit der Gaben erscheint hier nicht sinnvoll, da eine Beurteilung über die Notwendigkeit im Nachhinein und allein mit den Daten der Akte nicht möglich ist. Feststellen lässt sich aber, dass beide Patientinnen bei einem der Medikamente das gleiche Produkt erhielten.

Maria K. erhält über den Aufenthaltszeitraum von sechs Monaten 21 Elektroschocks. Gertrud M. erhält bei gut der halben Aufenthaltszeit elf Elektroschocks. Beide Patientinnen unterlagen hier also der gleichen Therapie in über den Zeitraum gemessener gleicher Häufigkeit.

Zur ärztlichen Behandlung kommt in diesen Fällen deutlich die pflegerische hinzu. In der Fieberkurve beider Patientinnen sind regelmäßig Reinigungsbäder vermerkt.

Ein grundlegendes Problem in der Beurteilung der Behandlung ergibt sich durch die im Nachhinein schwer zu beurteilende Ausprägung der Erkrankung. In der Diskussion der Diagnose konnte festgestellt werden, dass eine ähnliche Behandlung in diesen Fällen sinnvoll erscheint. Dies ist allerdings nur eine grobe Einschätzung der Situation. Feinheiten, die eventuell zu Behandlungsentscheidungen führten, können hier nicht mehr aufgearbeitet werden. Konkret heißt das, dass eine ähnliche Behandlung bei ähnlichen Patienten den falschen Schluss nach sich ziehen könnte, dass das Kriterium »Zwangsarbeiter« keinen Einfluss auf die Behandlung der Patienten hatte. Feine Unterschiede in der Erkrankung hätten hier bei zwei Patienten, die nicht Zwangsarbeiter waren, zu einer unterschiedlichen Behandlung führen können. Dies ist allerdings auch ein Problem, das sich prinzipiell bei psychiatrischen Erkrankungen ergibt, da diese zum Beispiel im Gegensatz zu einer Blinddarmentzündung weitaus vielfältigere Formen annehmen können. Dieser Argumentation kann entgegengehalten werden, dass es damals viel weniger Behandlungsmöglichkeiten als heute gab und solche Feinunterschiede vermutlich nicht entscheidend waren.

Sprache: Die Einträge von Seiten der Ärzte und des Pflegepersonals in der Akte der Maria K. ähneln sich. Mit eher negativ zu wertenden Adjektiven wird Maria K. als »durchgedreht«, »unruhig« und »wild« beschrieben. Zu Gertrud M. vermerkt die behandelnde Ärztin Dr. Meusert, sie sei »läppisch«, »ungezogen« und mache einen in ihrer Persönlichkeit »defekten« Eindruck. Die positiven Vermerke zu Maria K. und Gertrud M. von Seiten der Ärzte sowie des Pflegepersonals sind zum Teil gleich. Beide werden als »freundlich«, »ruhig« und »fleißig« beschrieben. Auffällig ist bei beiden Patientinnen der häufige Bezug zu ihrer »Nützlichkeit«. Oft verwendete positive Adjektive sind »fleißig« und »hilfsbereit«. Diese Einschätzung überwiegt bei Maria K. sowohl im Verhältnis zu den negativen Bewertungen als auch im Vergleich zu Gertrud M.

Verlauf des stationären Aufenthaltes: Professor Boening stellt nach sechsmonatiger Behandlung keine wesentliche Besserung der Erkrankung bei Maria K. fest. Er kommt zu dem Schluss, dass die Patientin nicht mehr arbeitseinsatzfähig ist. Daher rät er zur Rückführung in die Heimat bzw. bittet um Verlegung wegen Platzmangels. Zweieinhalb Monate nach dem erstellten Gutachten wird die Patientin schließlich in die Heil- und Pflegeanstalt verlegt. Letztlich ist Maria K. eine Person, die das nationalsozialistische System als unbrauchbar ansieht.[388] Dem Schicksal einer Ermordung in der Anstalt Hadamar, wie es Julia Valentina K[389] geschieht, entgeht Maria K. glücklicherweise.

388 Siehe Abschnitt 2.2.2.

389 Siehe den Fallbericht der Julia Valentina K. in Abschnitt 6.2.3.

Die Behandlung von Gertrud M. wird aus nicht eindeutigen Gründen abgebrochen. Sie wird nach drei Monaten und zehn Tagen »ungeheilt« entlassen. Dies geschieht, da »eine Fortführung der Behandlung zunächst sowieso nicht in Frage kommt« und da Platzmangel herrscht. Bei Verschlechterung ihres Zustands wird auch für sie die Aufnahme in eine Heil- und Pflegeanstalt in Erwägung gezogen. Da sie jedoch ein funktionierendes Sozialsystem besitzt, kann sie zunächst bei ihrer Familie Aufnahme finden. Eine Arbeitseinsatzfähigkeit wird bei Gertrud M. nicht diskutiert. Dies wird an ihrer Stellung als Hausfrau und Mutter von zwei minderjährigen Kindern gelegen haben. Die von den Nationalsozialisten hochgehaltene Rolle der Frau als Mutter machte eine Überlegung zu ihrer »Brauchbarkeit« im Arbeitseinsatz wahrscheinlich überflüssig.

Schlussfolgerung

Zusammenfassend lässt sich feststellen, dass bei den technischen Routinediagnostika, den eingesetzten therapeutischen Mitteln und den pflegerischen Maßnahmen Maria K. und Gertrud M. eine gleiche oder sehr ähnliche Behandlung erfuhren. Ein Unterschied findet sich bei der körperlichen und neurologischen Untersuchung, die bei Maria K. mit einer Verzögerung von zwei Wochen vorgenommen wurde und bei der fehlenden anfänglichen Anamnese von Maria K. Diese lassen sich möglicherweise durch das Verhalten der Patientin erklären. Eine eindeutige Aussage bezüglich einer Benachteiligung von Maria K. kann hier nicht getroffen werden.

Bei Betrachtung der verwendeten Sprache wird Maria K. in keinem Fall negativer dargestellt als Gertrud M. Vielmehr wird sie sogar häufiger in einem positiven Sinne beschrieben, der aber vor allem auf ihre »Nützlichkeit« bei Arbeiten abzielt. Dies ist ein roter Faden, der sich durch die gesamte Geschichte der Maria K. zieht. Zur Beurteilung ihrer Arbeitseinsatzfähigkeit ging ein Gutachten an das Arbeitsamt. Bei Gertrud M. wurde so ein Gutachten nicht erstellt. Zuletzt sollte Maria K. aufgrund ihrer nicht mehr möglichen Einsatzfähigkeit in die Anstalt Hadamar überführt werden, in der sie wie Julia Valentina K. vermutlich ermordet worden wäre. Sie entging der Ermordung, weil sie wieder zur Arbeit verpflichtet worden war.

Gertrud M. konnte auf bestehende soziale Systeme zurückgreifen und wurde deswegen nach Hause entlassen. Dagegen waren die Ausländer

»fern der Heimat«[390] und ohne soziale Bindungen einem System ausgeliefert, das sich in seiner Ideologie wie auch Ökonomie gegen sie richtete. Ab Mai 1943 und spätestens ab 1944 konnte ein psychiatrisch erkrankter Zwangsarbeiter wieder arbeitseinsatzfähig erklärt werden, oder er wurde, wenn dem nicht so war, in einer Tötungsanstalt wie Hadamar ermordet.[391] Die Inobhutnahme durch die Familie existierte für Zwangsarbeiter zu diesem Zeitpunkt nicht mehr. Auch wurden für sie keine Einverständniserklärungen bei teilweise gefährlichen Behandlungen eingeholt, wie das Beispiel von Maria K. zeigt.

Wie ist nun der Umgang durch das Personal des Klinikums mit Maria K. im Vergleich zu Gertrud M. zu bewerten? Es finden sich keine eindeutigen Unterschiede, möglicherweise aber eine Ungleichbehandlung in Bezug auf die körperliche Untersuchung und die Anamnese. Wie das allein im Fall von Maria K. erstellte Gutachten für das Arbeitsamt deutlich macht, wurde sie unter dem Aspekt der Wiedereinsatzfähigkeit behandelt. Auch die in Bezug auf Maria K. verwendete Sprache zeigt, dass sie unter diesem Aspekt durch das Klinikpersonal betrachtet wurde. Daneben finden sich sprachlich aber keinerlei Hinweise auf ein dieser »Ostarbeiterin« gegenüber abwertendes Verhalten. Außerdem wird deutlich, dass ausländische Patienten durch verschiedene Faktoren, die eher strukturell und dem nationalsozialistischen System als hier dem Klinikpersonal zuzuschreiben sind, schlechteren Bedingungen ausgesetzt waren.

6.2.3 Fallberichte

Im Folgenden werden anhand der Krankenakten von Polen und »Ostarbeitern« Fallberichte erstellt. Diese stehen bezüglich der stationären Behandlung der Patienten in chronologischer Reihenfolge. Jedem Fallbericht ist eine Betrachtung seiner verschiedenen Aspekte mit daraus gezogenen Schlüssen angehängt. Neben der rein deskriptiven Darstellung der Schicksale dieser Patienten, haben die Fallberichte das Ziel, den Umgang mit diesen Zwangsarbeitern und die Funktion, welche die Ärzte und das Klinikum bei der Aufnahme der Patienten inne hatten, zu beleuchten.

390 Spoerer (2001), 15.

391 Vgl. dazu den Fallbericht der Julia Valentina K. und des Wladimir W. in Abschnitt 6.2.3.

Wladyslawa C.

Die 32-jährige Polin Wladyslawa C. kommt am 18. Dezember 1940 zur Aufnahme in die Psychiatrische und Nervenklinik.[392] Sie ist ledig und war zuvor in der Lupusheilstätte in Gießen beschäftigt.[393] Ein Arzt der Heilstätte macht zu ihrer Vorgeschichte folgende Angaben:

»Die Polin sei immer sehr fleißig und ruhig gewesen. Habe sich mit den anderen Polinnen gut vertragen. Es sei ihr, als sie nach Deutschland kam, gesagt worden, in einem Jahr dürfe sie wieder zurück. Nun sei das Jahr um und sie wolle wieder heim. Sie habe das auch auf legalem Wege zu erreichen gesucht, aber ihr sei gesagt worden, dass augenblicklich keine Transporte nach Polen unternommen würden. Seit dem sei sie verändert. Sie habe gestern versucht auszukneifen, habe in der Heilstätte 10 Mark genommen, habe ihre Sachen gepackt und sei zum Bahnhof gezogen. Dort sei sie von der Kriminalpolizei gefasst und wieder zurückgebracht worden. Zunächst habe sie sich auch gefügt, aber dann sei sie plötzlich unruhig geworden, habe auf ihre Volksgenossinnen eingehauen, wollte fortlaufen, schrie und war nicht zu beruhigen. Wurde deshalb in der Nacht hergebracht.«[394]

In den ersten Tagen nach Aufnahme ist Wladyslawa C. weiterhin sehr unruhig, sie »schreit, kratzt, tobt«[395] und »möchte fort, versucht die Türen und Fenster zu öffnen, stürzt sich, wenn sie nicht im Bett angemacht ist, auf die Pflegerinnen, schlägt auf sie los«.[396] Blutabnahme, Untersuchung und Exploration seien nicht möglich. Einen Tag nach Aufnahme wird lediglich ein Urinbefund erhoben, der unauffällig ist.

Erst zehn Tage nach Aufnahme beruhigt die Patientin sich. Mit Hilfe eines Dolmetschers, den eine Schwester aus der Lupusheilstätte mitbringt, ist eine Verständigung mit der »jetzt ganz freundlichen Patientin«[397] möglich. Wladyslawa C. erzählt ihm etwas über ihre Familie, die sie offenbar sehr vermisst. Seit sie in Deutschland sei, habe sie ihrer Familie noch nicht geschrieben, da sie aus Angst, ihr zu schaden, ihre Adresse nicht habe verraten wollen. Außerdem ergibt sich, »dass die Patientin im Polenfeldzug in den Kellern viele verstümmelte Polen sah, die unter den Trümmern der

392 Zur Geschichte dieser Patientin vgl. UA Gießen, Bestand Krankenakten der Psychiatrischen und Nervenklinik, Karton 494, Akte Wladyslawa C. Ein Fallbericht zu Wladyslawa C. erschien bereits in Graefe/Roelcke (2007), 385 f.

393 Siehe auch Abschnitt 5.1.2.

394 Wie Anm. 392, Bl. 4.

395 Ebd., Bl. 5.

396 Ebd.

397 Ebd.

einstürzenden Häuser begraben waren«.[398] Seit einiger Zeit hätte sie in der Lupusheilstätte in den Luftschutzkeller gemusst und sei dadurch völlig verängstigt worden. Der Schwester aus der Lupusheilstätte verspricht sie, »sie wolle ordentlich arbeiten, nicht mehr fortlaufen«.[399]

Am 30. Dezember werden die noch ausstehenden Untersuchungen vorgenommen, die sämtlich unauffällig ausfallen, und Wladyslawa C. wird dem Klinikleiter, Professor Heinrich Boening, vorgestellt. Dieser stellt die Diagnose »Schreckreaktion, Angstzustand«.[400] Am selben Tag wird Wladyslawa C. »arbeitsfähig«[401] zurück in die Lupusheilstätte entlassen.

Am 3. April 1941 erfolgt eine Neuaufnahme der Patientin. Sie wird von Dr. Lysebrink aus der Lupusheilstätte und einem Pfleger gebracht. Die behandelnde Ärztin Dr. Cermak notiert, Wladyslawa C. sei »in der Zwischenzeit recht fleißig u. ordentlich«[402] gewesen, habe aber immer nach Hause gewollt. In den letzten Tagen sei sie sehr erregt gewesen, »schlug heute auf ihre Volksgenossinnen ein«,[403] »war nicht mehr zu bändigen«.[404] Zur Beruhigung erhält sie eine Injektion Morphin-Scopolamin.

Am Folgetag werden eine Blut- und eine Urinuntersuchung vorgenommen, die unauffällig sind. Des Weiteren vermerkt Dr. Cermak eine Äußerung der Patientin: »nicht mehr Lupus, bei Bauer arbeiten, dann nach Polen«,[405] gleichzeitig weine und schreie sie.

In den folgenden Tagen beruhigt Wladyslawa C. sich wieder. Dr. Cermak wendet sich am 10. April mit einem Schreiben an das Arbeitsamt Gießen, in dem sie den bisherigen Krankheitsverlauf schildert und zu der Schlussfolgerung kommt:

»Die psychisch labile Patientin neigt zu pathologischen Reaktionen, die für ihre Umgebung gefährlich werden können. Es wird immer wieder von Zeit zu Zeit eine Einweisung in eine geschlossene Anstalt notwendig werden, da die Patientin beim kleinsten Anlass in einen Ausnahmezustand gerät. Wir möchten deshalb dringend raten, die Polin nach Polen zurück zu transportieren.«[406]

---

398 Ebd.

399 Ebd.

400 Ebd.

401 Ebd., Bl. 4.

402 Ebd., Bl. 5.

403 Ebd.

404 Ebd.

405 Ebd.

406 Ebd., Bl. 21.

Wegen Transportschwierigkeiten verzögert sich die Heimkehr. In der Zwischenzeit wird Wladyslawa C. seitens der Schwestern stets als »nett und freundlich«,[407] beschrieben, sie helfe tüchtig und mache ihre Arbeit sehr ordentlich und sauber. Auch Dr. Cermak vermerkt, die Patientin helfe fleißig bei der Hausarbeit mit und freue sich sehr darauf, dass sie wieder nach Polen komme. Sie habe noch keinen Fluchtversuch unternommen. Am 5. Juni 1941 wird Wladyslawa C. unter Begleitung eines Mitarbeiters des Roten Kreuzes schließlich nach Polen gebracht.

Dieser Fallbericht ist in mehrerer Hinsicht interessant. Erstens wird in der Krankenakte von Wladyslawa C. detailliert die Beschäftigung von mehreren Polinnen in der Lupusheilstätte dokumentiert. Damit liefert diese Akte eine der wenigen direkten Beweise und Beschreibungen zum Arbeitseinsatz von Zwangsarbeitern am Universitätsklinikum Gießen.

Zweitens wird hier auch in aller Klarheit der Zwang dargestellt, unter dem ausländische Arbeiter stehen konnten. Nachdem sie auf legalem Wege versucht, in ihre Heimat zurückzukehren, wird sie von der Kriminalpolizei aufgegriffen und wieder an ihre Arbeitsstelle gebracht. Erst nachdem bei ihr eine »pathologische Reaktion« diagnostiziert wird, die sie nicht mehr voll einsatzfähig erscheinen lässt, wird ein Rücktransport in ihre Heimat veranlasst.

Drittens tritt hier eine Art paradoxer Situation auf. Die Ärzte interpretieren das Verhalten der Patientin als pathologisch, das sich bei genauerer Betrachtung jedoch als sehr nachvollziehbare Reaktion auf das Leben als Zwangsarbeiterin in der Fremde darstellt. Als Wladyslawa C. die Rückkehr in ihre Heimat zugesichert wird, findet ihr Verhalten nur noch positive Erwähnung. Von Ärzten und Pflegepersonal wird sie als nett und hilfsbereit beschrieben. Letztlich dient diese aus heutiger Sicht als fehlerhaft zu betrachtende Diagnose den Bedürfnissen der Patientin.

407 Ebd., Bll. 26–28.

Polan P.

Der 21-jährige Polan P. wird am 19. Januar 1941 durch die Chirurgische Universitätsklinik Gießen »zwecks Sicherung der Diagnose: Vortäuschung von Epilepsie«[408] überwiesen.[409] In dieser lag er seit dem 20. Dezember 1940 wegen einer Phlegmone des linken Fußrückens und eines Abszesses der linken Leiste. In einer Abschrift aus der chirurgischen Krankenakte des Patienten heißt es: »Anamnese nicht erhoben, da Pole«.[410] Bei Aufnahme in die Psychiatrische und Nervenklinik sind Fußrücken und Leiste verheilt. Eine Abschrift eines Briefes der Chirurgischen Klinik an das Arbeitsamt erläutert die Vorgeschichte:

»[…] P., der sich dauernd disziplinwidrig verhielt und dadurch Beschwerden der anderen Patienten über ihn herbeiführte, zeigte, wie in der letzten Zeit mehrere Polen, Anfälle, die immer zur selben Stunde auftraten und anscheinend eine Epilepsie vortäuschen sollten. Auch am Sonnabend dem 18.1.41 wurde ein neuerlich [sic!] derartiger Anfall gemeldet. Bei Untersuchung durch den diensthabenden Arzt, wollte er diesen tätlich angreifen. Daraufhin erfolgte zur Sicherung der Diagnose: ›Vortäuschung epileptischer Anfälle‹ die Verlegung. Diese Meldung erfolgt, damit von Ihnen inzwischen ein passender Arbeitsplatz unter allerstrengster Aufsicht bereitgestellt werden kann. Anscheinend verspricht sich der Patient durch seine Anfälle seine Entlassung in die Heimat zu erreichen.«[411]

Der behandelnde Arzt Dr. Theis führt eine detaillierte Befragung durch. Dieser ist unter anderem zu entnehmen, dass Polan P. vor einem Jahr nach Deutschland kam und zurzeit in einem Erzbergwerk arbeitet. Seit einem halben Jahr sei er mit einer Polin verheiratet. In der Chirurgie habe er erstmals am 31. Dezember mit den Händen im Schlaf um sich geschlagen. Dies hätten ihm die anderen Kameraden erzählt, er selbst wisse nichts davon. Die Pflegerin habe ihm gesagt, dass dieser Zustand nur eine Minute angedauert hätte. Insgesamt viermal seien diese Zustände im Schlaf aufgetreten. Zungenbiss, Schaum vor dem Mund und Urin- oder Kotabgang werden verneint. Da er jetzt wieder gesund sei, möchte er gerne wieder arbeiten. Er müsse Geld zu seinen Eltern schicken, da sein Vater wegen Krankheit nicht arbeiten könne.

---

408 UA Gießen, Bestand Krankenakten der Psychiatrischen und Nervenklinik, Karton 515, Akte Polan P., Bl. 6.

409 Zur Geschichte dieses Patienten vgl. UA Gießen, Bestand Krankenakten der Psychiatrischen und Nervenklinik, Karton 515, Akte Polan P.

410 Ebd., Bl. 6.

411 Ebd.

Psychisch, notiert Dr. Theis, ließen sich keine besonderen Störungen feststellen. Der Patient sei etwas vorlaut.

Die am Folgetag der Aufnahme sorgfältig durchgeführte körperliche und neurologische Untersuchung ergibt keinen pathologischen Befund. Ebenso wenig die Urin- und Blutuntersuchungen, der Bluttest auf Lues und der gut eine Woche später erhobene Liquorbefund, Liquortest auf Lues und der Blutcalciumspiegel.

Aus dem Wachbericht ist zu entnehmen, dass der Patient öfters um seine baldige Entlassung bittet, da er wieder in dem Bergwerk arbeiten und Geld verdienen möchte. Ansonsten verhalte er sich ruhig und geordnet.

In Bezugnahme auf die nächtlichen Unruhezustände in der Chirurgischen Klinik schreibt Professor Boening am 3. Februar an dieselbe:

»Solche Zustände konnten wir hier, obwohl er auf einer Beobachtungsstation mit Nachtwache lag, nicht beobachten. Es dürfte sich bei ihm wahrscheinlich um psychogene Anfälle, oder um unbewusste nächtliche Unruhezustände handeln, jedenfalls bestehen keine Anhaltspunkte für das Vorliegen einer Epilepsie.«[412]

Am 1. Februar 1941 wird Polan P. arbeitsfähig entlassen.

Mit Sicherheit war Simulation für Zwangsarbeiter, insbesondere aus osteuropäischen Ländern, eine der wenigen Möglichkeiten, um wieder in die Heimat zu kommen. Der Auszug aus der Krankenakte der Chirurgischen Klinik macht allerdings deutlich, dass hier Polen unter dem Generalverdacht der Simulation standen. Ein »echter« Anfall wird überhaupt nicht in Erwägung gezogen. Die Verlegung in die Psychiatrische und Nervenklinik erfolgt zum Zwecke des Simulationsbeweises und nicht zur Abklärung einer somatischen Ursache.

Interessant ist auch, dass in der Chirurgischen Klinik keine Anamnese erhoben wurde, da der Patient Pole sei. Dies erscheint merkwürdig, da in der Psychiatrischen und Nervenklinik bei Verständigungsschwierigkeiten Dolmetscher herangezogen wurden, sofern sie zur Verfügung standen. Außerdem wird von Dr. Theis eine ausführliche Anamnese erhoben. Vermutlich geschah dies ohne Dolmetscher, da aus anderen Akten ersichtlich ist, dass die Verwendung oder der Versuch des Heranziehens eines Dolmetschers notiert wurde und der Wachbericht zeigt, dass sich der Patient ohne Dolmetscher verständigen konnte.

412 Ebd., Bl. 20.

Die Bemerkung zur Unmöglichkeit einer Anamnese in Zusammenschau mit dem Generalverdacht der Simulation lässt auf eine starke Vorverurteilung und den Unwillen seitens der Chirurgischen Klinik schließen, auf den Patienten und seine Bedürfnisse einzugehen.

Die Darstellung des Patienten in der Psychiatrischen und Nervenklinik ist deutlich positiver. »Tätliche Angriffe« werden nicht beobachtet. Vielmehr verhalte sich der Patient ruhig und geordnet. Eine somatische Erkrankung wird ernsthaft in Erwägung gezogen, da der Liquor und der Blutcalciumspiegel untersucht werden. In dem abschließenden Bericht wird mit keinem Wort auf den Simulationsverdacht eingegangen. Die Wortwahl Professor Boenings ist hier besonders interessant. Zwar verneint er eine »echte Epilepsie«, doch stellt er die Zustände nicht als Simulation dar, sondern als psychogene Anfälle oder unbewusste nächtliche Unruhezustände. Und dies, obwohl keine Zustände dieser Art auf seiner Station beobachtet wurden. Damit stellt er sich der negativen Beurteilung der Chirurgischen Klinik ganz offensichtlich entgegen.

Tadeus K.

Der 16-jährige Pole Tadeus K. wird am 28. Juni 1941 durch das Mathildenhospital in Büdingen an die Psychiatrische und Nervenklinik wegen Verdachts auf Hirngeschwulst, Erregungszustände und Selbstmordneigung überwiesen.[413] Nach telefonischer Rücksprache mit Professor Boening gilt sein Fall als Eilaufnahme.

Tadeus K. ist als Landarbeiter in Schotten tätig. Der behandelnde Arzt Dr. Theis beschreibt sein Zustandsbild bei Aufnahme als kataton-stuporös. Kontakt sei mit ihm nicht zu bekommen.

Ein Blut- und ein Urinbefund sowie ein Bluttest auf Lues werden zwei Tage nach Aufnahme erhoben. Sie sind unauffällig. Ebenso ergibt die sorgfältig ausgeführte körperliche und neurologische Untersuchung keinen krankhaften Befund.

Am 3. Juli wird eine Liquorpunktion durchgeführt. Auch die Untersuchung des Liquors ergibt keinen Anhalt für eine Luesinfektion oder einen Tumor. Am gleichen Tag rechtfertigt Professor Boening in einem Brief an die zuständige Landkrankenkasse Nidda die Notaufnahme des Patienten

413 Zur Geschichte dieses Patienten vgl. UA Gießen, Bestand Krankenakten der Psychiatrischen und Nervenklinik, Karton 505, Akte Tadeus K.

mit »dem Verdacht auf ein schweres organisches Hirnleiden«[414] und versucht seine Verlegung einzuleiten:

»Die bisherige Untersuchung hat ergeben, dass keine Anhaltspunkte für das Bestehen eines Hirntumors vorliegen. Eine Verständigung mit K. ist nicht möglich, weil uns hier kein polnisch sprechender Dolmetscher zur Verfügung steht; K. hat aber, wie es scheint, auch überhaupt nicht die Neigung, sich zu äußern. Er ist zurückhaltend, ängstlich, zeitweise stuporös, verweigert häufig die Nahrung. Hysterische Tendenzen sind dabei nicht ganz auszuschließen. Entlassung ist bei dem auffälligen Verhalten des Pat. nicht möglich. Wir raten, ihn in die für die Aufnahme polnischer Geisteskranker vorgesehene Heil- und Pflegeanstalt Alzey zu überführen. Wir bitten, von dort aus wegen der Aufnahme in Alzey das Erforderliche zu veranlassen.«[415]

Das Verhalten des Patienten ändert sich in den folgenden Wochen nicht. Er »lacht manchmal jetzt läppisch vor sich hin«.[416] Ein Dolmetscher steht weiterhin nicht zur Verfügung. Am 16. Juli erfolgt eine Anfrage der Krankenkasse, die durch das Arbeitsamt Schotten die Nachricht erhalten hat, dass Tadeus K. inzwischen »abgeschoben«[417] worden sei. Professor Boening antwortet umgehend. Seitens des Arbeitsamtes bestehe die Absicht, den Patienten einem nach Polen zurückreisenden Ehepaar anzuvertrauen und ihn nach Polen zurückbringen zu lassen. Dies sei bei seinem geistigen Zustand allerdings ganz unmöglich. Vielmehr bedürfe er noch unbedingt weiter geschlossener Behandlung und müsse in die Heil- und Pflegeanstalt Alzey überführt werden.

Nach knapp einem Monat, am 12. August, meldet sich das Arbeitsamt Gießen in einem Schreiben zu Wort. Es teilt seine Absicht mit, Tadeus K. nach Polen zurückzubefördern und bittet um eine Bescheinigung über die Notwendigkeit einer Reisebegleitung. In Vertretung von Professor Boening antwortet Dr. Ernst Pfrieme umgehend. Eine Reisebegleitung sei unbedingt erforderlich und wegen des Platzmangels möge die Sache beschleunigt werden. Einige Tage später fragt das Arbeitsamt Gießen an, ob eine Weiterbehandlung im Generalgouvernement noch erforderlich sei und bittet gleichzeitig um ein Gutachten über den Krankheitszustand des Patienten. Professor Boening antwortet am 20. August:

414 Ebd., Bl. 16.
415 Ebd.
416 Ebd., Bl. 3.
417 Ebd., Bl. 33.

»Auf Ihr Schreiben […] teilen wir mit, dass nach unserer Ansicht bei Tadeus K. eine Unterbringung in einer Anstalt des Generalgouvernements noch erforderlich ist. Zur Diagnose bemerken wir, dass ein Hirntumor (unter diesem Verdacht wurde K. hier eingewiesen) nicht festgestellt werden konnte. Bei den bestehenden Verständigungsschwierigkeiten war im Übrigen eine Diagnose nur schwer zu stellen. Nach seinem Verhalten könnte es sich bei K. um eine schizophrene Erkrankung handeln. Indessen ist auch eine psychogene Psychose nicht ganz von der Hand zu weisen.«[418]

Aus den äußerst spärlichen Einträgen von Dr. Theis und dem Wachbericht ist zu entnehmen, dass sich das Verhalten von Tadeus K. inzwischen kaum verändert. Anfang Oktober sei er etwas freier und wolle nicht nach Polen zurück. Nach fernmündlicher und schriftlicher Verständigung zwischen der Klinik und dem Arbeitsamt Gießen hält Professor Boening eine Weiterbehandlung im Generalgouvernement schließlich nicht mehr für notwendig, da sich der Patient in seinem Befinden gebessert habe. Er soll mit einer Reisebegleitung nach Polen zurücktransportiert und dort bei seinen Angehörigen untergebracht werden. Am 19. September wird Tadeus K. von einem Beamten des Arbeitsamtes abgeholt.

In der Krankenakte dominieren die Schriftwechsel zwischen Klinik, Krankenkasse und Arbeitsamt gegenüber den Einträgen in den Krankheitsverlauf und den Wachbericht. Die Psychiatrische und Nervenklinik hat hier eine – aus heutiger Sicht – überwiegend ärztliche Position inne, wie auch im Fall von Polan P.

Tadeus K. wird als Notaufnahme bei Verdacht auf akute Lebensgefahr aufgenommen, und dieses Verfahren rechtfertigt Professor Boening gegenüber der Krankenkasse. Im weiteren Verlauf drängt das Arbeitsamt auf Abschiebung des Patienten. Dem stellt sich Professor Boening entgegen, indem er die Dringlichkeit einer Weiterbehandlung des Patienten hervorhebt. Der Rücktransport von Tadeus K. erscheint an sich nicht unmöglich. Er sei zurückhaltend, zeitweise stuporös. Es darf also angenommen werden, dass hinter der Betonung der Notwendigkeit einer Weiterbehandlung ein ärztliches Interesse stand, das sich den ökonomischen Interessen der Krankenkasse und des Arbeitsamtes entgegenstellte.

418 Ebd., Bl. 36.

Julia Valentina K.

Die »Ostarbeiterin« Julia Valentina K. ist 18 Jahre alt, als sie am 10. Januar 1944 durch den Amtsarzt Dr. Engau, Leiter des Staatlichen Gesundheitsamtes Gießen, an die Psychiatrische und Nervenklinik überwiesen wird.[419] Dieser hatte sie am selben Tag auf Ersuchen des Arbeitsamts Gießen ob ihrer »Einsatzfähigkeit« untersucht und war zu der Beurteilung gekommen:

> »Anscheinend liegt bei ihr ein geistiger Defekt vor, ich empfehle, sie kurz in der Nervenklinik beobachten zu lassen, ihre Einsatzfähigkeit erscheint mir sehr fraglich.«[420]

In einem Schreiben an die Psychiatrische und Nervenklinik bittet das Arbeitsamt gleichzeitig um die umgehende Zusendung des Befundes, damit nach Nichteinsatzfähigkeit der Abtransport der »Ostarbeiterin« sofort veranlasst werden könne.

Die Bäuerin, bei der Julia K. arbeiten sollte, gibt bei der Aufnahme an, Julia K. sei bei ihrer vorherigen Arbeitsstelle geprügelt worden, sie habe schon, als sie zu ihr kam, nichts mehr essen wollen, habe überhaupt nicht gesprochen und nicht gearbeitet.

Kurz nach Aufnahme wird ein Bluttest auf Lues gemacht, der negativ ausfällt. Eine weitgehend durchgeführte körperliche und neurologische Untersuchung ergibt ebenfalls keinen pathologischen Befund.

Die behandelnde Ärztin Dr. Cermak vermerkt in den folgenden Tagen, Julia K. beantworte einfache Fragen nur mit »ja« oder »nein«. Eine andere »Ostarbeiterin«, die sonst als Dolmetscherin gedient hat, komme mit der Patientin überhaupt nicht zurecht. Am 16. Februar wendet sich Dr. Cermak im Einverständnis mit Professor Boening an das Arbeitsamt Gießen und stellt den Verlauf der letzten Wochen zusammenfassend dar:

---

419 Die gesamte Krankengeschichte findet sich im LWV-Archiv Hessen, Gedenkstätte Hadamar, Bestand 12, Akte Nr. 1182. Dr. Sigrid Oehler-Klein möchte ich an dieser Stelle für den Hinweis auf die Krankengeschichte und der Gedenkstätte Hadamar für die Überlassung von Kopien der Akte an das Institut für Geschichte der Medizin in Gießen danken. Da Julia Valentina K. zusammen mit Maria K. (siehe Abschnitt 6.2.2.2) in einem Schreiben des Landesrats Fritz Bernotat an die Psychiatrische und Nervenklinik (siehe Folgendes und Anm. 425) genannt wird, findet sie in dem Fallbericht von Maria K. kurz Erwähnung. Eine knappe Darstellung beider findet sich in George (2003), 357–359 und ein Fallbericht zu Julia Valentina K. erschien bereits in Graefe/Roelcke (2007), 390.

420 LWV-Archiv Hessen, Gedenkstätte Hadamar, Bestand 12, Akte Nr. 1182, Abschrift des Briefes von Dr. Engau an das Arbeitsamt Gießen vom 10. Januar 1944.

»Psychisch handelt es sich wahrscheinlich um eine Schizophrenie, mit Sicherheit lässt [sich, F.G.] das allerdings nicht sagen. Die K. lässt sich auf keine Unterhaltung, auch nicht mit einer Stammesgenossin ein. Verhält sich völlig ablehnend, liegt in die Kissen vergraben, murmelt vor sich hin. Nimmt keinen Anteil an der Umgebung. Einmal gab sie zu, Angst zu haben, sagt aber nicht wovor. Mit Arbeitseinsatzfähigkeit ist in absehbarer Zeit nicht zu rechnen. Wir raten zu Rücktransport in den Osten.«[421]

Dem Wachbericht ist zu entnehmen, dass Julia K. kaum isst und sehr häufig weint. Am 15. März ist im Krankheitsverlauf vermerkt: »Gleichbleibender Zustand. Patientin wird trotz wiederholter Anfragen beim Arbeitsamt Gießen nicht abgeholt«.[422]

Erst Ende März ordnet das Arbeitsamt die Überführung in die Heil- und Pflegeanstalt Weilmünster an, die sich jedoch wegen einiger Diphtherie-Fälle in der Gießener Klinik verzögert. Die Verlegung erfolgt schließlich am 24. April. In einem Schreiben an die Anstalt in Weilmünster teilt Dr. Cermak mit: »[Es handelt] sich um eine Schizophrenie, die sich auf Elektroschocks überhaupt nicht besserte«.[423] In den Krankheitsverlauf notiert sie zuletzt: »Unheilbar geisteskrank«.[424]

Anfang Juni ordnet der für den Bezirksverband Nassau zuständige Oberpräsident Fritz Bernotat an, Julia Valentina K. »zum Zwecke eines geschlossenen Rücktransportes ins Generalgouvernement«[425] »dem Transport nach Hadamar anzuschließen«.[426] Die Verlegung erfolgt am 13. Juni. Am 15. Juni findet sich im Krankheitsverlauf der Anstalt Hadamar der Vermerk: »Erkrankt an Grippe«,[427] am 16. Juni knapp: »Erholt sich nicht mehr. Heute *exitus* an *Grippe*«.[428]

---

421 Ebd., Brief von Dr. Cermak und Prof. Boening an das Arbeitsamt Gießen vom 16. Februar 1944.

422 Ebd., Eintrag in den Krankheitsverlauf der Psychiatrischen und Nervenklinik Gießen vom 15. März 1944.

423 Ebd., Brief von Dr. Cermak an die Heil- und Pflegeanstalt Weilmünster vom 23. April 1944.

424 Ebd., Eintrag in den Krankheitsverlauf der Psychiatrischen und Nervenklinik Gießen vom 24. April 1944.

425 Ebd., Brief von Fritz Bernotat an die Psychiatrische und Nervenklinik Gießen vom 1. Juni 1944. Da Julia Valentina K. sich zu diesem Zeitpunkt bereits in Weilmünster befand, wandte Bernotat sich darauf an die dortige Anstalt (siehe Anm. 426).

426 Ebd., Brief von Fritz Bernotat an die Landesheilanstalt Weilmünster vom 7. Juni 1944. Siehe Abb. 16.

427 Ebd., siehe Abb. 17.

428 Ebd., siehe Abb. 17. Die hier kursiv dargestellten Worte »exitus« und »Grippe« sind im Original doppelt unterstrichen.

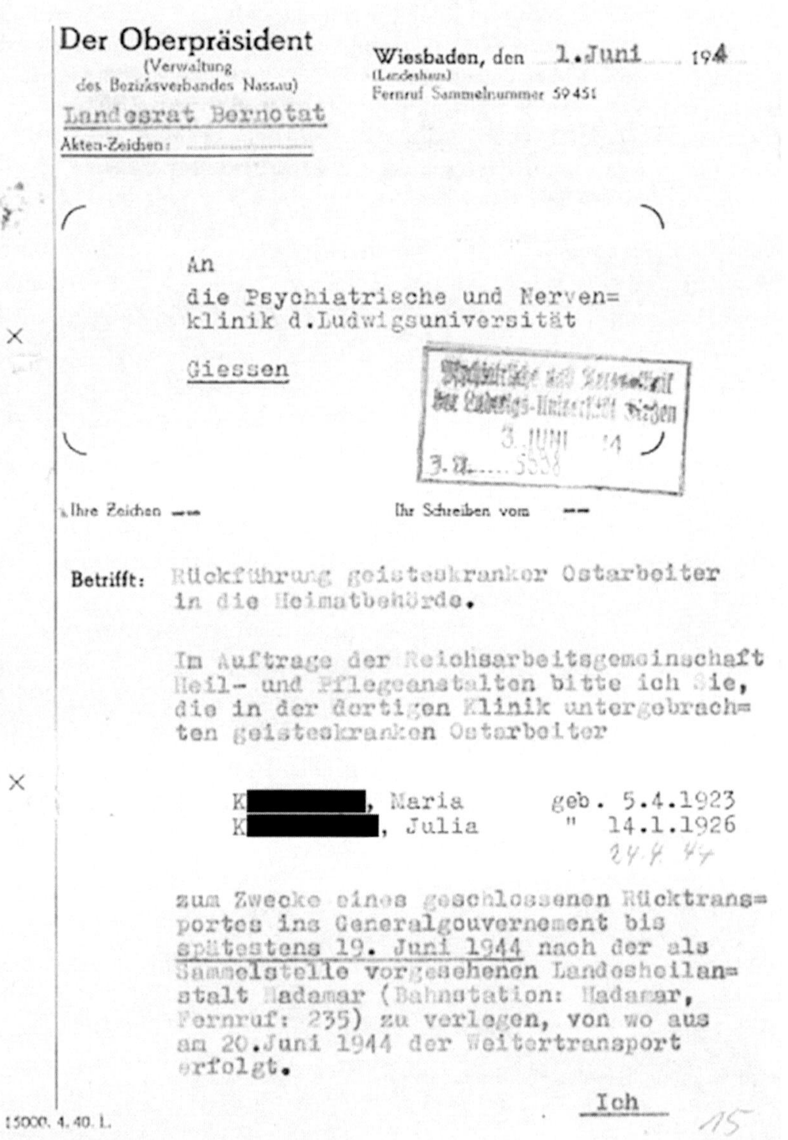

Der Oberpräsident
(Verwaltung
des Bezirksverbandes Nassau)
Landesrat Bernotat
Akten-Zeichen:

Wiesbaden, den 1. Juni 1944
(Landeshaus)
Fernruf Sammelnummer 59451

An
die Psychiatrische und Nerven=
klinik d. Ludwigsuniversität

Giessen

3. JUNI 44

Ihre Zeichen — Ihr Schreiben vom —

Betrifft: Rückführung geisteskranker Ostarbeiter in die Heimatbehörde.

Im Auftrage der Reichsarbeitsgemeinschaft Heil- und Pflegeanstalten bitte ich Sie, die in der dortigen Klinik untergebrach= ten geisteskranken Ostarbeiter

K[redacted], Maria geb. 5.4.1923
K[redacted], Julia " 14.1.1926
24.4.44

zum Zwecke eines geschlossenen Rücktrans= portes ins Generalgouvernement bis spätestens 19. Juni 1944 nach der als Sammelstelle vorgesehenen Landesheilan= stalt Hadamar (Bahnstation: Hadamar, Fernruf: 235) zu verlegen, von wo aus am 20. Juni 1944 der Weitertransport erfolgt.

Ich

15000. 4. 40. L.

15

Abb. 16: Maria K. und Julia Valentina K., »Rückführung geisteskranker Ostarbeiter in die Heimatbehörde«

Quelle: LWV-Archiv Hessen

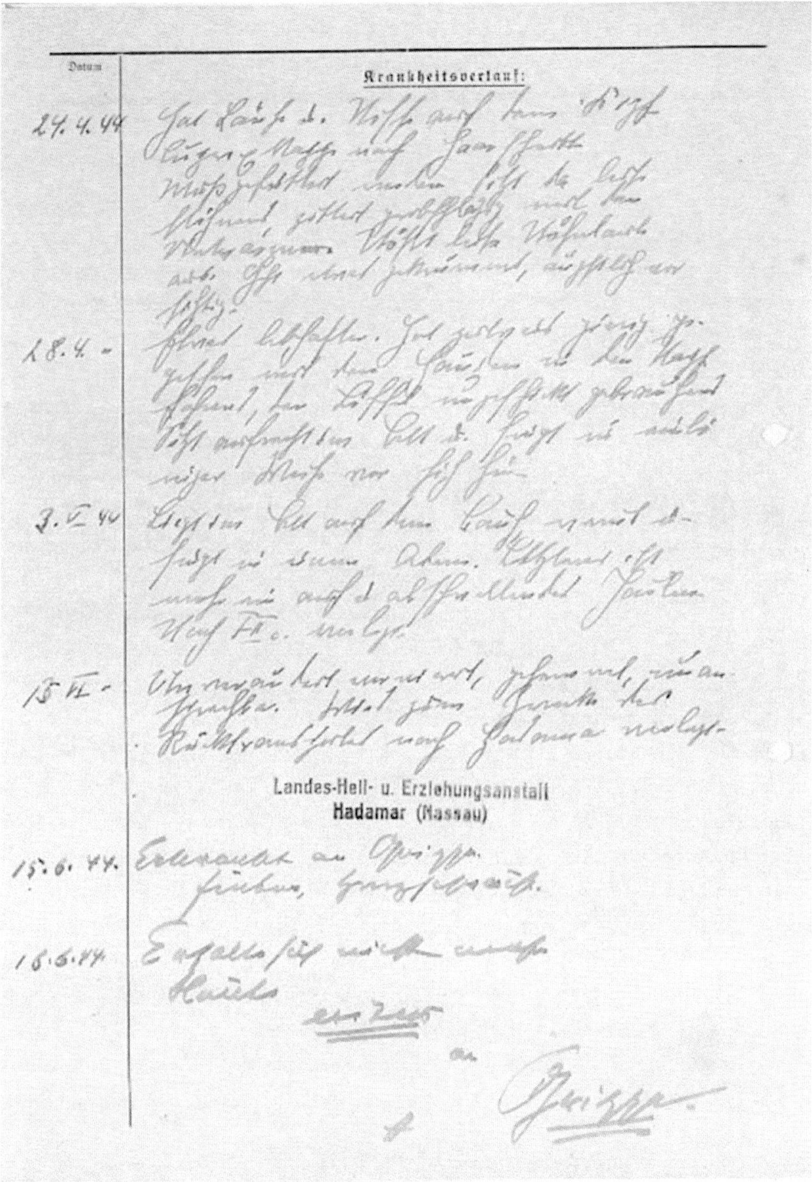
Datum | Krankheitsverlauf:

24. 4. 44

28. 4. –

3. V. 44

15. VI. –

Landes-Heil- u. Erziehungsanstalt
Hadamar (Nassau)

15. 6. 44.

16. 6. 44.

Abb. 17: Julia Valentina K., Krankenblatt der Anstalt Hadamar

Quelle: LWV-Archiv Hessen

Dieser Fallbericht ist in mehrerer Hinsicht exemplarisch. Er zeichnet den Weg einer erkrankten »Ostarbeiterin« über verschiedene ärztliche Institutionen bis zu ihrer Einweisung in die Anstalt Hadamar nach, wobei angenommen werden darf, dass sie in dieser kurz nach ihrer Ankunft getötet wird.[429] Ihre offizielle Todesursache entspricht einer in Hadamar typischen Fälschung. Lungenentzündung und Grippe wurden besonders häufig als den Tod verursachende Krankheiten auf den Sterbeurkunden eingesetzt.[430]

Des Weiteren wird die aktiv betriebene Verschleierung der Akteure bezüglich der wirklichen Bestimmung ihres Transportes nach Hadamar deutlich. An diesem Punkt stellt sich die Frage nach dem Wissen und der Mitverantwortung der Ärzte der Psychiatrischen und Nervenklinik Gießen bei den Morden an ausländischen Patienten in Hadamar. In dem Schreiben vom 16. Februar wendet sich Dr. Cermak im Einverständnis mit Professor Boening an das Arbeitsamt und rät letztlich »zu Rücktransport in den Osten«. Der Rücktransport in die Heimatländer der Patienten wurde, wie auch die Schreiben des Landesrats Fritz Bernotat zeigen, als Tarnung der Ermordungen verwendet.[431]

Für diesen Fall finden sich keine Hinweise auf das Wissen der Ärzte der Psychiatrischen Klinik, und die Frage muss hier deswegen unbeantwortet bleiben. Zu einem späteren Zeitpunkt ergibt sich jedoch eine andere Situation, die in den letzten beiden Fallberichten dargestellt wird.

Zuletzt sei noch auf zwei Punkte aufmerksam gemacht. Erstens sagt das Schreiben des Amtsarztes Dr. Engau einiges über die der Klinik zugeschriebenen Funktion aus: Julia Valentina K. soll nicht für eine Therapie aufgenommen werden, sondern lediglich zur Beurteilung ihrer Arbeitseinsatzfähigkeit. Diese Beurteilung ist unmittelbar verantwortlich für die spätere Ermordung in Hadamar.[432] Zweitens erscheint die Diagnosefindung höchst fraglich. Es finden sich in der Summe keine Vermerke, die eine Schizophrenie wahrscheinlich machen. Cermak und Boening können dies selbst nicht mit Sicherheit bestätigen. Trotzdem kommt Dr. Cermak letztlich zu der Beurteilung: »unheilbar geisteskrank«. Werden außerdem die Umstände ihres Lebens als Zwangsarbeiterin in der Fremde und die

---

429 Kaufmann/Schulmeyer (1996), 264 ff.

430 Ebd., 279.

431 Ein Rückführungsstopp für dauerhaft erkrankte und arbeitsunfähige Polen und »Ostarbeiter« galt seit einem Erlass des Generalbevollmächtigten für den Arbeitseinsatz vom 21. Mai 1943. Siehe Abschnitt 2.2.2. Landesrat Fritz Bernotat war einer der Hauptakteure der Patientenmorde in Hessen. Vgl. dazu Hamann (1987), 159 f.

432 Kaufmann/Schulmeyer (1996), 265.

ihrer vorherigen Arbeitsstelle, in der sie geprügelt wurde, in Betracht gezogen, so darf die Diagnose »Schizophrenie« und »unheilbar geisteskrank« in hohem Maße angezweifelt werden.

Antonina S.

Die 21-jährige Ukrainerin Antonina S. kommt am 10. Mai 1944 zur Aufnahme.[433] Sie arbeitet bei der Firma Leitz in Wetzlar und ist im dortigen »Ostarbeiterlager« untergebracht. Der Betriebsarzt schickt sie zur Beurteilung ihrer Arbeitseinsatzfähigkeit. Seit dem 21. April ist ihr eine Arbeitsunfähigkeit wegen »Psychopathie«[434] bescheinigt. Der Lagerführer des »Ostarbeiterlagers« fügt der Bitte um Beobachtung einen Brief der Patientin bei, die diese an ihn gerichtet hat:[435]

»Herr Lagerführer Barth!
Ich habe schon oft mit Ihnen gesprochen, aber Sie betrachten mich nicht als Menschen. Ich habe auch schon oft mit Herrn Zimmer gesprochen, aber er lacht mich nur aus. Ich habe mich daher entschlossen, Ihnen zu schreiben und dies hat mir Gott selbst, Jesus Christus eingegeben. Ich glaube an Gott und Sie wissen, wer nicht an Gott glaubt ist Bolschewist, und über den Bolschewismus vollzieht sich jetzt das Gericht in der Ukraine. Herr Lagerführer Barth, ich bitte Sie, mich zu einem Bauern in der Landwirtschaft zu überweisen, so wie Sie es mir versprochen haben, aber Sie haben nicht mich, sondern die Natascha zu einem Bauern gebracht. Ich habe keine Kraft mehr, in der Fabrik zu arbeiten. Wenn Sie mich nicht zu einem Bauern überweisen, dann sterbe ich hier und Sie werden sich für mich bei dem zu verantworten haben, der mich später hier fordern wird. Wenn Sie wissen wollen wer ich bin, ich bin die Maria, Mutter Gottes, die Märtyrerin. Und die Mädel in der Küche haben mich gequält, sie haben mich geschlagen, wenn ich mich bei Ihnen beschwerte, so haben Sie mich nicht bedauert, Sie sind auch nicht für mich eingetreten, obwohl Sie der Lagerführer sind. Sie haben mich auch gequält, indem Sie mich ins Gefängnis sperrten als ich krank war und nicht zur Arbeit ging. Sie wollten mich sogar nach Frankfurt schicken. Ich bitte Sie, als den Herrn Lagerführer, mich zu einem Bauern zu überweisen.
Antonina S.«[436]

433 Zur Geschichte dieser Patientin vgl. UA Gießen, Bestand Krankenakten der Psychiatrischen und Nervenklinik, Karton 616, Akte Antonina S.

434 Ebd., Bl. 11.

435 Dieser Brief liegt im Original handschriftlich in russischer Sprache und in deutscher Übersetzung bei. Siehe Abb. 18.

436 Wie Anm. 433, Bl. 13.

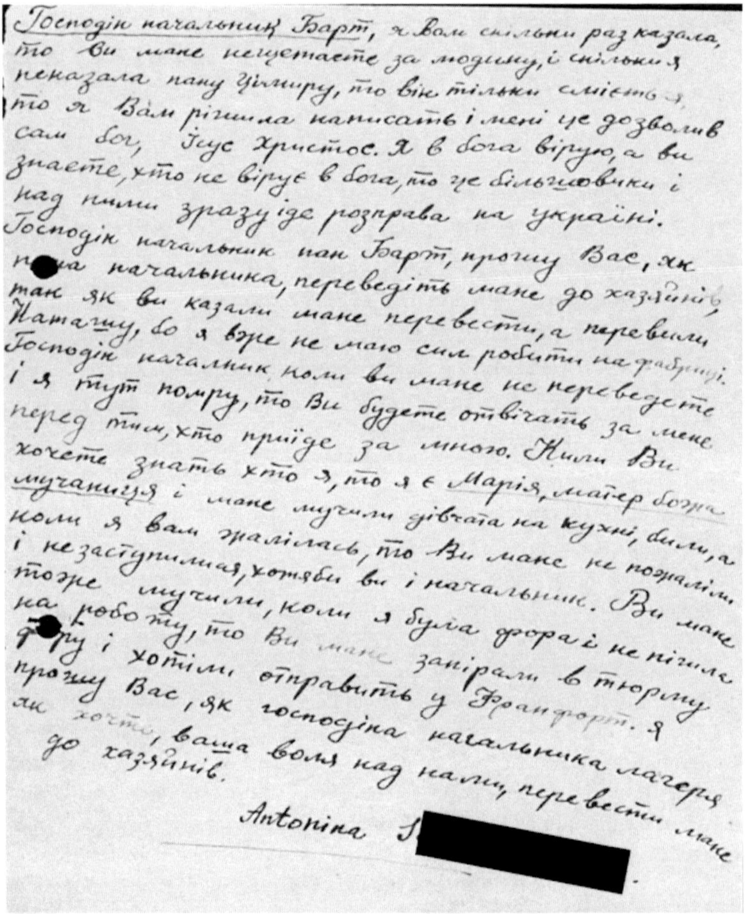

Господін начальник Барт, я Вам скільки разказала,
то Ви мане нещетаете за модиму, і скільки я
неказала пану Цімиру, то він тільки сміється,
то я Вам рішила написать і мені це дозволив
сам бог, Ісус Христос. Я в бога вірую, а ви
знаете, хто не вірує в бога, то це більшовики і
над ними зразу іде розправа на україні.
Господін начальник пан Барт, прошу Вас, як
на начальника, переведіть мане до хазяїнів,
так як ви казали мане перевести, а перевели
Наташу, бо я вже не маю сил робити на фабриці.
Господін начальник, коли ви мане не переведете
і я тут помру, то Ви будете отвічать за мене
перед тим, хто прийде за мною. Коли Ви
хочете знать хто я, то я є Марія, матер божа
мучаниця і мане мучили дівчата на кухні, били, а
коли я вам жалілась, то Ви мане не пожаліли,
і незаступилися, хотя би ви і начальник. Ви мане
тоже мучили, коли я була хора і не пішла
на роботу, то Ви мане заперли в тюрму
ру і хотіли отправить у Франкфорт. Я
прошу Вас, як господіна начальника лагеря
як хочте, ваша воля над нами, перевести мане
до хазяїнів.

Antonina S[redacted].

Abb. 18: Antonina S., Brief in russischer Sprache

Quelle: UA Gießen

Bei Aufnahme verhält sich Antonina S. »ruhig und geordnet«.[437] Eine Urin- und eine Blutuntersuchung sowie ein Bluttest auf Lues werden am Folgetag durchgeführt. Sie ergeben keinen pathologischen Befund. Eine körperliche und neurologische Untersuchung findet erst eine Woche später statt. Auch sie ist unauffällig.

437 Ebd., Bl. 2.

Am 18. Mai notiert die behandelnde Ärztin Dr. Cermak, die Patientin habe ein ausgeglichenes Wesen, sei höflich und freundlich und helfe fleißig bei der Stationsarbeit. Sie verstehe nur sehr wenig Deutsch. Dr. Cermak verständigt sich zunächst ohne Dolmetscher mit der Patientin und holt dann einen ukrainischen Gartenarbeiter heran, der als Übersetzer fungieren soll. Bei ihm wiederholt Antonina S. ihren Wunsch, wieder in der Landwirtschaft zu arbeiten, da sie in der Ukraine immer in der Landwirtschaft gearbeitet habe. Bei Nachfrage zu ihren früheren Angaben, sie sei die Maria, äußert sie sich nicht. »Meint, sie sei halt katholisch«.[438] Hierzu bemerkt Dr. Cermak, der ukrainische Gartenarbeiter beherrsche auch nur mäßig die deutsche Sprache und merke nicht immer genau, worauf es ankäme. Letztlich kommt die Ärztin zu dem Schluss, dass bei der Patientin auf keinen Fall eine Psychose vorläge, sondern wahrscheinlich eine Psychogenie. Sie sei voll arbeitsfähig und könne auch in der Fabrik verwandt werden.

Einen Tag später wird Antonina S. Professor Boening vorgestellt. Dabei verhält sie sich sehr scheu und beantwortet keine Fragen. Professor Boening kommt dabei offenbar zu einem anderen Schluss als seine Assistenzärztin, da diese notiert, die Patientin solle mit Hilfe eines Dolmetschers nochmals exploriert werden, da eine Psychose nicht ausgeschlossen sei.

Am 22. Mai kommt der Lagerdolmetscher aus Wetzlar zu Besuch. Bei diesem sei Antonina S. wieder sehr lebhaft und aufgeschlossen. Sie wiederholt ihren Wunsch, in der Landwirtschaft zu arbeiten, und erzählt von einem schweren »Erregungszustand«[439] vor vier Jahren, in dessen Folge sie in ein Krankenhaus in Kiew gebracht worden sei. Nach einem langen Aufenthalt sei sie nicht völlig geheilt entlassen worden. Damals wie heute glaube sie, sie sei die Maria, »der liebe Gott habe es ihr gesagt«.[440] Zuletzt wiederholt sie auch ihre Beschwerde über ihre Arbeitsstelle. Die Frau, die sie bei der Arbeit beaufsichtige, habe sie schlecht behandelt, deswegen wolle sie dort nicht mehr hin.

Der Dolmetscher stellt ihr Verhalten anders dar. Antonina S. habe von Anfang an im Dienst versagt. Da sie sich auch im Schlafsaal drücke, ihren Dienst zu machen, komme es manchmal zu Streit mit den Kameradinnen. »Im Ganzen sei sie aber als gutmütig bekannt«.[441]

---

438 Ebd.

439 Ebd., Bl. 3.

440 Ebd.

441 Ebd.

Am 23. Mai notiert Dr. Cermak nochmals, dass die Patientin freundlich und fleißig sei und sich ganz gut mit dem Personal verständige. Am 24. Mai wird Antonina S. abgeholt und in das Arbeitslager nach Wetzlar zurückverlegt. In einem Brief an die Firma Leitz mit Abschrift an die zuständige Krankenkasse schreibt Dr. Cermak am selben Tag:

»Unter diesen Umständen liegt doch die Annahme einer chronischen Psychose, wahrscheinlich eines schizophrenen Prozesses bei der Pat. nahe. Das augenblickliche Verhalten lässt die Kranke nicht einsatzfähig erscheinen. Wir bemerken ausdrücklich, dass es sich bei der Diagnose nur um eine Vermutungsdiagnose handeln kann. Die Verständigungsschwierigkeiten lassen die Gewinnung einer klaren Diagnose nicht zu.«[442]

Am 6. Juni 1944 geht ein Brief des Arbeitsamtes Wetzlar ein mit dem Betreff: »Rückführung nicht arbeitseinsatzfähiger Ostarbeiter«.[443] In diesem wird die Absicht einer Überführung von Antonina S. in das Hilfskrankenhaus Pfaffenwald bei Hersfeld mitgeteilt. Außerdem wird um eine Stellungnahme gebeten, ob dies unbedenklich möglich sei, und ob eine Isolierung notwendig erscheine. Da die Patientin ruhig und im Rahmen des klinischen Betriebes willig gewesen sei, antwortet Professor Boening, könne der Versuch einer Überführung gemacht werden, eine Isolierung sei nicht nötig.

Die Krankenakte der Antonina S. enthält, als eine der wenigen von ausländischen Patienten, ein ausführliches Ego-Dokument. Dieses gibt erstens einen Einblick in ein »Ostarbeiterlager«, zweitens wird sehr klar der Standpunkt der Patientin deutlich. Sie möchte lieber bei einem Bauern als in der Fabrik arbeiten und fühlt sich von anderen Arbeiterinnen schlecht behandelt. Dr. Cermak hält die Patientin zunächst für voll arbeitsfähig, nach der Vorstellung bei Professor Boening wird diese Beurteilung revidiert. Über den gesamten Zeitraum sei die Patientin aber freundlich und fleißig. Bei einer Einstellung, sich nach den Bedürfnissen der Patienten zu richten, erscheint hier der Rat zum Wechsel zu einem Bauern angemessen. Obwohl den Ärzten der Psychiatrischen Klinik die schlechten Lebenschancen einer nicht einsatzfähigen »Ostarbeiterin« zu diesem Zeitpunkt klar gewesen sein sollten,[444] wird dieser Rat nicht gegeben. Letztlich kommt Antonina S. in

---

442 Ebd., Bl. 19.

443 Ebd., Bl. 21.

444 Zu dieser Aussage siehe die folgenden Fallberichte.

das Hilfskrankenhaus Pfaffenwald, in dem unmenschliche Bedingungen herrschten und der Tod der Patientin in hohem Maße wahrscheinlich ist.[445]

Wladimir W.

Der 21-jährige »Ostarbeiter« Wladimir W. wird am 1. August 1944 wegen Verdachts auf Schizophrenie von dem Hausarzt Dr. Federlin aus Hirzenhain in die Psychiatrische und Nervenklinik überwiesen.[446] Wladimir W. stammt aus der Ukraine und ist zur der Zeit der Einweisung bei den Breuer-Werken in Hirzenhain beschäftigt.

Am Folgetag notiert der behandelnde Arzt Dr. Pfrieme, der Patient rede, nachdem er gestern in schwerem Erregungszustand eingeliefert worden sei, ununterbrochen in seiner Muttersprache und verstehe kein Deutsch.[447] Er wird von fünf Pflegern in ein Einzelzimmer gebracht. Auch nach einer Injektion Scopolamin-Morphin sei eine körperliche Untersuchung nicht möglich gewesen.

Am 4. August ist der Patient »zugänglich«,[448] und es wird mit Hilfe eines Dolmetschers eine Anamnese erhoben. Wladimir W. gibt dabei an, dass er erst in diesem Jahr nach Deutschland gekommen sei. Früher habe er in der Landwirtschaft gearbeitet, jetzt würde er Motoren reinigen. 1937 sei er »auch so durcheinander gewesen«.[449] Auf die Frage nach dem Beginn der jetzigen Krankheit antwortet Wladimir W., er habe immer Angst gehabt und gesehen, wie Gott und Jesus aus der Kirche heraus gekommen seien. Um ihn seien Hunde herumgelaufen und hätten ihn beißen wollen. »Er habe sie immer weggejagt«.[450] Nach den Angaben eines russischen Arztes, die dieser dem Dolmetscher bei der Einweisung gemacht hat, sei Wladimir W. fünf Tage vor der Aufnahme immer mit der Bibel zur Arbeit gegangen. Er habe nichts gegessen und nur gelesen und gebetet.

Eine vollständig durchgeführte körperliche und neurologische Untersuchung sowie eine Blutuntersuchung des gleichen Tages ergeben keinen

---

445 Hohlmann (1984).

446 Zur Geschichte dieses Patienten vgl. UA Gießen, Bestand Krankenakten der Psychiatrischen und Nervenklinik, Karton 619, Akte Wladimir W. Ein Fallbericht zu Wladimir W. erschien bereits in Graefe/Roelcke (2007), 390 f.

447 An dieser Stelle sei angemerkt, dass der Wachbericht in die Beschreibung des Krankheitsverlaufes aufgrund seiner sehr schlechten Lesbarkeit nicht mit einfließen konnte.

448 Wie Anm. 446, Bl. 3.

449 Ebd., Bl. 4.

450 Ebd.

pathologischen Befund. Ebenso wenig die Urinuntersuchung und der Bluttest auf Lues am Folgetag.

In den folgenden kurzen und wenigen Eintragungen notiert Dr. Pfrieme auffällige Verhaltensweisen. Wladimir W. kratze Mörtel von der Wand und kaue denselben; er verunreinige mit Urin sein Zimmer und uriniere aus dem Fenster. Bei den Visiten rufe er nur »Essen«[451] und habe eine überaus starke Nahrungsaufnahme. Ansonsten beschreibt er ihn als ruhig und zugänglich, Beruhigungsmittel seien nicht mehr erforderlich.

In einem Brief vom 18. August bittet die Betriebs-Krankenkasse der Breuer-Werke um Mitteilung über die voraussichtliche Dauer der Krankheit von Wladimir W., da sie die Absicht hätten, sich bei länger dauernder Heilung mit dem Arbeitsamt in Verbindung zu setzen. Unter Umständen müsse eine Rückbeförderung seitens des Arbeitgebers beim Arbeitsamt beantragt werden.

In einer Antwort teilt Professor Boening am 23. August mit, dass es sich bei der Erkrankung des Patienten um eine chronische Geisteskrankheit handele und über die Dauer derselben keine bestimmte Auskunft gegeben werden könne.

Einen Tag später wendet sich Dr. Pfrieme mit einem Schreiben an die »Ärztliche Dienststelle für Ostarbeiter«[452] des Arbeitsamtes Gießen. Darin heißt es:

> »Es handelt sich bei W. nach unseren bisherigen Beobachtungen um eine chronische Geisteskrankheit. Da in unserer Klinik größte Platzschwierigkeiten bestehen, bitten wir um Mitteilung, ob die Überführung in die für Ostarbeiter zuständige Heil- und Pflegeanstalt Hadamar erfolgen kann. Ich bitte um Stellungnahme hierzu bezw. [sic!] veranlassen zu wollen, dass die Verlegung nach Hadamar möglichst bald erfolgt.«[453]

In einer Antwort vom 29. August, bittet das Arbeitsamt »um baldige Übersendung eines ärztlichen Gutachtens auf dem die dauernde Nichtmehreinsatzfähigkeit des oben genannten Ostarbeiters bescheinigt wird«.[454] Am selben Tag vermerkt Dr. Pfrieme im Krankheitsverlauf von Wladimir W.: »Zugänglich, ruhig. Psychisch im Augenblick nicht besonders auffällig«.[455]

451 Ebd., Bl. 5.
452 Ebd., Bl. 23. Siehe Abb. 19.
453 Ebd.
454 Ebd., Bl. 24.
455 Ebd., Bl. 5.

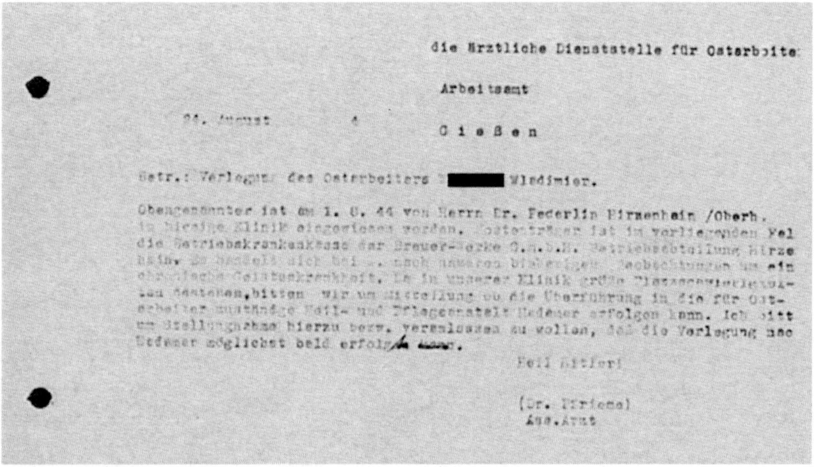

die ärztliche Dienststelle für Ostarbeite[r]

Arbeitsamt

[illegible] August [illegible] Gießen

Betr.: Verlegung des Ostarbeiters [redacted] Wladimir.

Obengenannter ist am 1. 8. 44 von Herrn Dr. Federlin Hirzenhain /Oberh. in hiesige Klinik eingewiesen worden. Kostenträger ist im vorliegenden Fal die Betriebskrankenkasse der Breuer-Werke G.m.b.H. Betriebsabteilung Hirzenhain. Es handelt sich bei [illegible] nach unseren bisherigen Beobachtungen um ein chronische Geisteskrankheit. Da in unserer Klinik große [illegible] bestehen, bitten wir um Mitteilung ob die Überführung in die für Ostarbeiter zuständige Heil- und Pflegeanstalt Hadamar erfolgen kann. Ich bitt um Stellungnahme hierzu bezw. veranlassen zu wollen, daß die Verlegung nac Hadamar möglichst bald erfolgen [illegible].

Heil Hitler!

(Dr. Pfrieme)
Ass.Arzt

Abb. 19: Wladimir W., Überführung in die Anstalt Hadamar

Quelle: UA Gießen

Einen Tag später stellt er eine Bescheinigung für das Arbeitsamt aus, in der es knapp heißt:

»Auf Ihr Schreiben vom 29.8.44 wird mitgeteilt, dass es sich bei dem Obengenannten um eine chronische Geisteskrankheit (Schizophrenie) handelt. In absehbarer Zeit ist mit seine[r] Einsatzfähigkeit nicht zu rechnen.«[456]

Am 6. September 1944 vermerkt Dr. Pfrieme in der Krankenakte zuletzt: »Wird heute vom hiesigen Arbeitsamt zuständigkeitshalber in die Heil- und Pflegeanstalt Hadamar verlegt«.[457] Die Aufnahme in Hadamar erfolgt noch am selben Tag. In den dortigen Akten wird sein Todesdatum mit dem 30. September 1944 angegeben, als offizielle Todesursache »Rippenfellentzündung«[458] vermerkt.

Die Geschichte des Wladimir W. wirft erneut die Frage nach der Mitverantwortung der Ärzte in der Psychiatrischen und Nervenklinik beim Tode des Patienten auf. Vergleichbar dem Schicksal der Julia K. (siehe oben), darf angenommen werden, dass Wladimir W. in Hadamar getötet wurde.

456 Ebd., Bl. 25.

457 Ebd., Bl. 5.

458 Datenbank »Opferliste« der Gedenkstätte Hadamar. Für diese Mitteilung und deren Weitergabe möchte ich Dr. Georg Lilienthal und Prof. Volker Roelcke danken.

Im Gegensatz zu ihr wird er jedoch direkt und initiativ durch Dr. Pfrieme nach Hadamar überwiesen. Dies macht er zudem wegen »Platzschwierigkeiten« dringlich. Bekannt ist, dass Professor Boening um die Krankenmorde im Rahmen der »Aktion T4« wusste,[459] innerhalb derer die Vernichtungsanstalt Hadamar eine zentrale Funktion hatte. Dies war ebenso in der Bevölkerung weit bekannt.[460] Es finden sich außerdem Belege, dass die Bevölkerung im Umkreis der Anstalt auch nach Beendigung der »Aktion T4« wusste, dass Patienten, die nach Hadamar verlegt wurden, schnell den Tod fanden.[461] Hinzu kommt, dass Transporte in den Osten zu diesem fortgeschrittenen Kriegszeitpunkt nicht mehr möglich waren. Ärzte, denen ein gewisses Denkvermögen unterstellt werden darf, sollten die Möglichkeit eines Rücktransports zu diesem Zeitpunkt somit zumindest in Frage gestellt haben. Das Bestehen dieser Fakten in Zusammenschau mit der Tatsache, dass an Schizophrenie erkrankte »Ostarbeiter« im Wertesystem der Nationalsozialisten eine der untersten Stufen belegten, rechtfertigt die Annahme, dass die Akteure die Bedeutung einer Verlegung nach Hadamar mindestens erahnen konnten. Damit musste das Wohlergehen des Patienten bei einer Verlegung nach Hadamar in Frage gestellt werden, und diese hätte dann nach ethischen Gesichtspunkten nicht geschehen dürfen. Demnach wäre den Ärzten Dr. Pfrieme und dem ihm übergeordneten Professor Boening eine Mitverantwortung, wenn nicht gar Mitschuld am Tod von Wladimir W. zuzusprechen.

Des Weiteren fällt hier auf, dass zwar eindeutig die Diagnose »Schizophrenie« gestellt wird, aber nicht wie in anderen Fällen[462] zum Beispiel eine Elektroschocktherapie vorgenommen wird. Wenn die Ärzte das Leben des Patienten durch eine Verlegung nach Hadamar bewusst aufs Spiel setzten, so ist es auch möglich, dass ihnen eine Therapie in diesem Fall überflüssig erschien. Hierbei kann es sich jedoch nur um einen Verdacht handeln, da detaillierte Informationen über die Umstände in der Klinik zu diesem Zeitpunkt nicht vorliegen.

---

459 Oehler-Klein (2007b), 281 f.

460 Hamann (1987), 171 ff.; Dörner (1993); Schmidt-v. Blittersdorf/Debus/Kalkowsky (1996), 117–120.

461 Schmidt-v. Blittersdorf/Debus/Kalkowsky (1996), 117–120.

462 Siehe den Fallbericht der Maria K. in Abschnitt 6.2.2.2 und den Fallbericht der Julia Valentina K. in Abschnitt 6.2.3.

Adele M.

Die 33-jährige Polin Adele M. wird am 29. November 1944, nach vorheriger telefonischer Absprache, vom Arbeitsamt Gießen überwiesen.[463] Sie ist als Landarbeiterin in Ockstadt tätig. Ein Brief des Arbeitsamtes vom Tag der Aufnahme erläutert die Gründe der Überweisung. In dem Brief ist eine Abschrift einer Beurteilung durch den Medizinalrat Dr. Fuchs vom Staatlichen Gesundheitsamt Friedberg enthalten. In der Beurteilung wiederholt Dr. Fuchs die Angaben des Arbeitgebers, nach denen Adele M. etwa seit März den ganzen Tag mit sich selbst spreche, zuweilen unbegründet hell auflache und nur arbeite, »wenn sie direkt angetrieben wird«.[464] Da Adele M. ihre Regel in dieser Zeit sehr unregelmäßig bekommen habe, vermutet Dr. Fuchs eine »durch menstruelle Vorgänge bedingte Geistesstörung«.[465] Abschließend heißt es in der Beurteilung:

»Jedenfalls ist sie für ihre augenblickliche Stelle nicht geeignet; man könnte sie vielleicht versuchsweise umsetzen in einen Fabrikbetrieb, wo sie dauernd unter Aufsicht ist u. wenn auch dies nicht gelingt, dann bliebe nur der Rücktransport übrig.«[466]

Zu Letzterem äußert sich das Arbeitsamt Gießen mit den Worten:

Da nach Mitteilung meiner Nebenstelle Friedberg eine Umsetzung in einen Fabrikbetrieb nicht möglich ist, bitte ich, die Polin auf ihren Geisteszustand zu beobachten. Sollte tatsächlich eine Geisteskrankheit vorliegen, bitte ich um Mitteilung, damit die Polin in die Heilanstalt Hadamar überführt wird.[467]

Bei der Aufnahme notiert die behandelnde Ärztin Dr. Cermak, dass Adele M. sehr erregt ist, stark grimmassiert und keine Fragen beantwortet. Es sei nicht klar, ob sie zur Zeit Deutsch verstehe. Für nachts ordnet Dr. Cermak ein Schlafmittel an.

Vom 30. November liegt ein Urinbefund vor, der unauffällig ist. Am 2. Dezember schreibt Dr. Cermak einen auf das Wesentliche beschränkten körperlichen Befund auf den Anamnesebogen nieder und endet mit: »Ein Dolmetscher kann zur Zeit nicht beschafft werden (dauernde Fliegeran-

463 Zur Geschichte dieser Patientin vgl. UA Gießen, Bestand Krankenakten der Psychiatrischen und Nervenklinik, Karton 609, Akte Adele M.

464 Ebd., Bl. 5.

465 Ebd.

466 Ebd.

467 Ebd.

griffe auf die Stadt)«.[468] Höchstwahrscheinlich handele es sich um eine Schizophrenie.

Der nächste Eintrag ist vom 4. Dezember und sehr kurz. Die Patientin sei nach dem Großangriff sehr aufgeregt und brauche starke Sedation.

Der letzte Eintrag vom 7. Dezember bestätigt nochmals die Verdachtsdiagnose »Schizophrenie« und beschreibt knapp die Situation, in der sich inzwischen die Psychiatrische und Nervenklinik befindet. Adele M. müsse heute, nachdem die Klinik zerstört sei, »mit den übrigen Patienten u. Patientinnen in die hiesige Heil- u. Pflegeanstalt verlegt werden«.[469] Die Kurven und Einlageblätter seien bei dem Angriff vernichtet worden.

Dieser Fallbericht gibt trotz seiner Kürze Einblicke in mehrere unterschiedliche Aspekte. Zunächst wird wiederum die Funktion, welche der Psychiatrischen und Nervenklinik hier zugeschrieben wird, dargestellt. Die Patientin soll auf die Möglichkeit eines weiteren Arbeitseinsatzes hin beobachtet werden, und es soll eine abschließende Beurteilung abgegeben werden, die letztlich für eine Verbringung in die Heilanstalt Hadamar und damit auch für das Überleben von Adele M. maßgeblich ist. Von einer ärztlichen Behandlung wird nicht gesprochen.

Besonders klar tritt in diesem Fall in dem Schreiben des Arbeitsamtes die maximale Ausnutzung der Arbeitskraft von Zwangsarbeitern und die dahinter stehende »Ökonomie« hervor. Nachdem die Beschäftigung in einem landwirtschaftlichen Betrieb nicht mehr möglich erscheint, wird über eine Tätigkeit in einer Fabrik nachgedacht. Da dies jedoch aus nicht benannten Gründen ebenfalls nicht möglich ist, soll Adele M. nochmals beurteilt, und dann beim Vorliegen einer »Geistesstörung«, die mit der Unbrauchbarkeit für den Arbeitseinsatz gleichzusetzen ist, nach Hadamar verbracht werden. Dies mutet eher wie die Beschreibung zur Überprüfung eines technischen Gerätes und gegebenenfalls dessen »Entsorgung« an als wie ein Vorgang, der sich auf einen kranken Menschen bezieht und in den Ärzte eingebunden sind.

Des Weiteren wird durch die Notizen von Dr. Cermak ein kleiner Einblick in die Situation der Klinik während der Angriffe der britischen Luftwaffe vom 2. und 6. Dezember 1944 gewährt, bei denen die Stadt Gießen fast vollständig zerstört wurde. Die Routine der Klinik erscheint derweil bemerkenswert erhalten. Zum Beispiel mutet das Problem der

468 Ebd., Bl. 3.
469 Ebd.

Beschaffung eines Dolmetschers und die Zerstörung von Teilen der Krankenakte unter diesen Umständen doch sehr marginal an. Trotzdem wird beides von Dr. Cermak notiert. Vielleicht war das Festhalten an normalen Arbeitsabläufen eine Möglichkeit, diese durch Kriegswirren geprägten Zeiten zu überstehen.[470] Aber selbst wenn eine Art »Eigennutz« hinter diesem »Festhalten an der Routine« stand, so bleibt trotzdem bestehen, dass diese Arbeitsabläufe auch bei vorangeschrittenen Kriegswirren und bei verschärften Maßnahmen insbesondere gegen »arbeitseinsatzunfähige« Ausländer Routine bleiben. Dieser für die Betreuung der Adele M. zunächst als positiv zu interpretierende Aspekt steht jedoch vor dem Hintergrund der letztlich bestärkten Verdachtsdiagnose »Schizophrenie«, welche die Tötung der Patientin in Hadamar hätte zur Folge haben können. Im Sinne der Überlegungen zu Wladimir W. und der Mitverantwortung der Ärzte an der Psychiatrischen und Nervenklinik für seine Tötung in Hadamar ist das Handeln Dr. Cermaks daher als sehr gewissenhaft, aber vermutlich der nationalsozialistischen Ideologie verpflichtet, zu interpretieren.

470 Dass es sich bei der Beschaffung eines Dolmetschers um eine Routinemaßnahme handelt, darf den vorherigen Fallberichten entnommen werden.

7 Zwangsarbeiter als »Objekte« von Forschung und Lehre an der Medizinischen Fakultät Gießen

Wie bereits in Abschnitt 4.1 dargestellt, sind in diesem Kapitel einige Hinweise auf das Themengebiet »Zwangsarbeiter und medizinische Forschung und Lehre« zusammengestellt. Diesen Informationen nachzugehen und das Themengebiet für Gießen grundsätzlich aufzuarbeiten, könnte Aufgabe weiterer Arbeiten sein. Allerdings deuten die Voruntersuchungen auf keine umfangreiche Quellenlage hin. Dies mag an einer fehlenden Überlieferung liegen, oder in Gießen wurden Zwangsarbeiter in keinem größeren Ausmaß »Objekte« von Forschung und Lehre.

In einer Arbeit von Oehler-Klein, die das Leichenbuch der Gießener Anatomie untersuchte, finden sich Hinweise auf Zwangsarbeiter und andere Ausländer, die hingerichtet wurden und deren Leichen in das Anatomische Institut in Gießen kamen.[471] Die nationalsozialistische Verfolgungs- und Vernichtungspolitik schuf die Voraussetzung für einen Zuwachs des »Sektionsmaterials«.[472] Leichen von ausländischen Hingerichteten, die wie alle anderen Leichen zu Unterrichtszwecken und für die wissenschaftliche Forschung gebraucht wurden, waren in Gießen aber in der Minderzahl. Oehler-Klein kommt zu dem Schluss, dass aufgrund der Tatsache, dass in Gießen um die Verteilung der Leichen gestritten wurde, die Gießener Anatomen in diesem Bereich zu »Profiteuren des Unrechtsregimes«[473] wurden. So betrachtet lässt sich schlussfolgern, dass das Gießener Anatomische Institut auch von der Hinrichtung von Zwangsarbeitern profitierte, deren Leichen zu Unterrichts- und Forschungszwecken verwendet wurden.[474]

In einer Dissertation von Rasche aus dem Jahre 1943 mit dem Titel »Zusammenfassung der in den Jahren 1932–42 beobachteten Syphilis-

---

471 Oehler-Klein (2007c), 372 ff.

472 Ebd., 367.

473 Ebd., 375.

474 Der Leiter des Anatomischen Institutes, Prof. Ferdinand Wagenseil, war grundsätzlich jedoch ein Regimekritiker. Zu Prof. Wagenseil vgl. Unger (1998).

Kranken an der Universitäts-Hautklinik Gießen nach sozialem, bevölkerungspolitischem Gesichtspunkt«, gingen auch Daten von ausländischen Patienten und darunter vor allem von »Ostarbeitern« ein.[475] Von einer missbräuchlichen Forschung an diesen Zwangsarbeitern lässt sich allerdings nicht sprechen. Die Titel anderer Dissertationen an der Medizinischen Fakultät Gießen aus den 1940er Jahren geben keine Hinweise auf Untersuchungen zu Zwangsarbeitern. Eine gründliche Durchsicht dieser Arbeiten würde hier Aufschluss bringen.

Ferner finden sich in einem Schriftwechsel zwischen Professor Kranz, Leiter des Instituts für Erb- und Rassenforschung und Rektor der Ludwigs-Universität Gießen, und einem Oberleutnant Heim sowie Professor Roedemeyer, Direktor des Instituts für Rundfunkwissenschaft an der Universität Freiburg, Belege für eine »Forschung« an Kriegsgefangenen.[476] Professor Kranz plante »Erb- und Rassenuntersuchungen an farbigen Kriegsgefangenen«.[477] Diese konnte Kranz im August 1940 allerdings nicht in dem von ihm vorgesehenen Umfang durchführen, da er mehrere Wochen auf eine Genehmigung durch das Oberkommando der Wehrmacht warten musste und er erst am letzten Tag vor dem Abtransport der Kriegsgefangenen nach Frankreich in das Lager kam. Kranz konnte »lediglich einige Filme drehen und mehrere hundert Aufnahmen machen«.[478] Dies geht aus einem Schreiben vom 30. August 1940 an Professor Roedemeyer hervor, der zuvor sein Interesse an der Arbeit bekundet hatte. Roedemeyer wollte seinerseits »akustische Porträts« zum Thema »Stimme und Rasse« und »Stimme und Charakter« erstellen.[479] Kranz schloss seinen Brief mit der Hoffnung auf eine zukünftige »fruchtbringende Zusammenarbeit«.[480]

Nicht klar ist, ob die beschriebenen Kriegsgefangenen auch Zwangsarbeiter waren. Deswegen sind diese Belege für den Themenkomplex »Zwangsarbeiter und medizinische Forschung« unter Vorbehalt zu stellen.

---

475 UA Gießen, Med. Prom. 2153, Zusammenfassung der in den Jahren 1932–42 beobachteten Syphilis-Kranken an der Universitäts-Hautklinik Gießen nach sozialem, bevölkerungspolitischem Gesichtspunkt. Herbert Rasche, 10. Juli 1943. Siehe außerdem Oehler-Klein (2007c), 365.

476 UA Gießen, PrA Nr. 2060, Bll. 33–35.

477 Ebd., Bl. 33.

478 Ebd.

479 Ebd., Bl. 34.

480 Ebd., Bl. 33.

8 Diskussion

Bevor im Folgenden die Ergebnisse im Einzelnen betrachtet werden, sollen an dieser Stelle einige allgemeine Überlegungen Platz finden. Da vor allem zum Einsatz von Zwangsarbeitern am Universitätsklinikum Gießen Quellenmaterial nur sehr begrenzt vorhanden ist, wurde ein indirekter Nachweis über die Adressangaben von in Gießen gemeldeten Ausländern erbracht. Dieser indirekten Herangehensweise entsprechend, kann sich hier eine Vielzahl von Fehlern verbergen. Um diese Fehlerquellen klein zu halten, wurde vorab definiert, wer mit Sicherheit oder großer Wahrscheinlichkeit als Zwangsarbeiter anzusehen ist und wer nicht. Mit Hilfe dieser Definition war es für die gesamte vorliegende Arbeit möglich, Personenkreise, wie zum Beispiel Holländer, einzubeziehen, über die bezüglich Zwangsarbeit zum Teil Unklarheit herrscht. Wegen der häufig schwer zu treffenden Aussagen über Zwangsarbeit von Ausländern beschränken sich viele andere Untersuchungen auf Polen und »Ostarbeiter« oder sprechen allgemeiner von »Fremdarbeitern«. Mit der Betrachtung eines weiten Personenkreises wurden in der vorliegenden Arbeit auch viele Ausländer aufgeführt, die nicht eindeutig den Zwangsarbeitern in der hier verwendeten Definition zuzuordnen sind. Aus folgenden Gründen wird dies als Vorteil angesehen: Es ist möglich, dass weitere Arbeiten neue Erkenntnisse zu diesen Personengruppen bringen, die zu einer Umdeutung führen. Das hier gezeichnete Bild der Zwangsarbeiter als Arbeitskräfte und Patienten am Universitätsklinikum Gießen kann in ein größeres Bild der ausländischen Arbeiter am Universitätsklinikum eingefügt werden. Und nicht zuletzt ist die Zuordnung einer Person zu den Zwangsarbeitern oftmals fraglich, also nicht eindeutig beantwortbar. Ein schlichtes Weglassen der Informationen zu diesen Personen wäre ihnen nicht gerecht geworden.

Im Folgenden nicht diskutiert werden die Ergebnisse zu Zwangsarbeitern als »Objekte« medizinischer Forschung und Lehre, da hierzu zunächst weitere Recherchen stattfinden müssten.

8.1 Der Einsatz von Zwangsarbeitern an Universitätskliniken

8.1.1 Zusammenfassung der Ergebnisse zum Einsatz von Zwangsarbeitern am Universitätsklinikum Gießen

Am Gießener Universitätsklinikum wurden in der Psychiatrischen und Nervenklinik, der Kinderklinik, vermutlich der Augenklinik,[481] der Hals-Nasen-Ohrenklinik, der Klinik für Haut- und Geschlechtskrankheiten, der Medizinischen und Nervenklinik, der Frauenklinik, der Chirurgischen Klinik, der Zahnpoliklinik, der Lupusheilstätte, der Heilstätte Seltersberg und in der Maschinenzentrale verschiedene ausländische Arbeitskräfte, davon 44 Zwangsarbeiter, eingesetzt. Diese Angaben gelten für den Rahmen der vorgegebenen Recherchemöglichkeiten, sind also als möglicherweise unvollständig anzusehen.[482]

Von den 44 Zwangsarbeitern waren 31 Frauen in der Hauswirtschaft, also als Hausgehilfinnen, Hausmädchen, Hausangestellte, Manglerin, Wäscherin, Serviererin oder Näherin, tätig. Von diesen 31 Frauen kamen zwölf aus Russland, acht aus Polen, fünf aus Italien, vier aus Holland, eine aus Frankreich und eine war vermutlich »Polin ukrainischen Volkstums«. Vier Zwangsarbeiter, davon ein Mann und drei Frauen, waren im weiteren Sinne in der Pflege tätig, als Pfleger, Krankenschwester, Schwesternhelferin und Schenkamme. Sie kamen aus Russland, Italien, Frankreich und Holland. Neun Zwangsarbeiter, davon sechs Männer und drei Frauen, waren als Lagerarbeiter, Gartenarbeiter, Gartenmädchen, landwirtschaftliche Arbeiter oder nur »Arbeiter« tätig. Drei stammten aus Polen, drei waren vermutlich »Polen ukrainischen Volkstums«, zwei kamen aus Russland und einer aus Tschechien.[483]

Nochmals anders betrachtet waren 37 Frauen und sieben Männer als Zwangsarbeiter am Universitätsklinikum Gießen tätig. Davon stammten 15 aus Russland, elf aus Polen, sechs aus Italien, fünf aus Holland, vier waren vermutlich »Polen ukrainischen Volkstums«, zwei kamen aus Frankreich und einer aus Tschechien.

Werden auch die anderen ausländischen Arbeitskräfte betrachtet, so ändert sich weder die Verteilung der Nationalitäten noch der Geschlechter

481 Siehe Anm. 253.

482 Siehe dazu auch im selben Abschnitt weiter unten.

483 Wie Anm. 204.

im Wesentlichen. Es kommen sieben Frauen und zwei Männer hinzu, von denen zwei vermutlich »Polen ukrainischen Volkstums« waren, zwei aus Jugoslawien stammten, zwei aus Belgien, eine aus Estland, eine aus Frankreich und eine aus Holland.

Am Universitätsklinikum Gießen kamen also vor allem Frauen als Zwangsarbeiterinnen zum Einsatz. Die meisten der Zwangsarbeiterinnen waren in der Hauswirtschaft tätig und zwei Drittel stammten aus osteuropäischen Ländern. Daneben wurden auch wenige Zwangsarbeiter im weiteren Sinne in der Pflege beschäftigt. Diese stammten in der Mehrzahl aus westeuropäischen Ländern. Der größte Teil der männlichen Zwangsarbeiter kam in »männertypischen« Tätigkeiten, zum Beispiel als Schlosser oder Lagerarbeiter, zum Einsatz. Bei den Männern kamen sechs von sieben aus Osteuropa.

Neben den in den unterschiedlichen Abteilungen des Universitätsklinikums Gießen eingesetzten Zwangsarbeitern konnte auch der Einsatz von Kriegsgefangenen für einen nicht bekannten Zweck zu mehreren Zeitpunkten während des Krieges nachgewiesen werden.

Der Einsatz von ausländischen Medizinstudenten als Pflegekräfte wurde zwar beabsichtigt, es fand sich aber kein Beleg dafür, dass dies tatsächlich verwirklicht wurde. Möglicherweise war der 24-jährige französische Pfleger Louis T. ein solcher Medizinstudent.

Schließlich konnte der Nachweis erbracht werden, dass drei Ärzte des Universitätsklinikums in ihren Privathaushalten Zwangsarbeiter beschäftigten.

Bei zwei Zwangsarbeitern war es möglich, einen Teil ihres Schicksals ausführlicher zu rekonstruieren. Die Polin Wladyslawa C. arbeitete Anfang des Zweiten Weltkrieges für ungefähr ein Jahr mit anderen Polinnen als Gartenmädchen in der Lupusheilstätte. Die Umstände ihres Arbeitseinsatzes können nicht nachvollzogen werden, allerdings wird deutlich, dass Wladyslawa C. sowohl in Deutschland als auch an ihrer Arbeitsstätte unglücklich war. Sie wollte wieder zurück nach Polen und versuchte, dies durch Flucht zu erreichen. Bei den sich anschließenden Aufenthalten in der Psychiatrischen und Nervenklinik darf eine ihrer Äußerungen als Handelsvorschlag interpretiert werden. Da sie nicht mehr in der Lupusheilstätte arbeiten wollte, schlug sie vor, zuerst bei einem Bauern zu arbeiten und dann nach Polen zurück zu gehen.

Der Tscheche Milos P. arbeitete gegen Ende des Krieges, 1943 und 1944, für ungefähr ein halbes Jahr in der Maschinenzentrale der Universitätsklinik Gießen. Davor und danach war sein Arbeitseinsatz in Deutschland durch härteste Arbeitsbedingungen in Arbeitserziehungslagern, Fluchtversuche und Verhaftungen geprägt. Er wurde durch die Gestapo als »politisch unzuverlässig« eingestuft und sollte gegen Ende des Krieges in das Konzentrationslager Sachsenhausen überführt werden. Nur durch eine abermalige Flucht gelang es Milos P., sich zu retten. Seine gute Ausbildung in einem kriegswichtigen Beruf hatte vermutlich den Transport in ein Konzentrationslager zu einem früheren Zeitpunkt und möglicherweise seinen Tod verhindert. Von dieser Warte aus darf angenommen werden, dass sein Einsatz am Universitätsklinikum in Gießen einer der angenehmeren Art war. Jedenfalls bemühte sich die Verwaltung der Universitätskliniken, ihn im technischen Betrieb zu halten, und billigte ihm deswegen »die tariflichen Bezüge unter der Berücksichtigung der Gesellenprüfung« zu. Dies muss allerdings unter dem Gesichtspunkt der »großen Personalnotlage« gesehen werden, da gut ausgebildete Schlosser zu diesem Zeitpunkt vermutlich schwer verfügbar waren.

Ein weiterer Punkt, der hier betrachtet werden soll, ist die auffällig hohe Zahl von Zwangsarbeitern in der Heilstätte Seltersberg verglichen mit den anderen Fachkliniken. Insgesamt elf, davon zehn aus Osteuropa, kamen dort zum Einsatz. Zwei davon waren zeitweise auch in anderen Kliniken beschäftigt. Zwar waren auch in der Klinikstraße 32 insgesamt zwölf Zwangsarbeiter gemeldet, unter diese Adresse fallen jedoch die Medizinische und Nervenklinik, die Frauenklinik und weitere Einrichtungen des Universitätsklinikums, wie zum Beispiel die Maschinenzentrale. In der Heilstätte Seltersberg wurden Patienten mit Tuberkulose der oberen Luftwege, vor allem mit Lungentuberkulose, behandelt. Hier muss sehr stark vermutet werden, dass dieser überproportional hohe Einsatz von Zwangsarbeitern in Zusammenhang mit den hochinfektiösen Patienten steht. Diese Vermutung wird durch eine Untersuchung zu den Verhältnissen im Provinzial-Tuberkulose-Krankenhaus Stillenberg in Westfalen gestützt.[484] Dort wurden, weil sich keine deutschen Arbeitskräfte freiwillig gemeldet hatten, verstärkt »Ostarbeiterinnen« in der Hauswirtschaft eingesetzt. Diese waren selbst an Tuberkulose erkrankt und wurden gezielt durch die Arbeitsämter vermittelt. Eine Behandlung der erkrankten »Ostarbeiterinnen« fand nicht statt. Genauere Kenntnisse zu den Umständen des Arbeitseinsatzes in der Heilstätte Seltersberg liegen nicht vor. Die dort überproportionale Beschäf-

484 Oberling (2004), 130 f.

tigung ausländischer Arbeiter im Vergleich zu den anderen Fachkliniken lässt aber die Erklärung plausibel erscheinen, dass sich auch hier nicht ausreichend deutsche Arbeitskräfte freiwillig meldeten und deswegen vermehrt Zwangsarbeiter eingesetzt wurden.[485]

8.1.2 Vergleich der Ergebnisse zum Einsatz von Zwangsarbeitern am Universitätsklinikum Gießen mit Untersuchungen zu anderen Universitätskliniken

Nach der Zusammenfassung der wesentlichen Ergebnisse zum Einsatz von Zwangsarbeitern am Universitätsklinikum Gießen sollen diese nun vor den Hintergrund von Untersuchungen an anderen Universitätskliniken in Deutschland gestellt werden. Zu den Universitätskliniken in Freiburg, Göttingen und der Charité in Berlin fanden zu diesem Themenkomplex detaillierte Untersuchungen statt.[486]

Die Arbeit von Bremberger und Frewer konzentriert sich auf den Einsatz von Zwangsarbeitern an der eigentlichen Charité in Berlin vor 1945 und klammert die später dazugehörenden Kliniken und Standorte aus. Die Autoren bezogen sämtliche ausländischen Arbeitskräfte, also nicht nur Zwangsarbeiter, in ihre Untersuchung ein. Dazu gehören vor allem 100 italienische Arbeiter, die im Jahre 1940 Bunker bauten. Es kommt heraus, dass die Charité die wenigsten Ausländer bzw. Zwangsarbeiter, die für sie arbeiteten, selbst angestellt hatte. Die meisten, darunter auch oben genannte Italiener, waren bei Baufirmen oder der Stadt beschäftigt. Zivile Zwangsarbeiter und Kriegsgefangene unterschiedlicher Nationen, angestellt bei verschiedenen Fremdfirmen, bauten ab 1943 Bunker und Luftschutzräume und wurden zur Fliegerschädenbeseitigung eingesetzt.

Nachweise zu an der Charité selbst angestellten Zwangsarbeitern konnten für neun Polen erbrachte werden, die ab Mitte 1942 für die Haus-

485 Auch im Universitätsklinikum Tübingen wurden Polinnen in einem »Tuberkulose-Pavillon« untergebracht. Vgl. dazu Wiglusch/Schittenhelm (2010), 650 f. Siehe auch Anm. 486.

486 Speck (2004); Frewer/Bruns/Janßen (2006); Bremberger/Frewer (2009). Nicht mehr ausführlich in die Diskussion einfließen konnte die Arbeit von Wiglusch und Schittenhelm zu Zwangsarbeitern am Universitätsklinikum in Tübingen, da die Veröffentlichung nach Redaktionsschluss erfolgte. Sie birgt jedoch keine strukturell neuen Erkenntnisse. Vgl. dazu Wiglusch/Schittenhelm (2010). Einige Zusammenhänge werden in Anmerkungen dargestellt.

verwaltung bei Außenarbeiten, wie zum Beispiel der Straßenreinigung, tätig waren. In den Ausweichkliniken in Berlin-Buch arbeiteten mehrere holländische Medizinstudenten als Krankenpfleger und transportierten Patienten bei Luftangriffen in den Keller. Für den Krankentransport wurden 1944 in Buch auch sechs »Ostarbeiter« eingesetzt, die nachts in die Kliniken geholt wurden und tagsüber andernorts arbeiteten. Ebenfalls in Buch beschäftigte die Charité »Ostarbeiterinnen« als Reinigungspersonal, die allerdings wiederum bei der Stadt angestellt waren. Des Weiteren tauchen vereinzelt in unterschiedlichen Quellen slawische oder französische Namen auf. Insgesamt scheint die Quellenlage recht schwierig zu sein, und viele Hinweise bedürfen nach Angaben der Autoren weiterer Nachforschung.

Mehrere Gegebenheiten erschweren den Vergleich zwischen der Charité und dem Universitätsklinikum Gießen. Erstens scheint es sich nur um einen kleinen Ausschnitt des tatsächlichen Einsatzes von Ausländern an der Charité zu handeln. Zweitens sind die Herangehensweisen und Quellenlagen an den beiden Standorten sehr unterschiedlich. Während in Berlin auf viele Dokumente der Verwaltung zugegriffen werden konnte, fand in Gießen vor allem der indirekte Nachweis über die Adressangaben in der Steuerkartei des Stadtarchivs statt. Zwei Entsprechungen können jedoch in jedem Fall festgestellt werden. Die Praxis des Leiharbeitersystems, welche an der Charité in größerem Ausmaß betrieben wurde, konnte im kleineren Rahmen auch für Gießen mit den Kriegsgefangenen des Lagers Philosophenwald nachgewiesen werden. Außerdem kommen Bremberger und Frewer zu dem Schluss, dass der Zwangsarbeitereinsatz an der Charité von der Verwaltung des Hauses organisiert wurde. Dies trifft wahrscheinlich auch für Gießen zu, da die wenigen vorhandenen Schriftstücke der Verwaltung darauf hinweisen.

Die Untersuchung von Speck zu Zwangsarbeit am Universitätsklinikum Freiburg deutet auf eine ähnlich schwierige Quellenlage hin. Er konnte aber Personalstammkarten als Quellen hinzuziehen und machte so über 40 »eindeutig als solche bezeichnete und vermutete Zwangsarbeiter«[487] ausfindig, die im Dienstleistungsbereich des Klinikums beschäftigt waren. Diese Personen seien unter anderem in der Hautklinik, Medizinischen und Chirurgischen Klinik, der Klinikgärtnerei, Küche und Wäscherei als Haus- und Stationsmädchen und als Krankenpfleger tätig gewesen. Unter der Annahme, dass Speck der vorliegenden Arbeit entsprechende Kriterien zur

487 Speck (2004), 235.

Definition von Zwangsarbeit heranzog, deuten seine Angaben auf eine sehr ähnliche Situation an den Universitätskliniken Freiburg und Gießen hin. Leider gibt Speck keine weiteren Informationen zu Herkunft, Geschlechterverteilung und deren Beziehung zu der ausgeübten Tätigkeit. Ein Grund dafür mag die Unvollständigkeit der zahlenmäßigen Angaben zu Zwangsarbeitern sein, die er wiederholt betont.

In einigen Fällen konnte Speck Einzelschicksale von Zwangsarbeitern nachvollziehen. Darunter findet sich eine russische Ärztin, in der Speck eine »Ostarbeiterin« vermutet. Diese war als wissenschaftliche Hilfskraft am Hygienischen Institut angestellt. Ein Beispiel eines zwangsverpflichteten Arztes fand sich für das Universitätsklinikum Gießen nicht. Allerdings gibt es Beispiele von Ausländern, die an anderen nichtmedizinischen Instituten der Universität Gießen als wissenschaftliche Hilfskräfte tätig waren.[488]

Auch in Freiburg wurden Zwangsarbeiter von anderen Arbeitgebern an das Klinikum ausgeliehen und dort am Wochenende zu Luftschutzmaßnahmen eingesetzt. Dass diese Zwangsarbeiter in ihrer »Freizeit« für das Klinikum arbeiten mussten, zieht eine Parallele zu den oben erwähnten »Ostarbeitern« in Berlin-Buch, die neben ihrer eigentlichen Tätigkeit in der Nacht für Patiententransporte bei den Kliniken zuständig waren.

Besser als in den beiden zuvor angeführten Untersuchungen scheint die Quellenlage zu Zwangsarbeitern am Universitätsklinikum Göttingen in der Arbeit von Frewer, Bruns und Janßen gewesen zu sein. Die Autoren geben für die gesamte Göttinger Universitätsklinik eine Zahl von über 120 Personen an, die dort tätig gewesen seien. Darin enthalten sind allerdings auch Personen (in nicht angegebener Anzahl) aus Ländern, die für die vorliegende Arbeit ausgeschlossen wurden. Zum Beispiel Rumänen, Slowaken und Ungarn. Überdies wurde bei den Angehörigen anderer Nationen, etwa Belgiern und Holländern, nicht differenziert, ab welchen Zeitpunkten diese als Zwangsarbeiter zu gelten hatten. Wegen dieser unterschiedlichen Ausgangslagen sind die Ergebnisse der Untersuchungen am Göttinger Universitätsklinikum mit der hier vorliegenden Arbeit nur bedingt vergleichbar. Ein Drittel der Zwangsarbeiter seien in Küche und Wäscherei und zwei Drittel im klinisch-stationären Bereich tätig gewesen. Drei Viertel der Zwangsarbeitenden waren Frauen, vor allem aus Russland und der Ukraine. Nur in diesem letzten Punkt kann ohne Vorbehalt eine Übereinstim-

488 Siehe Abschnitt 3.2.

mung zwischen den Verhältnissen in Göttingen und in Gießen festgestellt werden. Würden in der vorliegenden Arbeit außer einem Pfleger, einer Schwester, einer Schwesternhelferin und einer Schenkamme auch alle Hausmädchen,[489] eine Näherin und eine Serviererin zum klinisch-stationären Bereich gezählt, wäre das Verhältnis zwischen den Tätigkeitsbereichen der Zwangsarbeiter an den beiden Kliniken annähernd gleich.[490]

Neben den genannten Zwangsarbeitern wurden am Universitätsklinikum Göttingen auch zwei notdienstverpflichtete tschechische Ärzte beschäftigt. Inwieweit zumindest einer dieser Ärzte als Zwangsarbeiter zu bezeichnen ist, bleibt fraglich, da dieser seine Anstellung als Assistenzarzt in zeitlicher Überschneidung mit der Notdienstverpflichtung selbst beantragte. Die Organisation des Einsatzes von Zwangsarbeitern wurde auch in Göttingen durch die Klinikverwaltung übernommen.

Die Arbeiten über die Charité und die Göttinger Universitätsklinik enthalten außerdem Angaben zu den Unterkünften der Zwangsarbeiter. Danach waren die an den Kliniken tätigen Zwangsarbeiter nicht nur in Gebäuden untergebracht, die zu den Kliniken gehörten und mit entsprechenden Adressen den Kliniken zuzuschreiben sind, sondern wohnten auch in anderen Unterkünften in der näheren Umgebung. In der vorliegenden Arbeit besteht hierüber eine Wissenslücke, die ohne genaue Kenntnis der damaligen Verhältnisse auch nicht geschlossen werden kann. Die Zahl von 120 Zwangsarbeitern in Göttingen gegenüber 44 nachgewiesenen Zwangsarbeitern in Gießen könnte auf eine unvollständige Erfassung in Gießen hindeuten.[491] Der Unterschied lässt sich jedenfalls nicht mit der Einbeziehung von Staatsangehörigen erklären, die in der vorliegenden Arbeit ausgeschlossen wurden, da drei Viertel der Personen Frauen waren und davon die meisten aus Russland und der Ukraine stammten. Möglicherweise hängt die höhere Beschäftigung von Zwangsarbeitern in

489 Dazu werden hier auch die als Hausangestellte und Hausgehilfinnen bezeichneten Zwangsarbeiterinnen gezählt.

490 Zwischen den Universitätskliniken in Göttingen und Tübingen lassen sich in Bezug auf die Anzahl der Zwangsarbeiter deutliche Parallelen ziehen. Gleiches gilt unter dem oben genannten Vorbehalt für die Verteilung der Geschlechter, Herkunft und Tätigkeitsbereiche in Tübingen, Göttingen und Gießen. Vgl. dazu Wiglusch/Schittenhelm (2010), 647 f. sowie Arbeitskreis »Universität Tübingen im Nationalsozialismus« (2010), 1105 ff.

491 Möglicherweise war das Klinikum in Göttingen schlichtweg größer als das in Gießen. Eine Rekonstruktion der genauen Größe der Kliniken ist leider sehr schwierig und wurde deswegen nicht mehr versucht. Die um 300 Prozent und damit sehr stark differierenden Zahlen machen eine Erklärung über einen reinen Größenunterschied allerdings unwahrscheinlich.

Göttingen aber auch damit zusammen, dass der Kurator beim Arbeitsamt wiederholt auf Zuweisung von Arbeitskräften für die Universitätskliniken in Göttingen drängte.[492] Gegen eine unvollständige Erfassung, zumindest bis Mitte 1943, spricht ein Brief der Verwaltung der Universitätskliniken Gießen. Im Zusammenhang mit der Angabe, dass in den Kliniken keine Wohnmöglichkeiten für Gefolgschaftsmitglieder mehr vorhanden seien, heißt es darin, dass bereits für die Dienstmädchen der Ohrenklinik eine private Unterkunft für sieben Mädchen gemietet werden musste.[493] Es darf angenommen werden, dass darüber hinaus bis zu diesem Zeitpunkt keine weiteren Arbeitskräfte am Universitätsklinikum Gießen in zusätzlich angemieteten Räumen mit anderen Adressen untergebracht waren, da dies mit Sicherheit ebenfalls Erwähnung gefunden hätte, um das Anliegen[494] dringlicher zu machen. Das Schreiben zeigt allerdings auch, dass eventuell ausländische Dienstmädchen der Ohrenklinik in der vorliegenden Arbeit keine Berücksichtigung gefunden haben. Über die Staatsangehörigkeit dieser Dienstmädchen wird keine Auskunft gegeben.[495]

Zusammenfassend muss bei der Betrachtung der Untersuchungen zu den Universitätskliniken in Göttingen, Freiburg und Berlin zunächst auf eine schlechte Vergleichbarkeit vor allem wegen der sehr unterschiedlichen Quellenlage und der damit zusammenhängenden Vorgehensweise hingewiesen werden. Hinzu kommt, dass die Begriffe »Zwangsarbeit/Zwangsarbeiter« schwierig einzugrenzen sind und die Autoren der genannten Arbeiten sich nicht genauer dazu geäußert haben, welche Personengruppen sie in ihren Untersuchungen dazu zählen.

Die Ergebnisse für die Universitätskliniken in Berlin, Göttingen und Gießen deuten darauf hin, dass der Einsatz von Zwangsarbeitern durch die Klinikverwaltungen geregelt wurde. Die Zwangsarbeiter waren meist mit Arbeiten beschäftigt, für die es keiner höheren Qualifikation bedurfte. Ärzte als Zwangsarbeiter konnten nur in seltenen Fällen festgestellt werden, für Gießen ließ sich kein zwangsverpflichteter Arzt nachweisen. Die Ergebnisse für Göttingen und Gießen zeigen, dass vor allem Frauen aus Osteuropa zum Einsatz kamen. Neben den direkt an den Kliniken ange-

492 Frewer/Bruns/Janßen (2006), 84.

493 Wie Anm. 132.

494 Siehe Kapitel 5.

495 Eine weitere Möglichkeit der Unvollständigkeit der vorliegenden Arbeit könnte natürlich auch die Unterbringung von Zwangsarbeitern in Gebäuden sein, die bereits zum Klinikum gehörten, deren Adressen aber für die vorliegende Arbeit nicht erfasst wurden.

stellten Arbeitern wurden von den Universitätskliniken vielfach Leiharbeiter hinzugezogen, die dort zum Teil zusätzlich zu ihrer eigentlichen Tätigkeit arbeiten mussten. Schließlich zeigt der Vergleich mit den Untersuchungen an der Charité und am Universitätsklinikum Göttingen, dass möglicherweise noch wesentlich mehr Zwangsarbeiter als die 44 festgestellten am Universitätsklinikum Gießen beschäftigt wurden. Zwangsarbeiterlager des Universitätsklinikums, deren Adressen in der vorliegenden Arbeit nicht hinzugezogen wurden, sind möglich und ebenso der stärkere Gebrauch von Leiharbeitern.

8.2 Zwangsarbeiter als Patienten in Universitätskliniken

8.2.1 Zusammenfassung der Ergebnisse zu Zwangsarbeitern als Patienten des Universitätsklinikums Gießen

An der Universitätsklinik Gießen wurde die Aufnahme und Unterbringung von polnischen Patienten zum ersten Mal im Mai 1940 thematisiert. Wegen fehlender Richtlinien und gleichzeitig ständiger Aufnahmen, diesbezüglich war auch ein anonymer Beschwerdebrief eingegangen, wurde Anfang 1941 schließlich die Landesregierung eingeschaltet. Die Verwaltung der Universitätskliniken stellte die Situation so dar, dass polnische Patienten nur in sehr dringlichen Fällen aufgenommen würden, diese aber wegen Mangel an Platz und Wachpersonal mit deutschen Patienten zusammengelegt werden müssten. Im April 1941 wurde für Gießen die Regelung durch die Landesregierung getroffen, dass Patienten aus Feindstaaten grundsätzlich im Evangelischen Schwesternhaus und in der Landes-Heil- und Pflegeanstalt Alzey aufgenommen werden sollten und nur in Ausnahmefällen in anderen Krankenhäusern. Männliche polnische Arbeitskräfte fanden schließlich im Evangelischen Schwesternhaus und weibliche polnische Arbeitskräfte im Katholischen Schwesternhaus Aufnahme. Nach einer Verfügung im Januar 1942 wurde auch die Landes-Heil- und Pflegeanstalt Gießen als Aufnahmeort für Patienten aus Feindstaaten hinzugezogen. Die Praxis wurde von Professor Boening, Leiter der Psychiatrischen und Nervenklinik, so beschrieben, dass am Universitätsklinikum Gießen infektiöse Patienten, Patienten mit Geschlechtskrankheiten und einige operative Fälle, wenn man sie nicht an die Schwesternhäuser weiterüberwies, behandelt wurden. Doch auch in der Psychiatrischen und Nervenklinik wurden nachweislich Patienten aus Feindstaaten aufgenommen. Mitte 1943 wurde beim Universitätsklinikum Gießen eine Krankenbaracke für ausländische Arbeitskräfte, vor allem »Ostarbeiter«, in Betrieb genommen. Dadurch änderte sich der Aufnahmemodus insofern, als nun die nicht mehr als sehr schwer krank deklarierten Ausländer von den Stationen des Klinikums in die Baracke verlegt wurden, schwer infektiöse Patienten aber weiterhin Aufnahme in den Kliniken fanden, damit die Baracke für die anderen ausländischen Patienten weiterhin genutzt werden konnte.

In der Psychiatrischen und Nervenklinik wurden über den gesamten Kriegszeitraum ausländische Patienten behandelt. Die Krankenbaracke findet in den Krankenakten der Psychiatrischen und Nervenklinik keine Erwähnung. Es darf davon ausgegangen werden, dass diese hier nicht genutzt wurde. Eine Separierung der ausländischen Patienten auf der Station fand nicht statt.[496] Von den ausländischen Patienten waren 28 mit sehr großer Wahrscheinlichkeit oder Sicherheit Zwangsarbeiter. Davon waren 14 Polen, zehn »Ostarbeiter«, zwei Ukrainer oder »Polen ukrainischen Volkstums« und zwei Franzosen. Die Geschlechter waren gleich verteilt. Von den männlichen Patienten waren zehn Polen, zwei »Ostarbeiter« und zwei Franzosen. Von den weiblichen Patienten waren acht »Ostarbeiterinnen«, vier Polinnen und zwei Ukrainerinnen oder »Polinnen ukrainischen Volkstums«. Während bei allen 14 Zwangsarbeiterinnen eine psychiatrische Ursache ihrer Beschwerden diagnostiziert wurde, im Übrigen auch bei dem Großteil der anderen untersuchten ausländischen Patientinnen, findet sich bei acht der männlichen Zwangsarbeiter eine somatische Diagnose, bei fünf Patienten eine psychiatrische Diagnose und ein Patient kann nicht genau zugeordnet werden. Bei den anderen untersuchten ausländischen männlichen Patienten liegt eine ähnliche Verteilung vor.

Was können uns diese Zahlen verraten? Waren einfach mehr Frauen als Männer psychiatrisch erkrankt? Ein Blick auf die gestellten Diagnosen bzw. Verdachtsdiagnosen gibt einen anderen Hinweis. Hier findet sich unter anderem »Schreckreaktion, pathologische Reaktion« und »pathologische Heimwehreaktion«. In den Fallberichten wurde die Diagnosefindung

496 Zum Beispiel findet sich im Wachbericht der »Ostarbeiterin« Maria K. am 20. Oktober 1943 der Vermerk: »Vor sich hinsingend bei den übrigen Pat. [...] versuchte des öftren [sic!] im Saal durchs Fenster zu kommen, wurde ins Einzelzimmer verlegt«. Vgl. dazu UA Gießen, Bestand Krankenakten der Psychiatrischen und Nervenklinik, Karton 577, Akte Maria K.

bei der »Schreckreaktion, pathologischen Reaktion«[497] und auch bei einer Schizophrenie[498] in Frage gestellt. Das Verhalten der Patientinnen erscheint vor dem Hintergrund ihres Schicksals und ihrer Erlebnisse eher als natürliche Reaktion und nicht unbedingt als pathologisch, oder es scheint zumindest nicht auf einer Schizophrenie zu basieren. Die gemeinsame Betrachtung der quantitativen und qualitativen Analyse könnte darauf hinweisen, dass die Zwangsarbeiterinnen, möglicherweise allgemein Frauen, in ihrem Verhalten schneller als Zwangsarbeiter oder allgemein Männer pathologisiert wurden. Diese Pathologisierung wäre dann nicht nur durch die überweisenden Stellen, sondern auch durch die Psychiatrische und Nervenklinik Gießen geschehen. Des Weiteren stellt sich die Frage, was mit den somatisch erkrankten Zwangsarbeiterinnen geschah. Wurden diese möglicherweise weniger oft behandelt oder an anderen Orten, wo weniger hoch qualifiziertes Personal und Behandlungsmöglichkeiten zur Verfügung standen als in einem Krankenhaus bzw. Universitätsklinikum? Diese Fragen bedürfen weiterer Nachforschung.

Als Ergebnis der Gegenüberstellungen von Patienten, die sich in allen Parametern außer in Bezug zu den Kriterien Zwangsarbeit und Staatsangehörigkeit gleichen, können folgende Aussagen getroffen werden: Eine an Schizophrenie erkrankte »Ostarbeiterin« wurde möglicherweise hinsichtlich einer zeitlichen Verzögerung bei der körperlichen Untersuchung und einer fehlenden anfänglichen Anamnese gegenüber einer an Schizophrenie erkrankten deutschen, nicht-zwangsarbeitenden Patientin benachteiligt. Bei den übrigen Routinediagnostika und der ärztlichen und pflegerischen Behandlung findet sich keine Ungleichbehandlung der Patientinnen, und an der vom Klinikpersonal verwendeten Sprache kann keine abwertende Wahrnehmung der »Ostarbeiterin« festgemacht werden. Anhand dieser Gegenüberstellung wird aber deutlich, dass eine »Ostarbeiterin« in der Fremde, ohne stützendes soziales System, schlechteren Bedingungen ausgesetzt war als eine vergleichbare deutsche Patientin. Die fehlende Möglichkeit der Inobhutnahme durch die Familie konnte eher die Ermordung einer »unbrauchbar« gewordenen ausländischen Arbeitskraft im Rahmen der weitergeführten Patientenmorde nach Beendigung der »Aktion T4« zur Folge haben.

Ein an Multipler Sklerose erkrankter Pole, vermutlich »ukrainischen Volkstums«, der im Jahre 1942 möglicherweise noch kein Zwangsarbeiter

497 Siehe in Abschnitt 6.2.3 den Fallbericht der Wladyslawa C.

498 Siehe in Abschnitt 6.2.3 den Fallbericht der Julia Valentina K.

war, wurde nach keinem der untersuchten Kriterien anders behandelt als ein an Multipler Sklerose erkrankter deutscher, nicht-zwangsarbeitender Patient.

Ein Unterschied in der Behandlung zwischen zwangsarbeitenden bzw. ausländischen Patienten und nicht-zwangsarbeitenden deutschen Patienten kann für die Psychiatrische und Nervenklinik Gießen demzufolge nicht eindeutig nachgewiesen werden Es finden sich im Gegenteil Belege für eine überwiegend gleiche Behandlung.[499] In diesem Zusammenhang sei auch erwähnt, dass bei sämtlichen untersuchten ausländischen Patienten die routinemäßigen diagnostischen Maßnahmen ohne wesentliche Ausnahmen durchgeführt wurden.

In den Fallberichten spiegeln sich die Schicksale von Polen und »Ostarbeitern« wider, die als psychiatrische und neurologische Patienten in der Psychiatrischen und Nervenklinik Gießen behandelt wurden. Bei zwei polnischen Patienten tritt eine neutral-fürsorgliche, also aus heutiger Sicht »ärztliche Position« der behandelnden Ärzte hervor. Besonders bei Polan P. wird dies deutlich, steht aber im Gegensatz zum Verhalten der Ärzte an der Chirurgischen Klinik, die ihn vermutlich aufgrund seiner Herkunft als Simulanten vorverurteilen. Die der Psychiatrischen und Nervenklinik zugeschriebene Funktion war es, die Zwangsarbeiter bezüglich ihrer Arbeitsfähigkeit zu überprüfen. Die Urteile der Ärzte waren entscheidend für das weitere Ergehen der Zwangsarbeiter. Dieses Ergehen konnte vielerlei sein: der Wiedereinsatz als Arbeitskraft, bis 1943 die Rückverschickung in die Heimat, später die Überführung in ein Krankenlager, in dem furchtbare Bedingungen herrschten, oder gar der Transport nach Hadamar, wo die Patienten getötet wurden. Die »Ostarbeiterin« Julia Valentina K., deren Verhalten die Ärzte der Psychiatrischen und Nervenklinik möglicherweise pathologisierten, wurde infolge ihrer Diagnose »unheilbar geisteskrank« in der Anstalt Hadamar ermordet. Der »Ostarbeiter« Wladimir W. wurde auf Initiative der Psychiatrischen und Nervenklinik nach Hadamar verlegt. In diesem Fall sprechen mehrere Indizien für eine Mitschuld der verantwortlichen Ärzte der Psychiatrischen und Nervenklinik Gießen am Tod des Patienten. Insbesondere das Beispiel der Adele M. zeigt, dass gegen Ende des Krieges eine Behandlung der Patienten nicht mehr im Vordergrund stand. An diesen Beispielen spiegelt sich die »Ökonomie« der National-

499 An dieser Stelle sei der Gedanke eingestreut, dass Psychiater »von Berufs wegen« eine differenzierte Herangehensweise an jeglichen Typus Mensch haben sollten. Eine solche Grundhaltung könnte ursächlich für eine Gleichbehandlung sein.

sozialisten wider, in der ein aus heutiger Sicht »ärztliches Verständnis« des Umgangs mit erkrankten Menschen keinen Platz fand.

8.2.2 Vergleich der Ergebnisse zu Zwangsarbeitern als Patienten des Universitätsklinikums Gießen mit Untersuchungen zu anderen Universitätskliniken

Zunächst sollen die allgemeinen Bedingungen für Zwangsarbeiter an verschiedenen Universitätskliniken in Deutschland verglichen und der Frage nachgegangen werden, wie die Behandlung ausländischer Patienten an anderen Universitätskliniken im Vergleich zu deutschen Patienten aussah. Anhand einer Arbeit zur Universitätsnervenklinik München wird der Hinweis einer Pathologisierung von Zwangsarbeiterinnen in der Psychiatrie verfolgt. Insgesamt ist zu bemerken, dass detaillierte Untersuchungen zu Zwangsarbeitern als Patienten im Bereich Psychiatrie rar sind und sich viele Untersuchungen aus methodischen Gründen oder wegen der Quellenlage nicht zum Vergleich mit der vorliegenden Arbeit eignen.[500]

Auf die genaue Definition von Zwangsarbeit in den betrachteten Arbeiten wird in diesem Abschnitt weniger Wert gelegt, da sich Schlussfolgerungen zu Ausländern stets überwiegend auf Polen und »Ostarbeiter« beziehen.

8.2.2.1 Allgemeine Bedingungen für Zwangsarbeiter als Patienten und ihre Behandlung in Universitätskliniken

In der bereits erwähnten Arbeit zum Universitätsklinikum Freiburg untersuchte Speck Akten der Chirurgischen Klinik.[501] Insgesamt konnte er ungefähr 900 behandelte Zwangsarbeiter identifizieren. Eine eingehende inhaltliche Analyse der Krankenakten fand nicht statt. Er stellte fest, dass bei Patienten aus Russland, der Ukraine und Polen häufig keine klassischen oder vollständigen Krankenakten vorhanden waren. Hingegen lagen handbeschriebene Zettel vor, die außer Name, Patientennummer, Aufenthaltsdauer, Nationalität und manchmal einer Diagnose kaum andere Informationen enthielten. Die Zahlenangabe und hinweisend die unvollständig ge-

500 An dieser Stelle ist z.B. die Arbeit von Ude-Koeller zu nennen, welche die Behandlung von Zwangsarbeitern in der Universitätsklinik für psychische und Nervenkrankheiten Göttingen beschreibt. Vgl. dazu Ude-Koeller (2007).

501 Speck (2004).

führten Akten stehen im Widerspruch zu den Aussagen des Leiters der Chirurgischen Klinik im August 1945, er habe zwischen 1939 und 1945 mindestens 3.800 ausländische Zivilarbeiter behandelt, darunter Franzosen, Belgier, Italiener, Holländer, Polen und Russen, und zwar nach den gleichen Grundsätzen wie deutsche Patienten.[502]

Daneben identifizierte Speck mindestens vier neu errichtete Krankenbaracken für ausländische Arbeitskräfte, von denen zwei Ende 1942 an das Klinikum geliefert wurden. Letztere hatten mit 18 bis 30 Betten ein ähnliches Fassungsvermögen wie die Krankenbaracke in Gießen und waren ebenfalls vor allem für »Ostarbeiter« bestimmt.[503]

Die unvollständig geführten Krankenakten der Chirurgischen Klinik in Freiburg belegen, dass Patienten aus Osteuropa zumindest formal nicht wie deutsche Patienten behandelt wurden. Dort, wo keine Anamnese, Diagnose und Untersuchungsergebnisse festgehalten wurden, darf aber auch nicht von einer sorgfältigen Behandlung der Patienten ausgegangen werden. Als Mindestes findet sich hier also ein Unterschied im formalen Umgang mit den osteuropäischen Patienten zwischen der Chirurgischen Klinik in Freiburg und der Psychiatrischen und Nervenklinik in Gießen und vermutlich ein Unterschied in der pflegerischen und ärztlichen Behandlung. Die fehlende Dokumentation in Freiburg wird als stärkeres Indiz für eine schlechtere Behandlung der osteuropäischen Patienten gegenüber deutschen Patienten in Freiburg angesehen als die Ergebnisse der Gegenüberstellung in der vorliegenden Arbeit, die für eine »Ostarbeiterin« eine zum größten Teil gleiche Behandlung wie bei der entsprechenden deutschen Patientin belegen.

Auch die bereits erwähnte Arbeit von Frewer, Bruns und Janßen zum Universitätsklinikum Göttingen beinhaltet eine Untersuchung zu chirurgischen Patienten.[504] Es konnten dort über 300 Zwangsarbeiter ausfindig gemacht werden, die an der Chirurgischen Universitätsklinik Göttingen behandelt wurden. Zu Beginn des Jahres 1943 wurde bei der Universitätsklinik Göttingen eine Krankenbaracke für ausländische Patienten, die sogenannte »Ostbaracke«,[505] in Betrieb genommen. Im Laufe desselben Jahres kamen zwei Baracken für Zwangsarbeitende mit Fleckfieber und Tuberkulose hinzu. Die »Ostbaracke« hatte 65 Betten, und dorthin wurden

502 Ebd., 241.
503 Ebd., 242 ff.
504 Frewer/Bruns/Janßen (2006).
505 Ebd., 95.

nachweislich zwangsarbeitende Patienten der Chirurgischen Klinik verlegt und wahrscheinlich auch als chirurgische Patienten direkt dort aufgenommen. Bis zur Inbetriebnahme der »Ostbaracke« stellen die Autoren kaum Unterschiede bei der medizinischen Versorgung von deutschen und ausländischen Patienten fest, jedoch seien Liege- bzw. Erholungszeiten meistens knapper bemessen gewesen. Danach seien Polen und »Ostarbeiter« so schnell wie möglich von den Stationen in die Krankenbaracke abgeschoben worden. Die Autoren sehen hier fachlich und hygienisch schlechtere Bedingungen als auf den Stationen.[506] Soweit möglich, fand auf den Stationen eine Separierung der ausländischen von deutschen Patienten statt. Beschwerden mehrerer Parteimitglieder belegen, dass diese nicht immer eingehalten werden konnte.[507]

Über zu knapp bemessene stationäre Aufenthalte an der Psychiatrischen und Nervenklinik in Gießen ist wegen der sehr heterogenen Krankheitsbilder und der statistisch nicht aussagekräftigen Anzahl der Patienten keine signifikante Aussage möglich. Der Vergleich mit Göttingen macht jedoch abteilungsspezifische Unterschiede deutlich. Die Krankenbaracke wurde von der Psychiatrischen und Nervenklinik in Gießen nicht genutzt, vermutlich wegen der geringen Anzahl ausländischer Patienten. Schon logistisch wäre dies nicht sinnvoll gewesen. Neben den kürzeren Erholungszeiten für chirurgische Patienten in Göttingen muss hier also vor allem eine schlechtere Behandlung von Zwangsarbeitern in Göttingen im Vergleich zur Psychiatrischen und Nervenklinik in Gießen in Zusammenhang mit der Nutzung der Krankenbaracke festgestellt werden.

Sowohl an der Universitätsklinik Göttingen als auch in Freiburg wurden vermutlich wesentlich mehr ausländische Arbeitskräfte in Krankenbaracken versorgt als in Gießen, wenn in Gießen nicht nach 1943 weitere Baracken errichtet wurden, deren Entstehung nicht überliefert ist. Die Nutzung einer eventuell bereits vorhandenen Baracke für ausländische Patienten in Gießen bis 1943 ist unwahrscheinlich, da in den Schriftwechseln zur Nutzung der neu errichteten Krankenbaracke diese als einzige

---

506 Es finden sich auch mehrere Hinweise in der Arbeit, welche schlechtere Bedingungen in der Baracke wahrscheinlich machen. Vor der Errichtung der »Ostbaracke« wurden seitens der Chirurgischen Klinik Bedenken bezüglich der medizinischen Versorgung von schweren Fällen geäußert. Von Ärzten wurde in Bezug auf die Verzögerung der Inbetriebnahme der Baracke geäußert, dass die medizinische Versorgung in einer Krankenbaracke unmöglich sei. Vgl. dazu Frewer/Bruns/Janßen (2006), 93 f.

507 Ebd., 94.

erscheint.[508] So es denn stimmt, dass die Versorgungszahl in der Krankenbaracke in Gießen geringer war, ist im Nachhinein aufgrund der fehlenden Gesamtzahlen an ausländischen Patienten nicht zu ermitteln, ob dies an einer höheren Aufnahme von ausländischen Patienten auf die Stationen der Universitätsklinik Gießen lag oder schlicht an einer geringeren Fallzahl.

Eine Untersuchung von Bayer zur Universitätsfrauenklinik Tübingen stützt sich auf die vollständig erhaltenen Hauptbücher der Gynäkologie und die Aufnahmebücher der Geburtshilfe sowie auf vereinzelt erhaltene Krankenakten.[509] Bei Durchsicht der Bücher, die Diagnose und Therapie stichwortartig aufführen, konnte die Autorin keinen Unterschied in der Behandlung zwischen deutschen und ausländischen Patientinnen feststellen. Auch in den Liegezeiten erkannte sie keine Benachteiligung der ausländischen Patientinnen. Längere Liegezeiten wurden zum Teil bei entbundenen Zwangsarbeiterinnen in Kauf genommen und gegenüber den Krankenkassen verteidigt, bis für Mutter und Kind eine Unterkunft gefunden war. Deutsche und ausländische Patientinnen wurden gemeinsam in großen Krankensälen untergebracht, eine Krankenbaracke für ausländische Patienten wurde am Universitätsklinikum Tübingen nicht errichtet. Als Hausschwangere hatten Zwangsarbeiterinnen sich widerspruchslos den Regeln der Frauenklinik zu fügen, sonst wurden sie entlassen.

Die Untersuchung von Bayer gibt ein überwiegend positives Bild des Umgangs mit Zwangsarbeiterinnen als Patientinnen der Frauenklinik Tübingen wieder. Kritisch wäre hier anzumerken, dass bei den stichwortartigen Einträgen zu Diagnose und Therapie Feinheiten nicht beurteilt werden können, so wie es in der vorliegenden Arbeit mit der Gegenüberstellung von Patienten versucht wurde. Andererseits lässt sich der Umgang mit somatisch erkrankten Patienten vermutlich leichter schon anhand von wenigen Daten feststellen.

Eine Untersuchung von Heusler zu Schwangeren an der Universitätsfrauenklinik in München erbrachte sehr ähnliche Ergebnisse in Bezug auf die Behandlung dieser Patientinnen.[510] Ihm lagen Krankenakten von ausländischen und deutschen Patientinnen vor. In Unterbringung, Betreuung und Medikation seien keine nennenswerten Unterschiede zu deutschen Patientinnen festzustellen, und die ärztliche Beurteilung von »Ostarbeiterinnen« und Polinnen falle nicht schlechter aus als bei Westarbeiterinnen.

508 Siehe Abschnitt 6.1.

509 Bayer (2009), siehe außerdem Wiglusch/Schittenhelm (2010), 659 ff.

510 Heusler (1996), 358–372.

Ein Unterschied zu den Ergebnissen für Tübingen war die strikte räumliche Trennung von ausländischen und deutschen Patientinnen. Die Nutzung von Krankenbaracken erwähnt Heusler nicht.

In der Zusammenschau ergibt sich in Bezug auf die Unterschiede in der Behandlung von Zwangsarbeitern und Nicht-Zwangsarbeitern bzw. ausländischen und deutschen Patienten an Universitätskliniken ein gemischtes Bild. Eine Ungleichbehandlung konnte für die Psychiatrische und Nervenklinik Gießen nicht eindeutig nachgewiesen werden, es finden sich im Gegenteil Belege für eine überwiegend gleiche Behandlung. Zu ähnlichen Ergebnissen kommen die Untersuchungen an den Universitätskliniken in Tübingen und München. Hingegen finden sich für die Chirurgischen Kliniken in Freiburg und Göttingen Hinweise auf eine schlechtere Behandlung von Zwangsarbeitern, insbesondere aus Osteuropa. Hier kann ein Zusammenhang mit den Krankenbaracken für ausländische Patienten festgestellt werden. Erstens waren die ausländischen Patienten in der Krankenbaracke mit hoher Wahrscheinlichkeit schlechteren hygienischen und fachlichen Bedingungen ausgesetzt, und zweitens ist es möglich, dass Zwangsarbeiter in den Fachkliniken, welche später die Krankenbaracken benutzten, bereits vorher auf der Station schlechter behandelt wurden.[511] Auf Gießen bezogen bedeutet es, dass wahrscheinlich auch hier Zwangsarbeiter in der Krankenbaracke schlechteren Bedingungen ausgesetzt waren und in den Fachkliniken, welche die Baracke nutzten, möglicherweise schlechter behandelt wurden. Dies konnte aber mangels überlieferter Quellen nicht untersucht werden.

Die offiziell geforderte Separierung von deutschen und ausländischen Patienten wurde sehr unterschiedlich gehandhabt. Die Beschwerden von Parteimitgliedern über eine gemeinsame Unterbringung in der Chirurgischen Klinik Göttingen forcierte dort eine Separierung.[512] An der Universitätsfrauenklinik in Tübingen und der Psychiatrischen und Nervenklinik in Gießen, wo eine Separierung nachweislich nicht erfolgte, lässt sich dies zum Teil auf Platzmangel und das besondere »Patientengut« zurückführen. Mayer, der Leiter der Universitätsfrauenklinik Tübingen, erklärte zur getrennten Unterbringung, dass diese aus Platzmangel nicht möglich sei.[513]

511 Im Falle des Universitätsklinikums Freiburg darf davon ausgegangen werden, dass bei mindestens vier Krankenbaracken und der hohen Anzahl an ausländischen chirurgischen Patienten diese auch von der Chirurgischen Klinik genutzt wurden.

512 Frewer/Bruns/Janßen (2006), 95.

513 Bayer (2009), 122.

Zumindest an den geburtshilflichen ausländischen Patientinnen war er zu Lehrzwecken interessiert. Möglicherweise sah er auch gynäkologische ausländische Patientinnen als »Lehrobjekte« an. Eine Separierung der ausländischen Patienten in der Psychiatrischen und Nervenklinik kam vermutlich wegen der geringen Anzahl und aus Platzmangel nicht in Frage. Die Verlegung in die Krankenbaracke wäre ökonomisch nicht sinnvoll gewesen.

8.2.2.2 Wurden Zwangsarbeiterinnen in der Psychiatrie pathologisiert?

Heusler, der neben den Krankenakten der Frauenklinik der Universität München auch die der Nervenklinik untersucht hat, differenziert die Akten ausländischer Patienten nach Geschlecht und psychiatrischen bzw. neurologischen Diagnosen.[514] In der stichprobenhaften Auswertung von Krankenakten der Jahrgänge 1942 bis 1944 ergab sich eine Zahl von 128 ausländischen Patienten, unter denen sich nur eine geringe Anzahl von Personen befindet, die nach den in der vorliegenden Arbeit angewendeten Kriterien nicht als Zwangsarbeiter aufzufassen sind. Die Auswertung zeigt, dass der Frauenanteil und derjenige der »Ostarbeiterinnen« bei den Patienten der Nervenklinik deutlich über dem Frauenanteil und insbesondere über dem Anteil der »Ostarbeiterinnen« an der Münchner Ausländerpopulation lag. Ausländische Frauen kamen in über 80 Prozent der Fälle wegen psychiatrischer Leiden in die Klinik, während ausländische Männer in ungefähr 35 Prozent wegen psychiatrischer Leiden und zu ungefähr 45 Prozent wegen neurologischer Leiden behandelt wurden.

Heusler sieht in dieser Verteilung die Annahme bestätigt, dass ausländische Frauen und insbesondere »Ostarbeiterinnen« sehr viel stärker unter den Bedingungen des Arbeitseinsatzes zu leiden hatten als ausländische Männer. Dabei verweist er auf den weitverbreiteten sexuellen Missbrauch von »Ostarbeiterinnen«. Diese Erklärung erscheint plausibel. Einer qualitativen Analyse unterzog er die Krankenakten allerdings nicht. Erst diese war in der vorliegenden Arbeit ausschlaggebend für den Verdacht der Pathologisierung von Zwangsarbeiterinnen, ein Verdacht, der sich in der quantitativen Verteilung der Diagnosen an der Psychiatrischen und Nervenklinik Gießen bestätigt. Insofern verstärkt dies eher die Indizien für eine Pathologisierung von Zwangsarbeiterinnen. Trotzdem hat auch die Annahme vermehrter psychiatrischer Leiden aufgrund der schlechten Be-

514 Heusler (1996), 372–385.

dingungen insbesondere für Zwangsarbeiterinnen hohe Plausibilität. Deswegen sollte dieser Aspekt als möglicherweise ursächlich für die Verteilung der psychiatrischen und somatischen Diagnosen bei den Zwangsarbeiterinnen in der vorliegenden Arbeit dem Indiz der Pathologisierung ergänzend hinzugefügt werden.

Die Untersuchungsergebnisse für die Münchner Nervenklinik und für die Gießener Psychiatrische und Nervenklinik stimmen außerdem darin überein, dass weitaus weniger somatisch erkrankte ausländische Frauen als Männer behandelt wurden. Hier stellt sich also abermals die Frage nach dem Verbleib der somatisch erkrankten Zwangsarbeiterinnen, die nicht in Universitätsnervenkliniken kamen.

9 Zusammenfassung

Das Thema Zwangsarbeiter am Universitätsklinikum Gießen umfasst drei relevante Bereiche: Zwangsarbeiter als Arbeitskräfte, als Patienten und als »Objekte« medizinischer Forschung und Lehre. Die Grundlage für die vorliegende Arbeit bildet die Auswertung von Daten aus drei Archiven mit Dokumenten äußerst unterschiedlicher Form. Sie erlaubten die Betrachtung der drei Bereiche in verschiedener Genauigkeit. Vor allem zum letzten Themenkomplex kann die bruchstückhafte Quellenlage kein vollständiges Bild liefern. Das Anatomische Institut in Gießen nutzte Leichen Hingerichteter zu Forschungs- und Unterrichtszwecken. Darunter befanden sich auch Zwangsarbeiter. Daten von an Syphilis erkrankten »Ostarbeitern« flossen in eine Dissertation ein. Des Weiteren ist der Ansatz einer Forschung an »farbigen Kriegsgefangenen« durch das Institut für Erb- und Rassenforschung belegt. Zu den Themen Zwangsarbeiter als Arbeitskräfte und als Patienten ist das Quellenmaterial reichhaltiger. Hierauf konnte in der vorliegenden Arbeit genauer eingegangen werden.

An der Universitätsklinik Gießen wurden zwischen 1939 und 1945 mindestens 44 Zwangsarbeiter unterschiedlichster Herkunft beschäftigt. Sie waren vermutlich in fast allen klinischen und in allgemeinen Einrichtungen, wie der Maschinenzentrale, tätig. Die Organisation des Einsatzes übernahm die Verwaltung der Universitätsklinik Gießen. Der Großteil der Zwangsarbeiter waren Frauen, die aus Osteuropa stammten. Diese Zwangsarbeiterinnen wurden vor allem für hauswirtschaftliche Tätigkeiten eingesetzt. Ein kleiner Teil, vor allem westeuropäische Zwangsarbeiter, wurde im weiteren Sinne in der Pflege beschäftigt. Die Umstände des Arbeitseinsatzes können aufgrund des dürftigen Quellenmaterials kaum nachvollzogen werden. Möglicherweise mussten aber vermehrt Zwangsarbeiter an Stelle von deutschem Personal in der Heilstätte Seltersberg arbeiten, in der hochinfektiöse Patienten mit Lungentuberkulose versorgt wurden.

Zusätzlich wurden Kriegsgefangene als Leiharbeiter eingesetzt und mehrere am Universitätsklinikum angestellte Ärzte beschäftigten Zwangsarbeiterinnen in ihren Privathaushalten.

Zu der Situation an anderen Universitätskliniken in Deutschland lassen sich viele Parallelen ziehen. Vor allem wegen unterschiedlicher und lückenhafter Quellenlagen ist es jedoch kaum möglich, ein Gesamtbild zu zeichnen. Schließlich weisen die Ergebnisse der Untersuchungen an anderen Universitätskliniken aber darauf hin, dass an der Universitätsklinik Gießen möglicherweise noch mehr Zwangsarbeiter als die 44 genannten beschäftigt wurden.

Ausländische Patienten sollten in Gießen vor allem im Evangelischen und im Katholischen Schwesternhaus und später auch in der Landes-Heil- und Pflegeanstalt Gießen versorgt werden. Trotzdem kamen viele ausländische Patienten im Universitätsklinikum zur Aufnahme, vor allem, wenn diese Fälle für die anderen Häuser schwer zu handhaben waren. Im Jahre 1943 wurde am Universitätsklinikum Gießen eine Krankenbaracke für ausländische Arbeitskräfte errichtet, in welche »gebesserte« Patienten von den Stationen verlegt wurden. Die Psychiatrische und Nervenklinik nutzte diese Krankenbaracke nicht. Auch fand dort, wahrscheinlich aus ökonomischen Gründen, keine Separierung von ausländischen und deutschen Patienten statt.

Es konnten mindestens 28 Zwangsarbeiter nachgewiesen werden, die an der Psychiatrischen und Nervenklinik Gießen als Patienten aufgenommen wurden. Ein Unterschied in der Behandlung zwischen zwangsarbeitenden bzw. ausländischen Patienten und nicht-zwangsarbeitenden deutschen Patienten kann für die Psychiatrische und Nervenklinik nicht eindeutig nachgewiesen werden. Es finden sich im Gegenteil Belege für eine überwiegend gleiche Behandlung.

Die Untersuchungen zu anderen Fachabteilungen von Universitätskliniken in Deutschland erbrachten bei einigen ein ähnliches Ergebnis und bei anderen eine eher schlechtere Behandlung von Zwangsarbeitern, die auch im Zusammenhang mit der Nutzung von Krankenbaracken für Ausländer steht. Hier muss vermutet werden, dass auch an der Universitätsklinik Gießen die in den Krankenbaracken behandelten Ausländer schlechteren Bedingungen ausgesetzt waren.

Die gemeinsame Betrachtung der qualitativen und der quantitativen Analyse der Krankenakten der Psychiatrischen und Nervenklinik ergab den Hinweis auf eine Pathologisierung von Zwangsarbeiterinnen in der Psychiatrie. Die Fälle der überwiegend mit psychiatrischen Diagnosen aufgenommenen Zwangsarbeiterinnen in den Universitätskliniken Gießen und München verweisen aber auch auf die unmenschlichen Bedingungen des Zwangsarbeitseinsatzes in Deutschland. Diesen waren am meisten weibliche Arbeitskräfte ausgesetzt.

In den Fallbeispielen der Patienten der Psychiatrischen und Nervenklinik bildet sich ein breites Spektrum an Schicksalen von Zwangsarbeitern ab. Die Psychiatrische und Nervenklinik war dabei eine für den Arbeitseinsatz regulierende Institution, deren Urteil im besten Fall dem Wohlergehen der Patienten diente und im schlimmsten Fall die Ermordung in Hadamar bedeuten konnte.

Es zeichnet sich ein heterogenes Bild ab, das die Situation der erkrankten Zwangsarbeiter in einem unmenschlichen Gesundheitssystem aufzeigt, die durch verschiedene Institutionen unabhängig von der Universitätsklinik Gießen geschaffen wurde. Die Psychiatrische und Nervenklinik Gießen war darüber hinaus jedoch in vielfältiger Weise in dieses System verstrickt und kann sich zumindest einer Mitverantwortung beim Unrecht an einzelnen zwangsarbeitenden Patienten nicht entziehen.

10 Summary

This work focuses on the history of forced labour at Gießen University Hospital during World War II. Three aspects were investigated: forced labourers as workers, as patients, and as »objects« of medical research and teaching. Very different kinds of documents from three archives were used as data base. However, due to the basis of available historical sources, the three aspects had to be treated with different emphases. In particular, the fragmentary basis of sources relating to forced labourers as »objects« of medical research provided no complete picture. The Anatomical Institute in Gießen used corpses of people who had been executed, including those of forced labourers, for research and teaching. Medical data of forced labourers from Eastern Europe (»Ostarbeiter«) with syphilis were used for a doctoral thesis. Moreover, there is a documentation of the beginning of the research on »coloured prisoners of war« by the Institute for Hereditary and Race Research (Institut für Erb- und Rassenforschung). The basis of sources relating to forced labourers as workers and as patients is, in contrast, more comprehensive and permits a more detailed account.

At least 44 forced labourers of miscellaneous nationalities worked at Gießen University Hospital during World War II. Most probably, they were assigned to work in nearly all clinical departments and in general facilities such as the machinery depot. The administration of the university hospital was responsible for their assignment. The majority of these forced labourers were women from Eastern Europe. Female forced labourers were usually compelled to do domestic work. A few, mainly from Western Europe, were employed in hospital care in a broader sense. Due to the meagre basis of historical sources, the circumstances of the work cannot be retraced exactly. However, it is likely that forced labourers increasingly had to replace German personnel in the Seltersberg Sanatorium (Heilstätte Seltersberg), where patients with highly infective pulmonary tuberculosis were taken care for.

Moreover, prisoners of war were temporarily deployed as workers, and several university hospital physicians deployed female forced labourers in their private households.

Although many parallels can be drawn to other university hospitals in Germany, the fragmentary basis of sources makes it difficult to create an overall picture. However, comparing the findings of this study with the results of other researches on university hospitals indicates that there were probably more than 44 forced workers deployed at Gießen University Hospital.

Foreign patients were initially admitted to the Protestant and the Catholic sisterhood home (Evangelisches und Katholisches Schwesternhaus) and later also to Gießen Mental Hospital (Landes-Heil- und Pflegeanstalt Gießen). Despite this, many foreign patients were also admitted to the university hospital, especially persons with severe diseases that could not be medicated in other hospitals. In 1943, a patients' barrack for forced labourers was built at Gießen University Hospital where patients whose statuses were described as »improved« were transferred to. The Clinic for Psychiatry and Neurology however did not make use of this barrack for its patients and, probably for economic reasons, did not separate foreign from German patients.

At least 28 forced labourers were admitted to the Clinic for Psychiatry and Neurology. Explicit differences in treatment between forced labourers, other foreign patients and regular German patients in the clinic could not be determined. On the contrary, evidence points to an equal treatment of patients.

Research carried out at other university hospitals in Germany either shows similar results or signifies worse treatment of forced labourers in connection with the use of barracks for foreign patients. It can be assumed that foreign patients treated in the patients' barrack suffered worse conditions of treatment in Gießen, too.

Qualitative and quantitative analyses of patients' files at the Clinic for Psychiatry and Neurology indicate that female forced labourers were pathologised by means of psychiatric examination. Moreover, the fact that female forced labourers were predominantly admitted with psychiatric diagnoses to the university hospitals in Gießen and Munich implies, that women forced workers were treated in an especially cruel way.

Case studies of patients at the Clinic for Psychiatry and Neurology depict a broad spectrum of human fates of forced labourers. The clinic was a regulating institution for their further lives. Its diagnosis could at best serve for their well-being and at worst result in their homicide at Hadamar.

A complex picture of forced labourers as patients in an inhumane health system emerges. Gießen University Hospital is just one example among numerous other institutions all of which were part of the NS-health system. Moreover, the Clinic for Psychiatry and Neurology was in various ways involved in this system and cannot deny its responsibility for the inhumane treatment of some forced labour patients in its care.

11 Ein Bericht über die Erlebnisse von Milos P. – temporär Zwangsarbeiter am Universitätsklinikum Gießen

Über den Internationalen Suchdienst in Bad Arolsen konnte ein indirekter Kontakt zu Milos P. hergestellt werden, der sich mit der Weitergabe seiner Adresse einverstanden erklärte. Bevor ein persönlicher Schriftwechsel zustande kam, verstarb P. am 25. September 2006. Dies wurde von seinem Sohn, Milos P. jr., mitgeteilt. P. jr. verwies auf die Diplomarbeit von Marie Klepárníková, in der sie die Erinnerungen von P. zu seinem Leben in Deutschland während des Zweiten Weltkrieges beschreibt. Die Arbeit mit dem Titel: *Erinnerungen eines Augenzeugen an den Aufenthalt im Konzentrationslager* entstand am Lehrstuhl für Geschichte der Masaryk-Universität in Brünn im Jahre 2003. Das Milos P. betreffende Kapitel der Arbeit wird in einer Übersetzung aus dem Tschechischen im Folgenden wiedergegeben:[515]

Nicht ein Einziger ahnte, wo oder was er wie machen würde. Alle Gefangenen kamen am Abend auf der Cejl-Straße zusammen, von wo aus sie daraufhin nach Deutschland befördert wurden. Während des Transports wurden alle kahlgeschoren. Herr P. bekam eine Beschäftigung in Berlin bei der Firma Bosch-Dreilinden in der Nähe der Stadt. In dieser Fabrik arbeitete er als Drechsler. Schon bald nach seiner Ankunft lernte er hier andere tschechische Arbeiter kennen, namentlich die Herren L., Kl., Re. und J.; all diese Herren stammten wie Herr P. aus Brünn. Sie arbeiteten alle in einer Abteilung, die Pumpen für Flugzeuge herstellte. Dies war eine sehr schwierige und anstrengende Arbeit. Alle, die hier arbeiteten, waren unter der

515 Zu folgendem Text vgl. Klepárníková (2003), 45–60. Die Übersetzung erfolgte durch Martin Mutschler. Leider fehlt in der Kopie der übersendeten Diplomarbeit der obere Abschnitt der Seite 45. Hierdurch erklärt sich der abrupte Einstieg. Mit dem Kapitel zu Milos P. endet die Diplomarbeit vor der Zusammenfassung. Die vorherigen Teile beschreiben die Entstehung verschiedener Konzentrationslager und das Leben und Sterben in diesen. Eine Zusammenfassung des Kapitels zu Milos P. wurde vermieden, da deutlich wird, dass die persönliche Meinung Klepárníkovás stark einfließt. Ein weiterer »Verzerrungsfaktor Mensch« (siehe Abschnitt 4.1) sollte nicht entstehen.

strengen Aufsicht der Deutschen. Jedes schlecht gearbeitete Teil, das die Produktion verließ, wurde von den Deutschen als Sabotageversuch gewertet und folglich sehr schwer bestraft.

Diese Arbeit wurde dadurch kompliziert, dass das Produktionsmaterial qualitativ nicht gut war, wodurch es sehr oft zur Herstellung eines schlechten Produkts kam. Die Deutschen waren freilich an qualitativ schlechtem Material nicht interessiert. Das einzige, was sie interessierte, waren Strafen für misslungene Produkte. Als alle bemerkten, wie ungemein schwer es war, hier zu arbeiten, wollten sie so schnell als möglich aus dieser Fabrik fortkommen. Dies war allerdings nicht einfach. Der Arbeitgeber drohte ihnen fortwährend mit der Gestapo, und vereinzelte Arbeiter wurden von den Deutschen bewacht. Zur Flucht entschloss sich Herr P. gemeinsam mit den oben genannten Herren. Sie entschieden sich dazu an einem Abend im September 1941. Sie beschlossen, nach Hamburg zu fliehen, um – wie sie hofften – Anstellung auf einem der Schiffe zu bekommen, die nach Übersee fuhren und somit an einen sicheren Ort.

Die Flucht gelang ihnen. Sie kamen nach Hamburg. Sie versuchten, auf einer Werft unterzukommen. Sie mussten alle persönlichen Papiere abgeben. Das war ein sehr großer Fehler, denn kurz darauf fand sie die Gestapo und verhaftete alle. Zu ihrer Verhaftung kam es am 10. September. Das bedeutet, dass sie nur ein paar Tage in Freiheit waren. So schnell, wie die Gestapo sie aufgespürt hat, beweist nur, dass in Deutschland alle mit der Polizei vernetzt waren.

Nach ihrer Verhaftung wurden sie zunächst ins Gefängnis im Stadtteil Fuhlsbüttel gebracht. Hier erlebten sie drei Wochen strengen deutschen Verhörs. Sie wussten nicht, was die Gestapo mit ihnen vorhatte, ob sie sie hinrichten oder zu einer anderen Arbeit oder ins Konzentrationslager schicken würde. Die ganzen drei Wochen verbrachten sie mit Mutmaßungen und in Verzweiflung. Schließlich erging das Urteil, und die Gestapo schickte sie in das deutsche KZ Sonderlager SS Farge bei Bremen, wo sie sieben Tage pro Woche Naphta-Gräben am Meer aufschütteten. Hier erfuhren sie, was Konzentrationslager heißt.

Nach sieben Wochen brachten sie Herrn P. zurück nach Hamburg. Er ahnte nicht, was die Deutschen von ihm verlangen würden, er verstand nicht, warum er zurückgebracht wurde.

Zurück in Hamburg bekam er von den Deutschen angeboten, bei der Beseitigung nicht detonierter Bomben zu arbeiten. Als Gegenleistung für seine Zusage versprachen sie ihm baldige Freilassung.

Da er erkannte, wie die Deutschen sind, dass man ihnen niemals glauben konnte, lehnte er diese Arbeit ab. Deshalb wurde er in ein Gefängnis im Berliner Umland gebracht. Dort traf er seine Freunde wieder. In diesem Gefängnis hielten sie sich eine Woche auf, dann holten sie Vertreter der Firma Bosch ab. Sie brachten sie erneut nach Berlin, wo sie wieder bei der Pumpenherstellung arbeiten mussten.

Anfang 1942 begann die Gestapo mit Verhaftungen, vor allem von Personen, die bereits irgendwelche Einträge in ihrer Personalkarte hatten. Herr P. gehörte nicht zu den Verhafteten. Um nicht in ständiger Angst zu leben, entschloss er sich erneut zur Flucht. Hierbei kam ihm die Bombardierung Berlins zu Hilfe. Er nutzte diese aus und floh, diesmal alleine, ohne sich seinen Freunden anzuvertrauen, und gelangte bis in die Kleinstadt Gießen. In dieser Stadt meldete er sich auf dem Arbeitsamt als ein von der Bombardierung Betroffener, ohne Ausweis. Sein großer Vorteil war, dass er die deutsche Sprache sehr gut beherrschte. Er fand einen Arbeitsplatz als Schmied bei Eisenbahnarbeiten bei der Firma Faber und Schnepp. Ein Vertreter dieser Firma holte Herrn P. am 12. März 1942 ab. Es gelang ihm, im Verborgenen fast ein Jahr bei dieser Firma zu arbeiten. Zu seinem größten Problem wurde zuletzt seine Krankheit. Er wurde über lange Zeit im städtischen Krankenhaus Gießen behandelt. Um in Sicherheit zu sein, gab er dem Krankenhaus unvollständige Angaben. Daraufhin wurde er von der Gestapo am 15. April 1943 ausfindig gemacht, sicherlich auf Meldung des Krankenhauses hin.

Nach seiner Verhaftung wurde er zu Verhör und Einzelhaft nach Frankfurt am Main gebracht. Dort verbrachte er nur ein paar Tage und wurde darauf ins Konzentrationslager Heddernheim verschleppt. Dort existierte fortan nicht mehr Herr P., sondern nur noch die Nummer 5467. Hier gewöhnte er sich nach und nach an das Leben in einem Konzentrationslager, falls man sich freilich an etwas derart Schreckliches gewöhnen kann. Er erkannte, dass er um sein Leben kämpfen musste, dass er sich keineswegs durch die Deutschen zermürben lassen dürfe.

Auch hier erfuhr er, wie vorteilhaft es für jemanden war, die deutsche Sprache zu beherrschen, denn wer die SSler nicht verstand, hatte es nicht leicht. Oft prügelten sie Leute zu Tode allein dafür, dass sie sie nicht verstanden. Allmählich lernte er Hunger, Kälte und Tod kennen.

Nach einigen Wochen Aufenthalt in diesem Lager wurde er zum Kommando Hunstadt geschickt, wo er beim Umbau eines Tunnels zur Ersatzteilherstellung arbeitete. Neben Gefangenen verschiedener Nationalitäten traf er hier auch deutsche Zivilbevölkerung und Mitarbeiter der Organisation TODT. Ebenso lernte er František S. kennen, dank dem er Nachricht aus der Heimat erhielt und der ihm zudem einmal von seinen Eltern geschicktes Brot brachte. Im Mai 1944 war der Bau dieser Fabrik abgeschlossen und Nummer 5467 wurde zu einem weiteren Kommando nach Langendiebach bei Hanau gebracht, wo im Wald an einem Flughafen gebaut wurde. Dieses Lager wurde von Amerikanern bombardiert und Nummer 5467 nutzte dies abermals zur Flucht. Allerdings kam er nicht weit, er wurde von der Zivilbevölkerung aufgegriffen. Vor dem Tod durch Erschießen, die Strafe für Flucht, rettete ihn die Aussage über den Schrecken, den er mit den anderen Häftlingen bei der Bombardierung durchlebt habe. Das ganze Kommando wurde aufgelöst und nach Frankfurt am Main gebracht, wohin Nummer 5467 schon zum zweiten Mal kam. Am 17. Februar 1945 wurde die Todesstrafe über ihn verhängt und er zu diesem Zweck nach Sachsenhausen geschickt.

Mit einer Reihe weiterer Verurteilter kam er zu einem Todestransport, alle wurden sie in einem Güterwaggon zusammengepfercht, in Richtung des Orts, wo die Hinrichtung durchgeführt werden sollte. Der Zug war so geordnet, dass die Personenwaggons mit SSlern gleich nach der Lokomotive kamen, da sie beheizt wurden; die Verurteilten fuhren in Frachtwaggons, zu etwa 80 bis 100 Leuten dicht gedrängt. Da sie wussten, dass die SSler in einem vorderen Waggon fuhren, wollten sie dies zur Flucht nutzen und sich so das Leben retten. Die einzige Möglichkeit dazu war, aus dem fahrenden Zug zu fliehen. Sie entschieden sich folglich, dies zu riskieren und zu flüchten. Mithilfe von Eisenringen, die die Waggons untereinander verbanden, schlugen sie ein Loch in den Boden des Waggons. Vermutlich dachte niemand daran, dass ihm die Flucht nicht glücken könnte; alle hofften, die verlorene Freiheit wiederzuerlangen und ihr Leben zu retten. Daher entstand, gleich nachdem es ihnen gelungen war, den Untergrund des Waggons zu durchstoßen, ein riesiges Chaos. Alle wollten sie so schnell als möglich hinaus, und so stauten sie sich allmählich um die entstandene Öffnung und machten sich daran, einer nach dem andern, unbedacht zu springen. Einer nach dem andern sprang ohne nachzudenken durch die Öffnung und wusste nicht, dass sie damit in den Tod sprangen, denn der Fall war ein langsamer und die Achse des Waggons schleuderte sie immer geradewegs unter die Räder des fahrenden Zugs. Als sie auf die Gleise fielen, hörten die übrigen bei jedem Mal einen Aufschrei. Doch nicht einmal das hielt sie davon ab zu springen, ohne sich eine andere Art und

Weise zu springen zu überlegen. Erst als die fünf letzten im Waggon verblieben waren, fingen sie an darüber nachzudenken, auf welche Art und Weise sie zu springen hätten, um nicht vom Zug überfahren zu werden. Sie verstanden, dass es nicht möglich war, bei Höchstgeschwindigkeit des Zugs, circa 40 km in der Stunde, zu springen. Sie entschlossen sich also, den Absprung in einem Moment zu versuchen, in dem der Zug langsamer führe, was den Moment bedeutete, in dem der Zug sich einem Halt näherte oder anfuhr. Bei stehendem Zug war es nicht möglich hinauszuspringen, da sämtliche Halte von bewaffneten SSlern überwacht wurden. Sie beschlossen im Anfahren zu springen. Zu diesem Zeitpunkt herrschte schon große Dunkelheit, es war kalt und die Gleise verschneit. Um nicht abzugleiten, zogen sie die Holzschuhe und die Hosen und Blusen der Gefängnisuniform aus und umwickelten sich damit die Köpfe. Hiermit waren alle Vorbereitungen abgeschlossen, und sie konnten zur Waggonöffnung hinausspringen. Sie sprangen völlig blindlings. Nummer 5467 dachte sich selbst eine Sprungweise aus. Langsam begann er in Fahrtrichtung die Beine hinab zu senken, und als er spürte, dass sie frei schwebten, doch allmählich den Boden berühren würden, ließ er sich auch mit den Armen hinunter. Auf einmal übermannte ihn der Schrecken als er sich klarmachte, dass er nicht wusste, ob hinter dem Zug nicht eine zweite, schiebende Lokomotive angekoppelt war. Dies bedeutete den sicheren Tod, denn ihr niedriger Kessel hätte ihn erdrückt.

Nach dem Fall auf die Erde lag er ruhig da und hörte den Geräuschen des fahrenden Zugs zu, der ihm über dem Kopf brauste. Auf einmal jedoch war es still. Der Zug war nur noch in der Ferne zu hören. Ein Weilchen blieb er regungslos liegen, er hatte leichte Atemnot, da er aus dem Waggon direkt auf den Rücken gefallen war. Nach einer Weile erhob er sich und zog sich eilig an. Nur Schuhe hatte er keine. In der Ferne erblickte er zwischen den Gleisen, im Schnee auf der Erde, einen dunklen Punkt. Er zögerte nicht und lief eilig auf ihn zu. Als er den Punkt erreichte, erkannte er in ihm einen belgischen Gefangenen, der direkt nach ihm gesprungen war. Er litt unter Atemnot, war jedoch nicht überfahren worden. 5467 zögerte nicht und versuchte ihm eilig erste Hilfe zu leisten. Es gelang ihm, seinen belgischen Freund wieder zum Atmen zu bringen. Als beide bereits soweit waren, die Reise fortzusetzen, mussten sie darüber nachdenken, in welche Richtung sie sich wenden sollten. Da es Nacht und sehr dunkel war, konnten sie in der Ferne etwas scheinen sehen. Sie machten sich in diese Richtung auf, da sie ahnten, dass dort die amerikanische Front verlaufen würde. Sie schätzten sie auf bis zu 60 Kilometer entfernt von dem Ort, an dem es ihnen gelungen war, dem Todestransport zu entkommen. Sie machten sich also auf den Weg zur Freiheit hin, auf einen Weg, der zwar die Befreiung bedeutete, aber auch riesige Schmerzen, physische Erschöpfung ebenso wie psychisches Trauma. Ihr Weg führte über ein weitläufiges Feld. Es dauerte jedoch nicht lange, und sie kamen zu einem Wald. Bevor sie ihn erreichten, mussten sie vorsichtig sein, auf niemanden zu treffen, denn jeder konnte ein Verräter, ein Denunziant oder letztlich ein SSler sein.

Als sie den Wald erreichten, in dem sie sich leicht verbergen konnten, hatten sie schon die nackten Füße abgefroren bis auf den Knochen. Sie beschlossen eine Pause zu machen und sich aufzuwärmen. Beide setzten sich auf die Erde und rieben sich gegenseitig die gefrorenen Füße. Wären sie nicht zu zweit gewesen, alleine wäre es ihnen bestimmt nicht möglich gewesen zu überleben. Sie mussten sich gegenseitig helfen was den Körper anging, aber sie konnten sich auch psychisch unterstützen, was gewiss wichtiger ist als physische Unterstützung. Am wichtigsten von allem: sich Verstand und Sinn gesund zu halten; wenn der Mensch psychisch geschwächt wurde, hilft ihm physische Kraft zu nichts.

Nach der Erholungspause, die sie ihren erfrorenen und schmerzenden Füßen gönnten, gingen sie weiter auf ihrem Weg in Richtung Freiheit und Rettung. Als sie ein Stück weit gekommen waren, stießen sie auf eine Holzhütte, die gewiss Holzfällern gehörte, die in diesem Wald arbeiteten. Auf den ersten Blick schien sie verlassen. Die Holzfäller hatten sie nur mit einem Vorhängeschloss abgeschlossen, was für die beiden eine freudige Entdeckung war. Nummer 5467 und sein belgischer Freund zögerten nicht, und mithilfe eines zurechtgeschnittenen Holzstücks, von einem Haufen neben der Hütte, brachen sie das Schloss auf. Da der Belgier kleiner war als Nummer 5467, schlüpfte er in die Hütte. Hier fand er für sie einen Schatz, nämlich eine große Menge an Lumpen. Sogleich banden sie sich welche um die Füße. Es folgte ein großer Schmerz, von dem sie glaubten, ihn nicht beherrschen zu können. Sie hatten das Gefühl, jemand schneide ihnen bei lebendigem Leib die Füße ab, sie konnten sich überhaupt nicht bewegen. Ihre Füße befanden sich nun in einem Zustand, in dem sie nicht benutzt werden konnten. Sie konnten jedoch keinesfalls an diesem Ort bleiben, denn es drohte nach wie vor Gefahr, dass jemand sie fände und meldete. Unter riesigen Schmerzen machten sie sich also auf den Weg. Sie konnten jedoch nicht ihre Beine benutzen, so dass ihnen nichts blieb, als auf dem Bauch zu kriechen. Dies war sehr erschöpfend und unangenehm. Sie mussten durch zugewachsenes Terrain kriechen, um von niemandem gesehen zu werden.

Und doch war es, trotz ihrer Vorsicht von niemandem erspäht zu werden, natürlich, dass sie hinter sich Spuren im Schnee hinterließen. Sie krochen sehr lange und legten ein großes Stück Wegs zurück, bevor sie an einen Ort kamen, der weit entfernt war von der Gefahr einer Entdeckung. An diesem Ort verbrachten sie eine längere Zeit, wohl ein oder zwei Tage. Sie mussten sich ausruhen und ihre Kräfte aufladen, um auf ihrem Weg weitergehen zu können.

Dies war eine Zeit langen Wartens, eine Zeit der Ungewissheit. Vermutlich kann sich niemand, der sie nicht selbst erlebt hat, die gewaltigen Schmerzen vorstellen, die Ermüdung, den Hunger und die ununterbrochene Angst vor allem Lebendigen, das sich ihnen näherte. Gewiss weiß niemand, was ihnen die Kraft gab, weiterzukämpfen, nicht aufzugeben und die Reise fortzusetzen. Vielleicht war es die Sehnsucht nach der Familie, die sie so am Leben hielt, oder das Verlangen zu erleben, wie diejenigen Strafen verbüßen würden, die ihnen so viel Schmerzen und Leid verursachten? Gewiss wird das niemand mehr herausfinden.

Erneut rieben sie sich gegenseitig die Füße, um die Durchblutung anzuregen und sie zu beleben. Dort, wo es ihnen gelang, den Schnee wegzukratzen, sammelten sie kleine Zweige und Wurzeln, um sie zu essen. Als Nahrung diente ihnen auch Baumrinde, die sie kauten. Es überkam sie riesiger Hunger, den sie zu Beginn ihres Wegs überhaupt nicht verspürt hatten. Der Hunger wurde immer größer, und sie wussten, sie würden etwas essen müssen. Ihre Füße jedoch starben immer weiter ab, es fühlte sich an, als hätten sie statt ihnen Stümpfe. Sie mussten damit klarkommen und nach einer Ruhepause weitergehen. Sie kamen an den Waldrand, es war heller Tag. Von hier aus erblickten sie ein kleines Dorf, das nur ein paar Häuser zählte. Doch hier trat für sie ein unangenehmes Problem auf. In diesem Dorf gab es irgendeinen Hund, der bellte; sie hatten Angst, er würde sie wittern und aufspüren. Sie mussten sich folglich sehr vorsichtig bewegen. Sie entschlossen sich zu warten, bis Dunkelheit auf das Dorf fallen würde. Sie warteten bis zum Abend, doch zu ihrer Enttäuschung änderte sich die Situation überhaupt nicht. Der Hund blieb draußen und bellte. Sie beschlossen, es zu riskieren und sich langsam dem Dorf zu nähern.

Der Belgier war sehr mutig und beschloss, mehr zu riskieren und ins Dorf hineinzugehen. Er wollte etwas Lebendiges suchen, ein Huhn oder ein Kaninchen. Er ließ 5467 allein und schlich sich ins Dorf. Es verging nicht viel Zeit, und er kam zurück, jedoch nicht allein. In der Hand hielt er zwei Kaninchen. Sie mussten sie mit den Händen auseinanderreißen, da sie kein Messer und auch sonst nichts Scharfes bei sich hatten. Ein Feuer konnten sie auch nicht entzünden, sie hatten nichts, womit sie es hätten machen können, außerdem konnten sie es nicht, da es sie verraten hätte.

Es blieb ihnen nichts anderes übrig, als die Kaninchen roh zu essen. Sie begannen schnell zu essen, ausgehungert und voller Appetit, aber das wohlige Gefühl des gefüllten Magens hielt nicht lange vor. Nach einer Weile bekamen sie Magenschmerzen, und es wurde ihnen sehr schlecht. Dies war zu erwarten gewesen, da sie zu viel gegessen hatten nach einer langen Hungerzeit; für ihre Verdauungsorgane war es eher ein Schock. Aber trotz dieser Auswirkungen gab ihnen das Fleisch wieder Kraft, und sie kamen besser voran.

Die Füße waren endlich durchblutet, und so konnten sie wieder auf den Beinen und nicht kriechend vorankommen. Natürlich kamen sie so auch schneller voran. Zuweilen konnten sie sogar rennen, und so kamen sie nach kurzer Zeit in das Städtchen Hanau, wo Höhensonnen hergestellt wurden. Sie fanden die Stadt ausgebombt vor. Sie trafen auf Leute, die aus der Stadt flohen. Sie fürchteten sich nicht vor ihnen; sie hofften, von niemandem erkannt zu werden. Nach einer Weile bemerkten sie, dass sie sie überhaupt nicht interessierten. Das lag daran, dass diese Leute für nichts mehr Interesse hatten, sie hatten einzig das Verlangen, sich irgendwohin in Sicherheit zu bringen. Sie stellten eine große Zahl an Flüchtlingen aus der Stadt dar, sie nahmen große Mengen an Dingen mit sich, die sie retten konnten. Sie zogen große Handkarren mit Dingen.

Als sie ihr Desinteresse sahen, beschlossen der Belgier und Nummer 5467, sich ihnen anzuschließen und ihren Weg unter ihnen fortzusetzen. Sie erkannten aber, dass ihr Ziel ein anderes war, denn die Flüchtigen versuchten so weit wie möglich von der Front wegzukommen, wohingegen sie so nah wie möglich an die Front herankommen mussten, um sich zu retten. Schließlich erwarteten sie von den amerikanischen Soldaten Hilfe. Sie erwarteten, dass sie sich ihrer annehmen und vor den Nazis retten würden. Deshalb konnten sie den Weg nicht weiterhin mit den Flüchtenden teilen.

Zu den amerikanischen Soldaten zu gelangen hieß, durch das größte Geschützfeuer hindurchzugehen, und das wollten sie nicht riskieren. Sie beschlossen, sich in einer Röhre unter einer Schnellstraße zu verbergen, die zur Ableitung von Wasser diente. Der belgische Flüchtling, der kleiner war als Nummer 5467, ging voraus. Die Röhre war sehr eng, deshalb konnten sie im Innern nicht mehr die Plätze tauschen. Als 5467 in die Röhre kroch, nahm er so viele Zweige wie möglich mit sich, um den Eingang zu der Röhre zu verbergen und in ihr nicht gefunden zu werden, falls zufällig Deutsche oder die amerikanische Armee sie als Unterschlupf verwenden wollte.

So verborgen blieben sie einige Tage. Ohne Essen, ohne Trinken, ohne Erholung. Ohne Unterlass hörten sie aufmerksam auf das, was draußen geschah. Sie registrierten jedes Huschen, ob sie nicht jemand zufällig entdeckte. Sie lagen dort beinahe halbtot. Als es zum Rückzug der Deutschen kam, wurde es in der Röhre am schlimmsten, da die Deutschen über die Autobahn flohen, unter der die Röhre verborgen war, in der sie sich versteckten.

Es muss schrecklich gewesen sein, über sich die Einschläge von Granaten und Geschützen und die Pistolenschüsse zu hören. Ständig mussten sie wohl daran denken, dass die im Fliegen begriffene Granate an dem Ort einschlagen müsste, an dem sie sich verbargen. Dies muss ein schreckliches Gefühl der Ohnmacht gewesen sein, zu wissen, dass ich nicht fliehen kann, falls mich hier jemand findet, dass ich nicht vor der fliegenden Granate fliehen kann, zu wissen, dass, falls mich jemand findet und dieser jemand ein Deutscher ist, er mich sofort erschießen würde und mein ganzes Bemühen des Überlebenskampfs umsonst gewesen wäre. Wie viele Leute würden dieses Gefühl psychisch bewältigen?

Zum Glück fiel keine der Granaten auf sie. Nach ein paar Tagen, die sie nicht einmal zählten, kehrte Ruhe, Stille ein. Auf einmal fielen keine Bomben, auch keine Granaten mehr, schließlich waren nicht einmal mehr Pistolenschüsse zu hören. Daher beschlossen sie, Nummer 5467 würde die neu eingetretene Situation überprüfen, um zu sehen, ob sie die Reise zu den amerikanischen Einheiten würden fortsetzen können.

Langsam und voller Angst kroch er also auf dem Bauch heraus. Zuerst musste er vor sich die Zweige der Büsche wegziehen, die er dort angebracht hatte. Als er langsam hinausgekrochen war und mit dem ganzen Körper draußen war, wollte er verschnaufen: Die Front hatte sich entfernt, und sie konnten in relativer Sicherheit ihre Flucht fortsetzen. Doch schon hörte er hinter sich einen Schrei: »Hands up!« (Hände hoch!). Nummer 5467 beherrschte Fremdsprachen, er konnte sehr gut Deutsch, was ihm im Konzentrationslager das Leben rettete, und Deutsch verwendete er in dieser Zeit sehr häufig, dennoch war er so erschrocken, dass er nicht bemerkte, dass dieser Ausruf nicht Deutsch war, sondern Englisch. Er begann vor Angst zu zittern. Doch blieb ihm nichts anderes übrig, als dem Befehl zu gehorchen. Langsam begann er sich zu erheben, zuerst musste er sich auf die Knie stützen, erst dann war er in der Lage, sich aufzurichten.

Als er schon mit erhobenen Händen stand, hörte er hinter sich langsame Schritte, unter denen der Schnee knirschte. Als sie anhielten, spürte er an seinem Rücken etwas Metallenes. Sogleich wusste er, dass es irgendeine Pistole oder Maschinenpistole war. Der Unbekannte sagte irgendein Wort, das Nummer 5467 nicht verstand, aber durch das er überzeugt wurde, dass er nicht Deutsch sprach. Diese Gewissheit erlaubte ihm jedoch nicht aufzuatmen, denn es konnte immer noch jemand von den deutschen Verbündeten sein. Nach einer Weile spürte er Hände an sich, die ihn auf Waffen durchsuchten. Trotz der großen Angst, die er in diesem Moment verspürte, wagte er es, hinter sich zu blicken. Die Hände gehörten zu einem Schwarzen. Er wusste nicht, wie er das bewerten sollte. Er wusste nicht, ob das bedeutete, dass er schon in Sicherheit war, oder ob ihm noch Gefahr drohte, da er kein Englisch konnte und diesem Soldaten nicht erklären konnte, dass er kein Deutscher war, ja nicht einmal zu ihnen gehörte, dass er ausschließlich aus einem Konzentrationslager geflohen war und dringend Hilfe benötigte.

Der Soldat führte die Durchsuchung fort, drehte ihn zu sich, riss sein Hemd auf und durchsuchte ihn erneut überall, ob er nicht eine versteckte Pistole bei sich habe. Da Nummer 5467 jedoch Französisch konnte, sagte er zu ihm: »prisoner« [sic!]. Das war ein internationales Wort, das jeder verstand, auch der schwarze Soldat. Dennoch blieb er vorsichtig. Zuerst erschrak er völlig, wie der durch ihn Gefangengenommene aussah, denn Nummer 5467 wog zu dieser Zeit um die 40 Kilo und sah aus wie der Tod selbst. Darauf drehte er ihn zurück von ihm weg und sagte etwas zu ihm. Da er es nicht verstand, erhob er von selbst die Hände. Er rechnete damit, dass ihn der Soldat erschießen würde. In jedem Augenblick wartete er auf den Schuss aus der Maschinenpistole, und allmählich verabschiedete er sich vom Leben, als der amerikanische Soldat ihn anschubste. Er verstand jetzt, dass er ihn nicht erschießen, sondern zum Aufbruch bewegen wollte. Er wusste nicht, wohin er ihn führte, in die Sicherheit oder an einen anderen Ort, wo er ihn hinrichten würde. Sie gingen nur ein paar Schritte, als Nummer 5467 hinter sich Schüsse aus dem automatischen Gewehr des Soldaten hörte. Er war völlig verwirrt, er wusste nicht, ob diese Schüsse ihm oder jemand anderem galten, deshalb drehte er sich voller Angst um und gewahrte, was er bis zu seinem Tod nicht vergessen würde. Sein belgischer Freund, der im Versteck ihrer Röhre gewartet hatte, hatte an den Stimmen erkannt, dass alles in Ordnung war und hatte beschlossen, das Versteck zu verlassen. Das wurde ihm jedoch zum Schicksal. Denn der Schwarze wusste nicht, wer er war und was geschah, er hatte mit nichts gerechnet, und ohne Vorwarnung begann er zu schießen. Als Nummer 5467 also hinter sich schaute, sah er seinen Freund in einer Blutlache liegen. In diesem Moment fühlte er sich am schlechtesten, denn er verlor einen Freund, mit dem er so viel durchlitten hatte, dem er und der ihm das Leben gerettet hatte. An den Tod um sich herum war er schon gewöhnt, aber der Anblick seines toten Kameraden erschütterte ihn schrecklich. Zu diesem Zeitpunkt war es für ihn das Schlimmste, was er je gesehen hatte. Er verstand, wie das Schicksal mit dem Leben jedes Menschen seine Spiele treibt. Dass einzig wie sie sich versteckten darüber entschied, wer leben würde und wer nicht. Diese Situation war die schlimmste, die er mit amerikanischen Soldaten erlebte. Danach setzten sie den Weg fort. Der Schwarze brachte ihn in ein amerikanisches Lager. Es befand sich unweit des Orts, wo sie einander angetroffen hatten. Der unbekannte Soldat hatte nur die Überwachung des Umlands übernommen. Im Lager gab es Autos, die die Front versorgten. Das Lager bestand aus großen Autokolonnen, es befanden sich in ihnen ausschließlich schwarze Soldaten. Nummer 5467 wurde in eines der vielen Zelte geführt, die es im Lager gab. In diesem Feld hielt sich der einzige Weiße des Lagers auf. Vermutlich handelte es sich um einen Befehlshaber, denn der Soldat begann ihm auf Englisch etwas zu erklären. Nummer 5467 wusste nicht, worüber sie sprachen, da er kein Englisch konnte, aber er verstand, dass sie über ihn sprachen, dass der Soldat ihm gewiss erklärte, was geschehen war und warum er ihn ins Lager gebracht hatte. Der Weiße kam auf Nummer 5467 zu und fragte ihn, welcher Nationalität er sei.

Er antwortete auf Französisch, dann fragte er auf Deutsch, ob er Deutsch spreche. Der Weiße verstand ihn nicht, darum wiederholte er die Frage, woher er stamme. Nummer 5467 antwortete ihm, dass er Tscheche sei, worauf der Weiße fragte: »Sie sind Tscheche?«, Nummer 5467 überkam Freude und stellte ihm die gleiche Frage: »Und Sie sind auch Tscheche?«, worauf der Weiße antwortete: »Nein, ich bin Pole«. Daraufhin verständigten sie sich. Der Pole fragte ihn, woher er komme, und da Brünn nicht sehr bekannt war, sagte ihm Nummer 5467, er sei aus Prag.

Nach einer kurzen Unterredung ließen sie ihn im Zelt und zogen ihm alle Lumpen aus, einschließlich der Sträflingslumpen und zogen ihm eine amerikanische Felduniform an, das Einzige, was er nicht bekam, war eine Pistole. Im Lager gab es auch ein Lazarett, deshalb wurde Nummer 5467 ins Lazarett gebracht, wo man begann, ihn zu heilen. Er hielt sich dort mindestens 14 Tage auf. Der Heilungsprozess ging sehr langsam voran. Die meiste Zeit wurde er sich nichts gewahr, da er andauernd schlief.

Er bekam fast nichts zu essen verabreicht, sie gaben ihm nur Obstsäfte und Kekse. Dies lag daran, dass er sehr geschwächt war, er war hochgradig unterernährt und sein Magen war zusammengeschrumpft. Hätten sie ihm zu essen gegeben, hätte sein Körper dies nicht verkraftet, und dies hätte zu einem Aufreißen seiner Innereien führen können, was andauernd Leuten geschah, die aus einem Konzentrationslager heimkamen und nicht die Ratschläge ihres Arztes befolgten und zu viel aßen. Kurze Zeit darauf starben sie, da ihr Körper die plötzliche Aufnahme von so viel Nahrung nicht verkraftete.

Etwa nach einer Woche gaben sie ihm zu den Keksen und Fruchtsäften rohes Ei. Dies wiederholte sich für ein paar weitere Tage. Alles in allem verbrachte er bei den amerikanischen Soldaten vier Monate. Nachdem er sich ein wenig auf den Beinen halten konnte, begann er ihnen zu helfen. Vor allem spülte er Kessel, die sie für das Essen benutzten. Dieses bekamen sie direkt auf dem Luftweg. Darauf reinigte er Kessel, in denen die Soldaten ihr Geschirr wuschen. Er war von der enormen Hygiene überrascht, die im Lager herrschte. Die Soldaten wuschen ihr Geschirr in drei Kesseln, in einem war Chlor, im zweiten Seifenwasser und im dritten sauberes Wasser.

Unter allen Kesseln wurde ständig geheizt, so dass das Wasser kochend heiß war und die Soldaten das Geschirr nur abspülten und dann auf einen Draht hängten, der nicht weit entfernt aufgespannt war. Die Arbeit von Nummer 5467 war es also, diese Kessel ständig sauber zu halten.

Als es zur Befreiung der Tschechoslowakei kam, nahm diese Einheit Nummer 5467 mit nach Pilsen. Da er schon kräftiger war, saß er auf dem Kotflügel und gab den Kolonnen Zeichen, wann anzuhalten und wann anzufahren war.

Er saß also auf dem Vorderteil des Frachtwagens. Er trug eine amerikanische Soldatenuniform mit einem Helm und einem weißen Band. Er musste auch Dokumente haben, da er sich manchmal allein in Städten bewegte. Das Einzige, was ihm zur Ausrüstung fehlte, war eine Pistole. Die größte Verzögerung erwartete sie in Nürnberg, dadurch dass es eine große Stadt ist. Sie trafen hier eine Reihe verelendeter Deutscher an. Die ganze Kolonne bestand aus lauter Schwarzen, nur der polnische Anführer war Weißer; noch ein Weißer kam dazu, der Leutnant war und Rotchield [sic!] hieß.

Die amerikanischen Soldaten bekamen jede Woche Kaugummis, Kekse und auch original amerikanischen Whisky. Diesen bekamen sie jedoch nicht in ganzen Flaschen, wie man meinen könnte, sondern jeder bekam nur zwei Deziliter. Sie hatten eine Vorliebe für Antiquitäten, und wenn sie irgendwo eine Antiquität sahen, stahlen sie sie.

Einmal fehlte beim Appell ein Soldat. Nummer 5467 saß gerade mit Leutnant Rotchield zusammen, der Deutsch konnte, so dass sie sich unterhalten konnten; plötzlich sahen sie den fehlenden Soldaten auf einem Platz, wie er stand und eine Deutsche am Hals festhielt. Sie trug sehr alte Ohrringe, und da es ihm wohl nicht gelang, ihr die Ohrringe abzunehmen, wollte er ihr die Ohren abschneiden. Zwei Soldaten, die hinter Leutnant Rotchield und Nummer 5467 saßen, sprangen aus dem Auto und ergriffen ihn. Sie zogen ihm eine Zwangsjacke an und führten ihn ab. Nummer 5467 würde ihn nie wiedersehen. Es ist wahrscheinlich, dass sie ihn für den Versuch, die deutsche Frau zu verletzen, erschossen. Die amerikanischen Soldaten bestraften auf diese Weise an der Zivilbevölkerung begangene Verbrechen. Sie erlaubten nicht, dass jemand aus ihren Reihen Wehrlosen zu nahetrat.

Als sie zu einem Weinkeller kamen, brachen sie in ihn ein und öffneten Weinfässer, indem sie auf sie schossen. Dies aber nicht etwa, weil sie ihn trinken wollten, sondern um sich mit dem Wein zu waschen.

Ein sehr schönes Erlebnis für ihn war es, als sie nach Pilsen kamen. Hier bemerkte er, dass er wie ein Amerikaner war. Er hatte ihre Uniform an und sah nicht so verwahrlost aus wie zu der Zeit, als er sich das Leben dadurch retten konnte, dass er auf die amerikanischen Soldaten traf.

Um die Wagen drängten sich Leute und begrüßten freudig die amerikanische Armee in ihrer Stadt. Neben Erwachsenen waren hier auch Kinder, die von den Soldaten vor allem Schokolade und Kaugummi erbaten. Nummer 5467 ließ es sich dadurch anmerken, dass er Tscheche ist, dass er den Kindern sagte, sie sollten sich entfernen. Sie begannen zu rufen, dass er tschechisch spreche, und unter den Leuten verbreitete sich sehr schnell, dass unter den Soldaten auch ein Tscheche war. Sogleich sammelten sie sich um ihn und fragten ihn aus. Es war ihm nicht möglich, sich ihnen zu entziehen.

Später setzten sie ihre Reise fort. Die Soldaten besorgten für Nummer 5467, jetzt schon wieder Herr P., zwei Reisekoffer voller Kleidung aus bombardierten Häusern. Diese war jedoch nicht gewöhnlich, es handelte sich um lauter teure Anzüge. Der polnische Kommandant sagte ihm, dass sie ihn mit den Koffern bis zur Station bringen würden, wo sie ihn einem Transport übergeben würden, der ihn nach Brünn bringen würde. Sie konnten nämlich ihren Weg nicht fortsetzen, da für sie festgelegt war, bis wohin sie nur gehen durften. Später übergaben sie Herrn P. einer russischen Abteilung, und diese brachte ihn bis nach Brünn. So kam er nach den fünf schrecklichsten Jahren seines Lebens wieder nach Hause. Die russischen Soldaten begleiteten ihn bis zu dem Haus, wo er mit seiner Familie gelebt hatte. Dies geschah im Juni 1945. Seine Schwester Anna öffnete ihm, und da sie ihn nicht erkannte, da er abgemagert und nach all den Krankheiten im Gesicht gealtert war, sagte er zu ihr in gebrochenem Tschechisch, dass er bei ihnen unterkommen wolle. Sie sagte ihm, sie würde ihre Mutter rufen; er hielt es nicht mehr aus und sagte ihr, dass er ihr Bruder sei. Die ganze Familie war glücklich, dass sie ihren verlorenen Sohn und Bruder wiedertrafen, den sie schon nicht mehr lebendig geglaubt hatten. Wohl niemand unter uns, der dies nicht erlebt hat, kann sich vorstellen, welches Gefühl diejenigen erlebten, deren Kinder, Ehemänner oder -frauen aus dem Krieg oder aus einem Konzentrationslager zurückkamen. Gewiss gibt es nichts Schöneres, als jemanden anzutreffen, den wir lieben und von dem wir nicht einmal mehr gehofft haben, dass er zu uns zurückkehren könnte.

Sein Leiden war damit jedoch noch nicht beendet. Er war nach wie vor verelendet, er kam in ein Repatriierungslager, wo sich alle die melden mussten, die aus einem Konzentrationslager kamen. Bei der Untersuchung entdeckten sie bei ihm eine Menge Krankheiten, die das Ergebnis seines Aufenthalts im Konzentrationslager waren. Er hatte einen schlechten Magen, eine schlecht arbeitende Lunge und Tuberkulose.

Noch fünf Jahre musste er sich auskurieren. Hierbei traf er seine Frau, wodurch die traurige Geschichte voller Schmerzen und Leid endete und eine schönere Zeit begann, voller Liebe und Glück.

12 Tabellen und Abbildungen

Tabellen

Abbildungen

13 Literatur

Aly, Götz (1985a) (Hg.), *Reform und Gewissen. »Euthanasie« im Dienst des Fortschritts* (Beiträge zur nationalsozialistischen Gesundheits- und Sozialpolitik; 2), Berlin.

— (1985b), »Der saubere und der schmutzige Fortschritt«, in: Aly (1985a), 9–78.

—/Ebbinghaus, Angelika/Hamann, Matthias/Pfäfflin, Friedemann/Preißler, Gerd (1987) (Hg.), *Aussonderung und Tod. Die klinische Hinrichtung der Unbrauchbaren*, 2. Aufl., Berlin.

Anschütz, Janet/Heike, Irmtraud (2006), »Medizinische Versorgung von Zwangsarbeitern in Hannover. Forschung und Zeitzeugenberichte zum Gesundheitswesen«, in: Siedbürger/Frewer (2006a), 47–77.

Arbeitskreis »Universität Tübingen im Nationalsozialismus« (2010), »Berichte des Arbeitskreises 2003–2008«, in: Wiesing/Brintzinger/Grün/Junginger/Michl (2010), 1089–1122.

Baader, Gerhard (1986), »Medizinische Menschenversuche im Nationalsozialismus«, in: Helmchen/Winau (1986), 41–82.

Ballstaedt, Steffen-Peter (1982), »Dokumentenanalyse«, in: Huber/Mandl (1982), 165–176.

Bayer, Barbara (2009), »Ausländerinnen als gynäkologische und geburtshilfliche Patientinnen in der Universitätsfrauenklinik Tübingen 1939–1945«, in: Frewer/Bremberger/Siedbürger (2009), 117–145.

Beddies, Thomas/Hübener, Kristina (2004) (Hg.), *Kinder in der NS-Psychiatrie* (Schriftenreihe zur Medizin-Geschichte des Landes Brandenburg; 10), Berlin.

Berger, Nils (2001), »Der Einsatz von ›Fremdarbeitern‹ in der Krankenversorgung«, in: Danker/Grewe/Köhler/Lehman (2001), 300–315.

Biedermann, Charles-Claude (2003), *60 Jahre Geschichte und Nutzen der beim Internationalen Suchdienst verwahrten personenbezogenen Dokumentation über die ehemaligen zivilen Verfolgten des NS-Regimes*, Bad Arolsen.

Bleker, Johanna/Jachertz, Norbert (1993) (Hg.), *Medizin im »Dritten Reich«*, 2. Aufl., Köln.

Breitbach, Michael/Prillwitz, Günther (1992), »Die Kriegsgefangenen- und Zwangsarbeiterlager in Gießen. Eine Bestandsaufnahme«, *Mitteilungen des Oberhessischen Geschichtsvereins*, NF 77, 65–92.

Bremberger, Bernhard/Frewer, Andreas (2009), »Zwangsarbeitereinsatz an der Berliner Charité: Hausdiener, Heizer und Küchenhilfen, Baracken- und Bunkerbauer«, in: Frewer/Bremberger/Siedbürger (2009), 173–217.

Carl, Horst/Felschow, Eva-Maria/Reulecke, Jürgen/Roelcke, Volker/Sargk, Corina (2007) (Hg.), *Panorama 400 Jahre Universität Gießen. Akteure – Schauplätze – Erinnerungskultur*, Frankfurt/M.

Danker, Uwe/Grewe, Anette/Köhler, Nils/Lehman, Sebastian (2001) (Hg.), *»Wir empfehlen Rückverschickung, da sich der Arbeitseinsatz nicht lohnt«. Zwangsarbeit und Krankheit in Schleswig-Holstein 1939–1945*, Bielefeld.

Decker, Natalja (1991), »Zur medizinischen Versorgung polnischer Zwangsarbeiter in Deutschland«, in: Fahrenbach/Thom (1991), 99–107.

Dörner, Klaus (1993), »Anstaltsalltag in der Psychiatrie und NS-Euthanasie«, in: Bleker/Jachertz (1993), 175–182.

Dörries, Andrea/Vollmann, Jochen (1997), »Medizinische und ethische Probleme der Klassifikation psychischer Störungen«, *Fortschritte der Neurologie/Psychiatrie*, 65 (12), 550–554.

Ebbinghaus, Angelika/Dörner, Klaus (2001) (Hg.), *Vernichten und Heilen. Der Nürnberger Ärzteprozess und seine Folgen*, Berlin.

—/Roth, Karl Heinz (2001), »Kriegswunden. Die kriegschirurgischen Experimente in den Konzentrationslagern und ihre Hintergründe«, in: Ebbinghaus/Dörner (2001), 177–218.

Fahrenbach, Sabine/Thom, Achim (1991) (Hg.), *Der Arzt als Gesundheitsführer. Ärztliches Wirken zwischen Ressourcenerschließung und humanitärer Hilfe im Zweiten Weltkrieg*, Frankfurt/M.

Frewer, Andreas (2000), *Medizin und Moral in Weimarer Republik und Nationalsozialismus. Die Zeitschrift »Ethik« unter Emil Abderhalden*, Frankfurt/M./New York.

—/Schmidt, Ulf/Wolters, Christine (2004), »Hilfskräfte, Hausschwangere, Untersuchungsobjekte. Der Umgang mit Zwangsarbeitenden in der Universitätsfrauenklinik Göttingen«, in: Frewer/Siedbürger (2004a), 341–372.

—/Siedbürger, Günther (2004a) (Hg.), *Medizin und Zwangsarbeit im Nationalsozialismus. Einsatz und Behandlung von »Ausländern« im Gesundheitswesen*, Frankfurt/M./New York.

—/— (2004b), »Zwangsarbeit und Medizin im NS-Staat. Zur Einführung«, in: Frewer/Siedbürger (2004a), 11–25.

—/Bruns, Florian/Janßen, Jörg (2006), »Zwangsarbeitende als Patienten und Helfer. Zur Behandlung an der Chirurgischen Universitätsklinik Göttingen«, in: Siedbürger/Frewer (2006a), 79–102.

—/Bremberger, Bernhard/Siedbürger, Günther (2009) (Hg.), *Der »Ausländereinsatz« im Gesundheitswesen (1939–1945). Historische und ethische Probleme der NS-Medizin*, Stuttgart.

Fuchs, Petra/Rotzoll, Maike/Müller, Ulrich/Richter, Paul/Hohendorf, Gerrit (2007) (Hg.), *»Das Vergessen der Vernichtung ist Teil der Vernichtung selbst«: Lebensgeschichten von Opfern der nationalsozialistischen »Euthanasie«*, Göttingen.

George, Uta (2003), »›Die Kosten werden für den Obengenannten bis zur Dauer der unbedingten Notwendigkeit übernommen‹. Zivile Zwangsarbeitskräfte im Nationalsozialismus als Patienten und Patientinnen der Heil- und Pflegeanstalt Gießen«, in: George/Groß/Putzke/Sahmland/Vanja (2003), 349–363.

—/Groß, Herwig/Putzke, Michael/Sahmland, Irmtraud/Vanja, Christina (2003) (Hg.), *Psychiatrie in Gießen. Facetten ihrer Geschichte zwischen Fürsorge und Ausgrenzung, Forschung und Heilung*, Gießen.

—/Lilienthal, Georg/Roelcke, Volker/Sandner, Peter/Vanja, Christina (2006) (Hg.), *Hadamar. Heilstätte – Tötungsanstalt – Therapiezentrum* (Historische Schriftenreihe des Landeswohlfahrtsverbandes Hessen; 12), Marburg.

Graefe, Flora/Roelcke, Volker (2007), »Zwangsarbeiter in der Medizin – Zivile ›Fremdarbeiter‹ als Arbeitskräfte und Patienten am Universitätsklinikum Gießen im Zweiten Weltkrieg«, in: Oehler-Klein (2007a), 377–392.

Gottschalk, Karin/Frewer, Andreas/Zimmermann, Volker (2002), »Zwangsarbeit und Gesundheitswesen im Nationalsozialismus. Fachliteratur und Forschungsperspektiven«, *Deutsche Medizinische Wochenschrift*, 127 (11), 573–575.

Hamann, Matthias (1987), »Die Morde an polnischen und sowjetischen Zwangsarbeitern in deutschen Anstalten«, in: Aly/Ebbinghaus/Hamann/Pfäfflin/Preißler (1987), 121–187.

Helmchen, Hanfried/Winau, Rolf (1986) (Hg.), *Versuche mit Menschen in Medizin, Humanwissenschaft und Politik*, Berlin/New York.

Herbert, Ulrich (1985), *Fremdarbeiter. Politik und Praxis des »Ausländer-Einsatzes« in der Kriegswirtschaft des Dritten Reiches*, Berlin/Bonn.

— (2001), »Zwangsarbeit im ›Dritten Reich‹. Kenntnisstand, offene Fragen, Forschungsprobleme«, in: Reininghaus/Reimann (2001), 16–37.

Heusler, Andreas (1996), *Ausländereinsatz. Zwangsarbeit für die Münchner Kriegswirtschaft 1939–1945*, München.

Hohlmann, Susanne (1984), *Pfaffenwald. Geburten- und Sterbelager 1942–1945* (Nationalsozialismus in Nordhessen – Schriften zur regionalen Zeitgeschichte; 2), Kassel.

Huber, Günter/Mandl, Heinz (1982) (Hg.), *Verbale Daten. Eine Einführung in die Grundlagen und Methoden der Erhebung und Auswertung*, Weinheim/Basel.

Jakobi, Helga/Chroust, Peter/Hamann, Matthias (1989), *Aeskulap und Hakenkreuz. Zur Geschichte der Medizinischen Fakultät in Gießen zwischen 1933 und 1945*, 2. Aufl., Frankfurt/M.

Kaufmann, Holker/Schulmeyer, Klaus (1996), »Die polnischen und sowjetischen Zwangsarbeiter in Hadamar«, in: Roer/Henkel (1996), 256–282.

Klee, Ernst (2002), *Auschwitz, die NS-Medizin und ihre Opfer*, 2. Aufl., Frankfurt/M.

Klepárníková, Marie (2003), *Vzpomínky pamětníků na pobyt v koncentračním táboře* (Erinnerungen eines Augenzeugen an den Aufenthalt im Konzentrationslager), unveröffentlichte Diplomarbeit an der Pädagogischen Fakultät der Masaryk-Universität Brünn.

Köhler, Nils (2001), »›Krank in Schleswig-Holstein‹. Die Perspektive der Zwangsarbeitenden«, in: Danker/Grewe/Köhler/Lehman (2001), 164–192.

Lilienthal, Georg (2004), »Das Schicksal von ›Ostarbeiter‹-Kindern am Beispiel der Tötungsanstalt Hadamar«, in: Beddies/Hübener (2004), 167–184.

— (2006), »Gaskammer und Überdosis. Die Landesheilanstalt Hadamar als Mordzentrum. (1941–1945)«, in: George/Lilienthal/Roelcke/Sandner/Vanja (2006), 156–175.

Mackenthun, Gesa/Hörmann, Raphael (2010) (Hg.), *Human Bondage in the Cultural Contact Zone. Transdisciplinary Perspectives on Slavery and Its Discourses*, Münster.

Mitscherlich, Alexander/Mielke, Fred (2001) (Hg.), *Medizin ohne Menschlichkeit. Dokumente des Nürnberger Ärzteprozesses*, 15. Aufl., Frankfurt/M.

Mosch, Wolf (1995), *Dietrich Friedrich Bernhard (1898–1949): Gießener Chirurg in schwerer Zeit* (Arbeiten zur Geschichte der Medizin in Gießen; 21), Diss. med. Univ. Gießen.

Müller, Ulrich (2007), »Metamorphosen. Krankenakten als Quellen für Lebensgeschichten«, in: Fuchs/Rotzoll/Müller/Richter/Hohendorf (2007), 80–96.

Oberling, Ines (2004), »Zwangsarbeitende als Angestellte und Patienten in Krankenhäusern des Provinzialverbandes Westfalen«, in: Frewer/Siedbürger (2004a), 121–148.

Oehler-Klein, Sigrid (2007a) (Hg.), *Die Medizinische Fakultät der Universität Gießen im Nationalsozialismus und in der Nachkriegszeit: Personen und Institutionen, Umbrüche und Kontinuitäten*, Stuttgart.

— (2007b), »›… Als gesunder Mensch kam ich nach Gießen, krank kam ich wieder nach Hause …‹ – Zwangssterilisationen in Gießen«, in: Oehler-Klein (2007a), 279–322.

— (2007c), »Radikalisierungen während des Krieges – Auswirkungen auf Institutionen, Personal und Patienten«, in: Oehler-Klein (2007a), 361–376.

—/Neumann, Alexander (2007), »Die Verlagerung von Forschungsinstituten der Berliner Militärärztlichen Akademie nach Gießen«, in: Oehler-Klein (2007a), 431–466.

Orlob, Eva-Maria (2003), *Die Gießener Veterinärmedizinische Fakultät zwischen 1933 und 1957*, Diss. med. vet. Univ. Gießen, Wettenberg.

Pagenstecher, Cord (2010), »›We were treated like slaves.‹ Remembering forced labor for Nazi Germany«, in: Mackenthun/Hörmann (2010), 275–291.

Reininghaus, Wilfried/Reimann, Norbert (2001) (Hg.), *Zwangsarbeit in Deutschland 1939–1945. Archiv- und Sammlungsgut, Topographie und Erschließungsstrategien*, Bielefeld.

Roelcke, Volker/Hohendorf, Gerrit/Rotzoll, Maike (1994), »Psychiatric Research and ›Euthanasia‹. The case of the psychiatric department at the University of Heidelberg, 1941–1945«, *History of Psychiatry*, 5, 517–532.

— (2007), »Gerhard Pfahler und Heinrich Wilhelm Kranz: Zwei Rektoren im Nationalsozialismus«, in: Carl/Felschow/Reulecke/Roelcke/Sargk (2007), 125–130.

— (2010), »Medecine during the Nazi Period: Historical Facts and Some Implications for Teaching Medical Ethics and Professionalism«, in: Rubenfeld (2010), 17–28.

Roer, Dorothee/Henkel, Dieter (1996) (Hg.), *Psychiatrie im Faschismus. Die Anstalt Hadamar 1933–1945*, 2. Aufl., Frankfurt/M.

Roth, Karl Heinz (2001), »Tödliche Höhen. Die Unterdruckkammer-Experimente im Konzentrationslager Dachau und ihre Bedeutung für die luftfahrtmedizinische Forschung des ›Dritten Reichs‹«, in: Ebbinghaus/Dörner (2001), 110–151.

Rubenfeld, Sheldon (2010) (Hg.), *Medicine after the Holocaust: From the Master Race to the Human Genome and Beyond*, New York.

Sachse, Carola (2003) (Hg.), *Die Verbindung nach Auschwitz. Biowissenschaften und Menschenversuche an Kaiser-Wilhelm-Instituten*, Göttingen.

Schmidt-von Blittersdorf, Heidi/Debus, Dieter/Kalkowsky, Birgit (1996), »Die Geschichte der Anstalt Hadamar von 1933–1945 und ihre Funktion im Rahmen von T4«, in: Roer/Henkel (1996), 58–120.

Schuster, Andrea (1999), *Heinrich Boening (1895–1960). Gießens letzter Ordinarius für Neurologie und Psychiatrie* (Arbeiten zur Geschichte der Medizin in Gießen; 30), Diss. med. Univ. Gießen.

Siebe, Daniela (2000), *Ausländische Studenten in Gießen (1900–1949). Akzeptanz, Umwerbung und Ausgrenzung*, Gießen.

— (2007), »Studenten an der Medizinischen Fakultät in Gießen 1933–1945«, in: Oehler-Klein (2007a), 163–221.

Siedbürger, Günther/Frewer, Andreas (2006a) (Hg.), *Zwangsarbeit und Gesundheitswesen im Zweiten Weltkrieg. Einsatz und Versorgung in Norddeutschland*, Hildesheim/Zürich/New York.

— (2006b), »Der »Ausländereinsatz« und das Gesundheitswesen (1939–1945). Zur Einführung«, in: Siedbürger/Frewer (2006a), 7–19.

Speck, Dieter (2004), »Universitätskliniken und Zwangsarbeit: Das Beispiel Freiburg«, in: Frewer/Siedbürger (2004a), 231–252.

Spoerer, Mark (2001), *Zwangsarbeit unter dem Hakenkreuz. Ausländische Zivilarbeiter, Kriegsgefangene und Häftlinge im Deutschen Reich und im besetzten Europa 1939–1945*, Stuttgart/München.

Ude-Koeller, Susanne (2007), »›Dass der Patient […] selbst der Meinung sei, nur in der Heimat gesund werden zu können‹. Die Behandlung von Zwangsarbeitenden in der ›Staatlichen Universitäts=Klinik für psychische und Nervenkrankheiten Göttingen‹«, in: Zimmermann (2007), 229–256.

Unger, Michael (1998), *Der Anatom Ferdinand Wagenseil (1887–1967). Integrer Rassenforscher und Bewahrer der Medizinischen Fakultät Gießen* (Arbeiten zur Geschichte der Medizin in Gießen; 24), Diss. med. Univ. Gießen.

Vögel, Bernhild (2004), »Säuglingslager – ›ein Massenexperiment allergrößten Stiles‹?«, in: Frewer/Siedbürger (2004a), 309–339.

Wiesing, Urban/Brintzinger, Klaus-Rainer/Grün, Bernd/Junginger, Horst/Michl, Susanne (2010) (Hg.), *Die Universität Tübingen im Nationalsozialismus* (Contubernium – Tübinger Beiträge zur Universitäts- und Wissenschaftsgeschichte; 73), Stuttgart.

Wiglusch, Agnes/Schittenhelm, Judith (2010), »Zwangsarbeiter an der Universität Tübingen 1940–1945«, in: Wiesing/Brintzinger/Grün/Junginger/Michl (2010), 629–684.

Winkler, Ulrike (2004), »Zwangsarbeit in evangelischen und diakonischen Krankenhäusern während des Zweiten Weltkrieges«, in: Frewer/Siedbürger (2004a), 173–201.

Zimmermann, Volker (2007) (Hg.), *»Leiden verwehrt Vergessen«. Zwangsarbeiter in Göttingen und ihre medizinische Versorgung in den Universitätskliniken*, Göttingen.

http://www.its-arolsen.org
http://www.stiftung-evz.de

14 Index

Dank

Den vielen Menschen, die direkt und indirekt zur Verwirklichung der vorliegenden Arbeit beigetragen haben, möchte ich im Folgenden danken:

Meinem Doktorvater Prof. Volker Roelcke für seine außerordentliche Unterstützung und die Betreuung dieser Arbeit.

Prof. Andreas Frewer für die hervorragende Betreuung dieser Veröffentlichung.

Der Justus-Liebig-Universität Gießen für die Auszeichnung meiner Arbeit.

Den Mitarbeitern des Campus Verlags für ihre stete Hilfe.

Den Mitarbeitern des Internationalen Suchdienstes in Bad Arolsen und insbesondere Elfi Rudolf und Nicole Dominicus für ihre geduldige Hilfe bei meinen Recherchen.

Der Leiterin des Universitätsarchivs Gießen Dr. Eva-Maria Felschow für die zahlreichen Erläuterungen und Thorsten Dette für das Herantragen von vielen Akten und vor allem für die unentbehrliche Hilfe beim Entziffern von Handschriften.

Dem Leiter des Stadtarchivs Dr. Ludwig Brake für das Überlassen der Ausländerdatei und die Vermittlung vieler hilfreicher Informationen.

PD Dr. Mark Spoerer für die äußerst aufschlussreichen Gespräche zu Zwangsarbeitern im Allgemeinen.

Dr. Sigrid Oehler-Klein und Dr. Georg Lilienthal für die informativen Gespräche.

Struan Robertson und Karin Guth für die Übersetzung ins Englische.

Martin Mutschler für die Übersetzung aus dem Tschechischen.

Marie Klepárníková und Milos P. jr. für die Übersendung der Diplomarbeit derselben.

Ulf und Moni Graefe sowie Marc Richter für die vielen kritischen Anmerkungen und ihre Unterstützung in jeder Hinsicht.

Kultur der Medizin

Jochen Vollmann, Jan Schildmann, Alfred Simon (Hg.)
Klinische Ethik
Aktuelle Entwicklungen in Theorie und Praxis
2009, 303 Seiten, Band 29, ISBN 978-3-593-39052-9

Verina Wild
Arzneimittelforschung an schwangeren Frauen
Dilemma, Kontroversen und ethische Diskussion
2010, 256 Seiten, Band 28, ISBN 978-3-593-39053-6

Marianne Hirschberg
Behinderung im internationalen Diskurs
Die flexible Klassifizierung der Weltgesundheitsorganisation
2009, 376 Seiten, Band 30, ISBN 978-3-593-39027-7

Matthias Kettner (Hg.)
Wunscherfüllende Medizin
Ärztliche Behandlung im Dienst von Selbstverwirklichung und Lebensplanung
2009, 338 Seiten, Band 27, ISBN 978-3-593-38881-6

Bernhard Hadolt, Monika Lengauer
Genetische Beratung in der Praxis
Herausforderungen bei präsymptomatischer Gendiagnostik am Beispiel Österreichs
2009, 247 Seiten, Band 26, ISBN 978-3-593-38874-8